Cura Sem Remédios

Dr. Albert Amao

Cura Sem Remédios

Dos precursores até as práticas contemporâneas, a explicação científica dos fenômenos de autocura

Prefácio de MITCH HOROWITZ

Tradução
Claudia Gerpe Duarte
Eduardo Gerpe Duarte

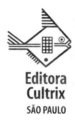

Editora Cultrix
SÃO PAULO

Título original: *Healing without Medicine.*
Copyright © 2014 Albert Amao.
Prefácio de Mitch Horowitz.
Copyright da edição brasileira © 2017 Editora Pensamento-Cultrix Ltda.
Publicado mediante acordo com Theosophical Publishing House, 306 West Geneva Road, Wheaton, IL 60187 USA.
Texto de acordo com as novas regras ortográficas da língua portuguesa.
1ª edição 2017.
Todos os direitos reservados. Nenhuma parte desta obra pode ser reproduzida ou usada de qualquer forma ou por qualquer meio, eletrônico ou mecânico, inclusive fotocópias, gravações ou sistema de armazenamento em banco de dados, sem permissão por escrito, exceto nos casos de trechos curtos citados em resenhas críticas ou artigos de revistas.

A Editora Cultrix não se responsabiliza por eventuais mudanças ocorridas nos endereços convencionais ou eletrônicos citados neste livro.

Editor: Adilson Silva Ramachandra
Editora de texto: Denise de Carvalho Rocha
Gerente editorial: Roseli de S. Ferraz
Produção editorial: Indiara Faria Kayo
Editoração eletrônica: Fama Editora
Revisão: Bárbara Parente

Dados Internacionais de Catalogação na Publicação (CIP)
(Câmara Brasileira do Livro, SP, Brasil)

Amao, Alberto
    Cura sem remédios : dos precursores até as práticas contemporâneas : a explicação científica dos fenômenos de autocura / Alberto Amao ; prefácio de Mitch Horowitz ; tradução Claudia Gerpe Duarte, Eduardo Gerpe Duarte. – São Paulo : Cultrix, 2017.

    Título original: Healing without medicine.
    Bibliografia.
    ISBN 978-85-316-1368-5

    1. Cura espiritual 2. Medicina alternativa 3. Mente e corpo – Terapias 4. Novo Pensamento I. Horowitz, Mitch. II. Título.

16-06681   CDD-615.8

Índices para catálogo sistemático:
1. Autocura : Terapia alternativa 615.8

Direitos de tradução para o Brasil adquiridos com exclusividade pela
EDITORA PENSAMENTO-CULTRIX LTDA., que se reserva a propriedade literária desta tradução.
Rua Dr. Mário Vicente, 368 – 04270-000 – São Paulo, SP
Fone: (11) 2066-9000 – Fax: (11) 2066-9008
http://www.editoracultrix.com.br
E-mail: atendimento@editoracultrix.com.br
Foi feito o depósito legal.

Sumário

Nota 7
Prefácio de Mitch Horowitz 9
Introdução 13

Primeira Parte: Os Antecedentes da Cura Mental 19
   1. Franz Anton Mesmer: O Pai do Mesmerismo 21
   2. O Fenômeno Metafísico da Nova Inglaterra 29

Segunda Parte: Agentes de Cura Mental Americanos 33
   3. Phineas Parkhurst Quimby: O Pai do Novo Pensamento 35
   4. Warren Felt Evans e Julius e Annetta Dresser: Pioneiros do
      Novo Pensamento 53
   5. Mary Baker Eddy: Fundadora da Ciência Cristã 59
   6. Emma Curtis Hopkins: Mestre dos Mestres 83
   7. Malinda Cramer e as Irmãs Brooks: Fundadoras da Igreja
      da Ciência Divina 87
   8. Charles e Myrtle Fillmore: Fundadores da Unity 91
   9. Ernest Holmes: Fundador da Ciência Religiosa 95

Terceira Parte: Os Pioneiros da Cura Mental 101
   10. Ambroise-Auguste Liébeault e Hippolyte Bernheim: A Escola de
       Hipnose de Nancy 103
   11. William James: O Pai da Psicologia Americana 107

12. Thomson Jay Hudson: A Hipótese de Trabalho Científica 113
13. Thomas Troward: Fundador da Ciência Mental 125
14. Émile Coué: A Autossugestão e o Efeito Placebo 135
15. Sigmund Freud: O Pai da Psicanálise 141
16. Carl Gustav Jung: O Médico da Alma 153

Quarta Parte: Os Fundamentos da Cura Mental 163
17. O Novo Pensamento e a Lei da Atração 165
18. O Conceito da Egrégora 171
19. A Cura Espontânea e o Efeito Placebo 181
20. O Papel das Imagens na Cura 191
21. O Poder de Cura da Mente Subconsciente 199
22. A Sugestão e a Autossugestão 209
23. A Autoajuda e o Empoderamento 217

Quinta Parte: Tendências Modernas na Cura sem Remédios ... 223
24. O Poder de Cura do Amor e do Perdão 225
25. O Método Cabalístico de Tratamento 229
26. As Terapias Comportamentais Racional e Cognitiva 235
27. A Psicologia Energética e a Cura Energética 239
28. A Cura pela Fé e os Falsos Agentes de Cura 247
29. O Poder de Cura da Mente 253
30. A Cura Mental Espiritual 259

Epílogo 267
Notas 273
Bibliografia 289

Nota

Devido à natureza dinâmica da internet, os endereços dos *websites* ou *links* contidos neste livro podem ter se modificado depois da publicação deste e não ser mais válidos.

As opiniões expressas nesta obra são exclusivamente do autor e não refletem necessariamente o ponto de vista da editora, e esta, pela presente, não se responsabiliza por elas.

Foram feitos todos os esforços para obter permissão para reproduzir o material protegido por direitos autorais. Caso tenham ocorrido omissões, teremos prazer em conceder o devido crédito em futuras edições.

Este livro se dedica ao exame de várias formas de cura mental e espiritual. Ele é apresentado apenas como fonte de informações e instrução. Seu conteúdo não deve ser usado para diagnosticar ou tratar qualquer problema ou doença, ou servir como um aconselhamento médico. Tampouco ele se destina a defender qualquer terapia em particular.

O autor deseja agradecer efusivamente a Mitch Horowitz pelo seu apoio e inspiração, a Richard Smoley pela sua criteriosa capacidade de revisão e a Joel Sunbear por revisar o primeiro original.

Prefácio de Mitch Horowitz

Em 2010, pesquisadores da Harvard Medical School fizeram uma surpreendente descoberta: um número significativo de participantes em uma pesquisa com placebo relatou um alívio considerável depois de ingerir uma substância que eles sabiam de antemão que não era medicinal. Era o primeiro estudo importante no qual uma "pílula de açúcar" demonstrou ter o mesmo valor terapêutico de um placebo disfarçado.

Os pesquisadores se mostraram sensatamente relutantes em interpretar as informações dessa pesquisa antes que outros estudos pudessem ser concluídos. Mas os pesquisadores estavam certos — também sensatamente — de que as suas constatações aprofundavam e levantavam novas questões a respeito da capacidade da mente de afetar a experiência da doença ou do mal-estar.

Os predecessores e antecedentes da pesquisa de Harvard, e as perguntas que ela desperta a respeito da cura, podem ser encontrados nas páginas deste livro de Albert Amao. A maioria dos pesquisadores médicos desconhece inteiramente os precursores espirituais e místicos dos estudos contemporâneos da medicina mente-corpo, da psicologia da cura e da resposta placebo. É claro que os profissionais da área médica poderão se sentir pouco à vontade com a perspectiva de descobrir *qualquer* coisa em comum com buscadores do campo metafísico. No entanto, antes de o vocabulário psicológico surgir no Ocidente moderno, os agentes de cura descritos por Amao — mesmeristas, hipnotistas, pensadores positivos e buscadores místicos do início do século XIX ao início do século XX e um pouco além disso — estavam descobrindo, do seu próprio jeito e usando a sua linguagem particular, os mesmos tipos de fenômenos que surpreenderam os pesquisadores de Harvard no início do século XXI.

Por que deveriam as pessoas da atualidade, ainda mais pesquisadores médicos, se interessar pelo que um grupo de aventureiros espirituais autodidatas, e às vezes excêntricos, estavam fazendo antes que a medicina alopática assumisse a sua forma atual? Bem, antes de mais nada, esses agentes de cura mental possuíam alguns instintos e ideias extraordinários, que são às vezes confirmados pela medicina atual. Por exemplo, no novo campo da neuroplasticidade, pesquisadores do cérebro descobriram que, se redirecionarmos com determinação os nossos pensamentos, é possível, de uma maneira mensurável e sustentável, desviar os impulsos elétricos do cérebro de certos padrões indesejáveis, como aqueles associados ao transtorno obsessivo-compulsivo. Essa mesma constatação apareceu em áreas do movimento do Novo Pensamento na primeira década do século XX, quando ela foi até mesmo expressa em uma terminologia que lembra as discussões atuais sobre a neuroplasticidade. Pesquisadores médicos e historiadores dos nossos dias, sem mencionar os leitores motivados, descobrirão ideias de surpreendente utilidade e relevância nas páginas da história que Amao vira tão obstinadamente.

Fiquei particularmente impressionado com a descrição que Amao fez do terapeuta francês Émile Coué (1857-1926), cuja reputação merece uma importante reavaliação. Coué criou um método de autossugestão que envolvia a repetição de determinadas afirmações logo antes de a pessoa pegar no sono à noite e imediatamente após ela despertar pela manhã. Ele foi alvo de uma interminável zombaria por causa do seu mantra inconfundível: "Dia a dia, em todos os aspectos, estou cada vez melhor".

O que os críticos nunca entenderam (e poucos deles estavam interessados na experiência dos admiradores de Coué) era que o terapeuta francês possuía uma forte compreensão de um fenômeno às vezes chamado de "estado hipnagógico", quando a mente está mais maleável e sugestionável. Como está refletido no método de Coué, esse estado geralmente ocorre imediatamente antes e logo depois do sono. Nas décadas de 1970 e 1980, pesquisadores de fenômenos psíquicos — e, em particular, o impecável cientista Charles Honorton — descobriram que casos de aparente PES (percepção extrassensorial) eram intensificados quando o corpo era induzido a um estado hipnagógico tranquilo, ou consciência limítrofe. Chamados de experimentos *ganzfeld* ("campo inteiro", em alemão), esses estudos clínicos produziram algumas das evidências de laboratório mais amplamente examinadas e confirmadas de fenômenos psíquicos desde os experimentos de adivinhação de cartões de J. B. Rhine na Duke University, na década de 1930. Ray Hyman, reconhecido cético e psicólogo pesquisador, divulgou uma declaração conjunta com Honorton concordando com a integridade das informações. (Hyman, no entanto, não concordou em que esses testes, ou quaisquer outros, tivessem produzido evidências de PES.)

Desse modo, gerações antes que os experimentos ganzfeld elucidassem o potencial da mente em um estado hipnagógico, Coué compreendeu que esse estado de semiconsciência poderia abrigar benefícios terapêuticos e ser considerado um "horário nobre" para o uso de afirmações ou outros métodos de autorrecondicionamento. Coué é um dos muitos pioneiros esquecidos que Amao ressuscita nestas páginas.

Foi amplamente percebido que aqueles que carecem de conhecimento do seu passado não podem de fato entender o seu presente. Nos Estados Unidos, no século XXI, rotineiramente colhemos os benefícios do trabalho dos primeiros agentes de cura mental e dos seus experimentos sobre as atividades da mente. Indícios das iniciativas deles podem ser encontrados na florescente popularidade da meditação, das terapias de redução do estresse, da medicina mente-corpo, da neuroplasticidade, das filosofias motivacionais e dos programas de recuperação de doze passos. No seu trabalho profundamente humano e historicamente fundamentado, Albert Amao nos ajuda a redescobrir os fios perdidos do nosso passado médico e espiritual — e, ao fazer isso, nos leva a redescobrir um sentimento negligenciado de nós mesmos.

— **Mitch Horowitz**, vice-presidente e editor chefe dos livros Tarcher/Penguin e autor de *Occult America* (Bantam) e *One Simple Idea: How Positive Thinking Reshaped Modern Life* (Crown).

Introdução

O propósito deste livro é demonstrar o poder do pensamento para curar o corpo e a mente. Examino o fundamento lógico por trás da chamada cura mental, espiritual e da cura pela fé, e explico por que esse tipo de tratamento funciona nos casos em que a medicina convencional fracassa. Examino também os líderes mais proeminentes do movimento do Novo Pensamento, que usaram métodos mentais e espirituais para se curarem de doenças supostamente "incuráveis", e descrevo o mecanismo que desencadeou essa cura. Por fim, explico por que algumas pessoas não respondem a nenhum tipo de tratamento, com remédios ou sem remédios.

O mundo acadêmico convencional deve tomar consciência de que a cura mental e espiritual é um fenômeno autêntico, criado nos Estados Unidos, que teve origem no século XIX e floresceu a partir de então, particularmente na Nova Inglaterra*. Esse fenômeno continua a se desenvolver hoje por meio da área emergente da psicologia energética, que inclui a Terapia do Campo do Pensamento e os seus derivados, como a Técnica da Libertação Emocional e práticas semelhantes.

A minha principal hipótese é a seguinte: *todos os métodos de cura mental e espiritual são de autocura*. Os seres humanos têm a capacidade interior de curar a si mesmos. Na realidade, podemos dizer que a medicina convencional cura

---

* Região situada no nordeste dos Estados Unidos que compreende os estados de Massachusetts, New Hampshire, Maine, Vermont, Connecticut e Rhode Island. (N. dos T.)

porque remove obstáculos para que o corpo possa recobrar a sua capacidade de recuperação.

Na civilização ocidental, é possível remontar a cura pela fé e pela crença religiosa aos primórdios do cristianismo. Na realidade, os princípios da cura espiritual estavam por trás dos ensinamentos e milagres de Jesus Cristo.

Uma coisa que merece atenção é o fato de que proeminentes líderes religiosos do que se tornou conhecido como o movimento do Novo Pensamento curaram a si mesmos modificando a sua atitude mental. Subsequentemente, eles fundaram religiões e organizações filosóficas que ainda vicejam hoje em dia e curaram milhões de seguidores com a ciência mental.

Este livro postula algumas ideias desafiadoras, como as de que Phineas P. Quimby, o pai do movimento do Novo Pensamento, foi indiretamente curado pelo seu assistente, Lucius Burkmar; que Mary Baker Eddy, a fundadora da Ciência Cristã, foi curada por meio da autossugestão usando a metafísica de Quimby e de afirmações extraídas da Bíblia; que Malinda Cramer, cofundadora da Igreja da Ciência Divina, recobrou a saúde por meio da conscientização da presença da divindade (o que o psicólogo C. G. Jung, da linha da psicologia profunda, chamava de *numinoso*); que tanto Myrtle Fillmore, cofundadora do movimento conhecido como Unity, quanto William James, o pai da psicologia americana, usaram afirmações da Bíblia para curar a si mesmos, a primeira de uma duradoura doença física, e o último da depressão e de alucinações; e que Jung usou a autoanálise e a autoconfrontação para superar as suas crises psicológicas. Essas afirmações estão totalmente respaldadas neste livro.

A minha contribuição, além de analisar do ponto de vista psicossociológico os métodos mais ostensivos da cura sem remédios, é desmistificar o mistério que envolve essas ocorrências, encontrar as raízes dos ensinamentos da autoajuda e da autocura, e demonstrar o fundamento lógico por trás da cura mental e da cura espiritual.

Além disso, tento provar que, no início do século XX, os Estados Unidos eram o principal país no campo da psicologia. De meados ao final do século XIX, e no início do século XX, os Estados Unidos foram a terra onde surgiu o movimento do Novo Pensamento. Esse movimento surgiu a partir da insatisfação com a medicina convencional da época, a qual, em alguns casos, estava causando mais danos do que benefícios. As pessoas também estavam insatisfeitas com os pontos de vista religiosos dogmáticos e tinham um enorme desejo de ver novos métodos de autoconhecimento e de curar a mente e o corpo. Elas buscavam novas formas de espiritualidade e de vida saudável, bem como maneiras de desenvolver o potencial humano por meio do pensamento positivo. Durante esse período, muitas organizações esotéricas e metafísicas floresceram nos Estados Unidos, como a Sociedade Teosófica, a Maçonaria, as ordens Rosa-Cruz, o Transcendentalismo e, é claro, o próprio Novo Pensamento. Ao mesmo tempo, surgiram métodos alternativos de cura para atender a um público ansioso para ter novas escolhas e controle sobre a sua saúde e o seu destino. Isso deu origem às disciplinas da autoajuda e da autocura e, mais tarde, ao movimento da Nova Era. Hoje em dia, a autoajuda e o autoaperfeiçoamento formam uma indústria de 2,48 bilhões de dólares por ano que inclui livros, seminários, produtos de áudio e de vídeo, e *coaching* pessoal.[1]

À medida que a história continua a se repetir, novos rótulos são dados a essas descobertas, mas o conteúdo permanece essencialmente o mesmo. A única coisa nova é o surgimento de falsos agentes de cura que afirmam curar por meio do poder do Espírito Santo ou de outros métodos. James Randi, o mágico e desmistificador americano conhecido como "O Incrível Randi", discutiu os resultados do seu abrangente estudo dos agentes de cura pela fé evangélicos no seu livro *The Faith Healers*. Essa obra é altamente recomendável para que se tome conhecimento de como alguns que afirmam ser agentes de cura espirituais enganam pessoas ingênuas.

Outros anunciam os seus produtos ou serviços sob um véu de mistério. Por exemplo, em novembro de 2006, o livro e filme *The Secret* [O Segredo], da roteirista de televisão e produtora australiana Rhonda Byrne, apareceu no mercado. O suposto segredo é a "Lei da Atração", que há um século faz parte da filosofia do Novo Pensamento. (A propósito, Esther Hicks, que serve de canal para uma entidade desencarnada chamada Abraham, uma fonte importante das ideias de Byrne, afirma que "os segredos da vida nunca foram um segredo. É como chamar a lei da gravidade de segredo".)[2]

Além disso, desde o início da década de 1960, várias entidades canalizadas como o Guia, Abraham e Seth vêm ensinando abertamente o conceito da Lei da Atração. Ele tem sido um conceito comum nos círculos metafísicos e está acessível no domínio público por meio de muitos livros e arquivos de áudio. Já argumentei em outro lugar que a maioria dos supostos segredos está à plena vista para aqueles que sabem como procurar por eles e desenvolveram os seus recursos interiores. Em outras palavras, o véu que cobre os "segredos" é a nossa própria ignorância e falta de discernimento espiritual. Para uma discussão adicional sobre esse assunto, o leitor pode consultar o texto "Fallacy and Deceptions in Occultism" no meu livro *Beyond Conventional Wisdom*.³

Na realidade, a afirmação bíblica de que "como um homem pensa no seu coração, assim ele é" (Provérbios 23:7) sintetizou a ideia básica da Lei da Atração há vários milhares de anos. O livro de James Allen *As a Man Thinketh*,* publicado em 1903, descreve a Lei da Atração com as seguintes palavras: "A alma atrai aquilo que ela secretamente abriga, aquilo que ela ama e também aquilo que ela teme".⁴

Ao contrário da opinião comum, o verdadeiro "segredo" é que nós, seres humanos, não atraímos apenas o que nós queremos, mas também o que nós tememos. Em outras palavras, a atração se manifesta de acordo com as convicções interiores mais íntimas que habitam a nossa mente subconsciente. Lamentavelmente, na maior parte do tempo não nos apercebemos das convicções autolimitantes, profundamente arraigadas, que impulsionam a nossa vida. O capítulo deste livro intitulado "O Novo Pensamento e a Lei da Atração" discute detalhadamente esse fenômeno.

Os autores do Novo Pensamento Alan Anderson e Deborah Whitehouse apropriadamente descrevem a ideologia do Novo Pensamento como "uma espiritualidade americana prática". Na realidade, o Novo Pensamento não apenas é uma filosofia útil para o pensamento e a vida correta, como também uma religião prática; ele afirma que a crença e a fé desempenham um importante papel no restabelecimento da saúde e no sucesso na vida. Essa filosofia americana tem sido a fonte de muitas organizações espirituais e igrejas no mundo inteiro, entre elas a Unity Church of Christianity, a Ciência Divina [Divine Science], a Ciência Religiosa [Religious Science] e organizações menores como a Quimby Memorial Church. A aplicação prática dos princípios do Novo Pensamento à autoajuda e ao sucesso financeiro se originou com Charles Fillmore, o qual, junto com a sua mulher, Myrtle, fundou o movimento conhecido como Unity em 1889. O seu trabalho foi seguido pela obra-prima de Napoleon Hill *Think and Grow Rich*, que foi uma obra seminal para a germinação de programas de autoaperfeiçoamento e do desenvolvimento do potencial humano. Essas ideias foram popularizadas pelos cursos de autoaperfeiçoamento de Dale B. Carnegie,

---

* *O Homem é Aquilo que Ele Pensa*, publicado pela Editora Pensamento, SP, 2ª edição, 2016. (N. dos T.)

The Power of Positive Thinking,* de Norman Vincent Peale, e *The Power of Your Subconscious Mind*, de Joseph Murphy.

O aspecto mais fascinante de escrever este livro foi revelar a explicação racional do processo de cura que muitos metafísicos e líderes religiosos e seus seguidores experimentaram ao aplicar princípios do Novo Pensamento. Graças à contribuição desses pensadores e organizações, milhões de pessoas em todo o mundo recobraram a saúde sem tomar remédios e melhoraram o seu potencial pessoal; desse modo, a cura não se limitou ao corpo, mas também afetou o bem-estar mental e espiritual dessas pessoas. Além disso, a aplicação desses princípios como um *recurso motivacional* demonstrou ter um valor extraordinário para que elas alcançassem o sucesso em todas as áreas da vida. A beleza dessa filosofia prática é que ela nos capacita a nos tornarmos cocriadores conscientes do nosso bem-estar e desenvolvimento pessoal.

Alguns pensadores do Novo Pensamento afirmaram que todos temos um poder interior inerente que podemos empregar para melhorar os nossos problemas físicos e também os das outras pessoas. Com base nesse princípio, muitas curas maravilhosas ocorreram durante a segunda metade do século XIX, na Nova Inglaterra. A prática da cura sem remédios continua a se desenvolver nos Estados Unidos por intermédio do crescente campo da psicologia energética e as suas variantes, entre elas a Terapia do Campo do Pensamento e a Técnica da Liberdade Emocional [Emotional Freedom Technique, EFT].

O papel da metafísica é tentar desmascarar as ilusões da realidade e penetrar na realidade suprema. Consequentemente, examinei a maioria dos métodos de cura sem remédios na tentativa de descobrir os fatores que eles têm em comum. A conclusão é que todos temos na mente o poder de viver uma vida saudável e plena, bem como de moldar o nosso destino.

Muitos especialistas nas áreas da psicologia, metafísica e outras áreas de conhecimento refletiram sobre a seguinte questão: a cura mental e a cura espiritual são uma questão de remissão espontânea, um efeito placebo ou o resultado da sugestão? Esta é a pergunta que este livro tenta responder. Eu o convido a penetrar no mistério da cura mental — em um mundo místico e metafísico.

Embora o poder de curar da mente seja um recurso importante, este livro não tem a intenção de incentivar as pessoas a evitar a medicina convencional. Se você tem, ou acha que tem, um problema médico grave, você deve consultar

---

* *O Poder do Pensamento Positivo*, publicado pela Editora Cultrix, SP, 76ª edição, 2016. (N. dos T.)

o seu médico. As técnicas aqui descritas só devem ser utilizadas como um complemento, e não como substituto, da eficácia da tecnologia e do conhecimento médico moderno.

PRIMEIRA PARTE

Os Antecedentes da Cura Mental

Capítulo 1

Franz Anton Mesmer

O Pai do Mesmerismo

O filósofo e médico alemão Franz Anton Mesmer (1734-1815) é um importante precursor do movimento da cura mental, e as suas ideias a respeito da cura sem a ajuda da medicina convencional influenciaram fortemente os profissionais no continente americano. Mesmer era um homem instruído que tinha o grau de doutorado em teologia, filosofia e medicina. Ele se formou pela Universidade de Viena, uma das principais universidades do mundo naquela época. Além disso, ele demonstrava interesse por outras áreas da ciência, como a matemática, a física e a química. Ele também tinha talento musical, e tocava harmônica de vidro, violoncelo e piano. Dizem até mesmo que Mesmer foi um benfeitor do compositor Wolfgang Amadeus Mozart, então com 13 anos de idade. Consta que ele ajudou Mozart quando este estava com dificuldade para levantar fundos para a apresentação da sua primeira ópera em um ato. Mesmer forneceu a Mozart os recursos necessários, e o primeiro concerto de Mozart foi apresentado na casa de Mesmer.

O conceito moderno de cura mental no mundo ocidental começou com Mesmer. Foi ele que inventou o termo *magnetismo animal*, também conhecido como *mesmerismo*. A ideia fundamental de Mesmer era a existência de um fluido magnético ou veículo etéreo no universo que pode ser usado para fins terapêuticos. A palavra *animal* na frase "magnetismo animal" não tem nada a ver com o reino animal; Mesmer escolheu a palavra devido ao seu radical latino *anima*, que significa "alento" ou "força vital". Mesmer queria identificar uma força que emana do corpo dos seres vivos, como os seres humanos e animais. Ao inventar o termo, ele queria distingui-lo do magnetismo que existe no reino mineral e em outros reinos inanimados.

Segundo o seu biógrafo, Stefan Zweig, Mesmer se interessou pela cura com ímãs de aço em 1774, quando um rico estrangeiro e sua esposa visitaram Viena. A senhora estava muito doente, e o marido pediu a um padre jesuíta chamado Maximilian Hell (1720-1792) para tratá-la com ímãs. Hell, que também era um astrólogo da corte, estava convencido de que havia uma força magnética no universo que ligava todos os seres humanos; ele também acreditava que o aço magnetizado possuía poderes especiais de cura. (Hoje, nos Estados Unidos, há pessoas que ainda usam ímãs como instrumentos de cura.) Hell, que era amigo íntimo de Mesmer, mencionou a este o pedido do estrangeiro. Mesmer pediu ao amigo que o mantivesse informado sobre os resultados.

Posteriormente, Hell informou a Mesmer que a senhora doente tinha ficado completamente curada com os ímãs, e incentivou Mesmer a usar o aço magnetizado na sua prática médica. Mesmer, sempre disposto a tentar novos experimentos, pediu a Hell que lhe fornecesse ímãs semelhantes. Em seguida, Mesmer aplicou os ímãs em seus pacientes e, surpreendentemente, começou a curar problemas como dores de garganta, de cabeça e de estômago. Ele ficou atônito com o seu próprio sucesso.

Mesmer começou a desenvolver diferentes técnicas de tratamento com o aço magnetizado. Pediu aos seus pacientes que bebessem água magnetizada, e acoplava ímãs a várias partes do corpo deles. Além disso, Mesmer inventou o *baquet* para usar nas suas sessões de tratamento. O *baquet* era uma enorme banheira de carvalho cheia de água magnetizada; limalhas de ferro se projetavam do tampo de madeira. Os pacientes se reuniam ao redor do *baquet*, de mãos dadas, formando um círculo. Mesmer, primorosamente trajado, usava uma varinha para apontar para os pacientes, tocá-los ou massageá-los.[1] Como resultado, as pessoas relatavam sentir correntes de um fluido misterioso circulando pelo seu corpo, e muitas vezes ficavam livres das suas doenças.

Mesmer postulou a existência do que ele chamava de *energia magnética* ou *magnetismo*, uma energia invisível proveniente das estrelas e que permeia os seres vivos. A doença resultava de uma perturbação no fluxo dessa energia universal através do corpo. Nesse sentido, Mesmer estava muito próximo do princípio metafísico de uma força vital que impregna e anima todo o universo. É possível remontar esse conceito ao ocultista, místico e médico da Renascença Theophrastus Philippus Aureolus Bombastus von Hohenheim, mais conhecido como Paracelso (1493-1541). Ele disseminou a teoria de que as influências astrológicas desempenham um importante papel na saúde humana por intermédio de um fluido sutil, invisível.

Mesmer também conhecia o trabalho de um padre católico chamado Johann Gassner, que fazia o que ele considerava como sendo exorcismos; consta que Mesmer esteve presente em vários deles. No entanto, Mesmer não acreditava na hipótese de Gassner de que os pacientes estivessem possuídos por demônios. Em vez disso, ele estava convencido de que eles tinham distúrbios emocionais e que o crucifixo de metal, feito de aço, que Gassner segurava durante o tratamento, magnetizava os pacientes e, consequentemente, os curava.

Usando essas ideias básicas, Mesmer experimentou diferentes técnicas para promover as suas curas, como ministrar passes e impor as mãos sobre as partes doloridas do corpo dos pacientes. O seu extraordinário sucesso com esse tipo de tratamento o levou a acreditar que descobrira a panaceia ou remédio universal que havia muito tempo era procurado. De qualquer modo, os seus procedimentos não convencionais curavam muitos problemas que a medicina convencional da época não conseguia curar.

A fama de Mesmer como agente de cura cresceu tanto no seu país quanto no exterior; muitas pessoas vinham de partes distantes da Europa para se tratar com ele. Logo, muitos médicos começaram a imitar os tratamentos de Mesmer com ímãs e passes manuais, também alcançando um grande sucesso, com muitos pacientes recobrando a saúde. Seria possível argumentar que o sucesso dele se deveu, pelo menos em parte, à sugestão coletiva, que criou uma espécie de efeito placebo. Esse efeito foi reforçado pelo fato de Mesmer ser um médico com credenciais acadêmicas profissionais, o que era uma razão forte para que as pessoas acreditassem nas suas habilidades de cura. Ele também foi reforçado pelo fato de que muitas pessoas já tinham sido curadas pelos seus métodos, o que inspirava confiança.

A vida profissional de Mesmer como agente de cura é bastante conhecida, mas a sua associação com escolas esotéricas é desconhecida do público em geral. Em 1766, Mesmer recebeu o seu diploma de medicina com uma tese intitulada *A Influência dos Planetas sobre o Corpo Humano*. Uma década depois, em 1776, ele teve um encontro com o Conde de Saint Germain, que é considerado o patrono da magia esotérica e cerimonial moderna. O Conde de Saint Germain, também conhecido como Mestre Rakoczy (ou Mestre R, para abreviar) nos círculos do ocultismo, pode ter iniciado Mesmer nas ciências ocultas. De qualquer modo, consta que Mesmer tinha várias ligações da área do ocultismo:

> O doutor Mesmer não era apenas maçom; ele também era um membro iniciado de duas poderosas Fraternidades ocultas, a *Fratres Lucis* e a Fraternidade de Luxor. Essa última era o ramo egípcio da Fraternidade de Lookshoor no Baluchistão, uma das mais antigas e poderosas Fraternidades Orientais. Sob a ordem da "Grande Fraternidade" (...) o Conselho de Luxor escolheu o dr. Mesmer para atuar como o seu pioneiro do século XVIII, designando mais tarde Cagliostro como um auxiliar. O Conde de St. Germain ficou responsável por supervisionar a evolução dos eventos.[2]

É interessante assinalar que 1776, o ano no qual Mesmer se encontrou com Saint Germain, também foi o ano em que ele mudou o seu paradigma de cura: ele abandonou o uso dos ímãs de aço e começou a trabalhar usando a ideia de que o organismo humano é análogo a um ímã e que a energia universal que flui através desse organismo pode ser acumulada de acordo com as leis da atração magnética. Além disso, Mesmer afirmou que essa energia era a força curativa. Nesse ponto, ele chegou à conclusão de que as suas curas eram o resultado da sua própria personalidade magnética. Em outras palavras, não eram os ímãs que estavam devolvendo a saúde aos seus pacientes; mais exatamente, era a energia magnética, acumulada no seu próprio corpo e transmitida para o paciente, que era o agente de cura. Aqui encontramos a origem do conceito do magnetismo animal, que pode ser compreendido como "magnetismo pessoal" ou "influência pessoal". Essa mudança no paradigma de cura de Mesmer marca um salto importante na evolução das suas práticas de cura e fornece uma chave para o entendimento do futuro da cura mental.

No ano seguinte, 1777, a carreira de Mesmer enfrentou dificuldades em Viena quando uma jovem pianista e compositora cega de 18 anos de idade, Maria Theresia von Paradies, foi levada a Mesmer para que ele restaurasse a sua visão. A jovem era cega de nascença, mas nenhum médico fora capaz de descobrir qualquer coisa errada com os seus olhos. Ela estivera sob os cuidados dos principais especialistas em olhos da Europa durante dez anos, sem apresentar qualquer melhora. Sob os cuidados de Mesmer, ela gradativamente recuperou a visão, embora tenha perdido a capacidade de tocar piano. Durante o período do tratamento ela estava residindo na casa de Mesmer. A mãe da jovem, influenciada por médicos invejosos, quis afastar a filha dos cuidados de Mesmer antes que ele concluísse o tratamento. Quando a jovem se recusou a deixar a clínica de Mesmer, a mãe deu um tapa no rosto dela e a cegueira voltou. Mesmer foi acusado pelo pai da jovem de praticar magia. Neste caso, parece que Mesmer teve sucesso no tratamento, pelo menos inicialmente, porque a jovem tinha um problema emocional ou psicológico e não uma doença orgânica.[3] Na época, problemas desse tipo eram conhecidos como distúrbios histéricos.

Esse incidente colocou Mesmer sob o escrutínio e a perseguição dos círculos científicos da Áustria, o que o levou a deixar Viena e se mudar para Paris, onde abriu um consultório. Em Paris, Mesmer também realizou curas extraordinárias e conquistou alguns discípulos, entre eles o doutor Charles d'Eslon. Não obstante, a opinião dos parisienses estava dividida entre aqueles que achavam que ele era um grande médico e aqueles que o consideravam um charlatão. Embora Mesmer não tivesse conseguido a aprovação para as suas práticas de cura nem da Royal Academy of Sciences, nem da Royal Society of Medicine, ele conquistou a admiração de importantes profissionais na capital francesa.

O método de Mesmer nas sessões individuais era o seguinte: ele se sentava diante do paciente, colocava as mãos nos joelhos dele ou apertava os polegares do paciente com as mãos enquanto olhava fixamente nos olhos dele. Em seguida, Mesmer ministrava "passes", movendo as mãos sobre a cabeça, testa, olhos, ombros, braços e pernas do paciente, e descia ainda mais. Ele colocava o indicador sobre a testa, considerada o local do "terceiro olho". Como resultado, muitos pacientes tinham sensações peculiares, contrações musculares ou convulsões que eram consideradas crises curativas.[4] Esse processo é semelhante ao que a psicologia chama de *catarse* — a liberação do conflito emocional reprimido, causando um efeito terapêutico. Mesmer frequentemente concluía os tratamentos tocando música em uma harmônica de vidro. No geral, esse procedimento guarda muitas semelhanças com terapias modernas como o Reiki, o Toque Terapêutico, a cura energética e a musicoterapia, embora as suas bases teóricas sejam diferentes.

A descrição apresentada indica que o tratamento de Mesmer na cura das doenças se devia em grande medida à sua influência e sugestão pessoal. Isso é confirmado pelo fato de sua clínica ser cuidadosamente mobiliada de modo a impressionar os pacientes e colocar a mente deles em um estado de relaxamento

— um cenário perfeito para induzir a sugestão. Nessas circunstâncias, as pessoas entravam em transe ou em um estado semi-hipnótico que era conducente à cura. Mesmer era, efetivamente, um médico persuasivo que tinha a habilidade de instilar confiança, o que aumenta a sugestibilidade. Além disso, por meio da sua simples presença, ele era capaz de produzir uma impressão favorável nas pessoas doentes. Os seus pacientes viam nele um médico poderoso e talentoso com uma considerável reputação. Isso por si só é uma forma indireta de sugestão.

A popularidade de Mesmer como agente de cura continuou a aumentar na França, e ele conquistou um crescente número de seguidores. Isso alarmou não apenas os médicos tradicionais como também o governo. Em 1784, o Rei Luís XVI designou uma comissão real para determinar cientificamente a existência do fluido magnético de Mesmer. Entre os membros dessa comissão estavam o eminente químico Antoine-Laurent de Lavoisier e o embaixador americano na França, Benjamin Franklin. A comissão realizou uma série de experimentos que visavam determinar se Mesmer havia descoberto um novo fluido físico. A comissão concluiu que não havia evidências suficientes para a existência desse fluido. Eles não conseguiram confirmar que o fenômeno chamado de "magnético" fosse causado pela ação de qualquer fluido. A comissão também advertiu os médicos que estavam usando o método de Mesmer que eles poderiam perder as suas credenciais se continuassem a praticar aquela terapia.

Não obstante, como a comissão não poderia desconsiderar as curas de Mesmer, ela concluiu que as curas eram produto do poder da imaginação e fantasia da pessoa. Desse modo, indicou o poder da imaginação e da fantasia de restabelecer a saúde, chegando a uma conclusão perceptiva com relação ao mecanismo psicológico da cura. Na realidade, a conclusão da comissão foi confirmada por pesquisas científicas modernas como a realizada pela doutora Jeanne Achterberg, que demonstrou o poder das imagens na cura. Vou fornecer mais detalhes sobre esse fascinante tema no capítulo intitulado "O Papel das Imagens na Cura".

O mesmerismo e a hipnose não são idênticos, embora atualmente essas palavras sejam usadas mais ou menos alternadamente. O propósito comum dessas técnicas é induzir o paciente a um estado receptivo, que atualmente é conhecido como estado cerebral alfa, com o objetivo de inculcar uma *sugestão*. A hipnose é um processo que envolve induzir o paciente a um profundo relaxamento, para que ele se torne receptivo à sugestão apresentada. Desse modo, o operador é capaz de tocar a mente subconsciente do paciente para remover ou erradicar hábitos negativos profundamente arraigados e implantar uma ideia terapêutica. O mesmerismo, como vimos, é uma técnica que se baseia na crença de que existe uma emanação física, ou fluido vital, que é transmitida do operador para o paciente. Durante esse tratamento, o terapeuta ministra passes e toca partes afetadas do corpo para transmitir uma energia fluídica. No hipnotismo, por outro lado, não há geralmente nenhuma manipulação física.

Não obstante, o mesmerismo é o predecessor da hipnose moderna; os pioneiros da hipnose viam nas sessões de mesmerismo um método para induzir os pacientes a um estado mental receptivo. Além disso, a teoria de Mesmer do magnetismo animal lançou a base da hipnose moderna e das terapias de sugestão. Por exemplo, o Abade José Custódio de Faria (1746-1819), um dos pioneiros do estudo científico da hipnose, baseou as suas opiniões no trabalho de Mesmer; ao contrário de Mesmer, contudo, Faria postulou que a hipnose é o resultado do poder da sugestão.

Subsequentemente, o marquês Chastenet de Puységur (1751-1825), discípulo de Mesmer, postulou a teoria de que as pessoas, consciente ou inconscientemente, exercem uma influência pessoal nos seus semelhantes e associados por meio de sugestões sutis. Na realidade, as pessoas crescem em um ambiente social no qual estão constantemente recebendo sugestões positivas ou negativas, direta ou indiretamente, dos pais, professores, mentores, dos meios de comunicação de massa e assim por diante. Essas influências sutis são sugestões não declaradas que engendram uma espécie de hipnose no estado desperto e moldam o destino da pessoa. Um dos propósitos deste livro é enfatizar que todos os seres humanos estão sujeitos a uma constante influência do seu ambiente social, o que pode ser positiva ou prejudicial para o bem-estar deles. Similarmente, todo mundo também está, intencional ou não intencionalmente, exercendo uma influência positiva ou negativa na família imediata, nos amigos, nos parentes e nos associados.

CAPÍTULO 2

O Fenômeno Metafísico da Nova Inglaterra

A Nova Inglaterra desempenhou um importante papel na história política e cultural americana. Oito presidentes dos Estados Unidos nasceram nessa região. Ela produziu as primeiras obras de literatura, filosofia e metafísica americanas, e foi o lar do início da escola pública gratuita; foi ali que algumas das mais antigas e famosas universidades do mundo, como Harvard, Yale e o Massachusetts Institute of Technology, foram fundadas. A Nova Inglaterra corresponde à Viena europeia como incubadora de escolas de cura mental. Assim como essa última foi o epicentro do desenvolvimento de escolas psicoterapêuticas que começaram com Mesmer e foram seguidas pela psicanálise de Sigmund Freud, pela psicologia individual de Alfred Adler e pela logoterapia ou psicologia existencial de Viktor Frankl, do mesmo modo, de 1830 a 1880 a Nova Inglaterra foi um solo fértil para o surgimento da cura mental, da metafísica americana, do espiritualismo, da canalização e de seitas religiosas como a dos Shakers. Esse período também foi crucial para o destino dos Estados Unidos, pois ele atingiu o clímax na Guerra Civil Americana, que teve lugar de 1861 a 1865.

A cura mental, que faz parte da filosofia do Novo Pensamento, é a "espiritualidade prática americana", como Alan Anderson e Deborah Whitehouse apropriadamente a descreveram. Surpreendentemente, o movimento foi iniciado por um relojoeiro e inventor sem instrução. O nome desse homem extraordinário nascido em New Hampshire era Phineas Parkhurst Quimby (1802-1866). Por volta da década de 1850, Quimby começou a empregar a modalidade da cura mental para curar pessoas com base no princípio de que o homem cria a sua própria doença na mente. Audaciosamente, ele formulou a seguinte hipótese: *Como a doença é na sua raiz uma crença errada, se mudarmos essa crença, curaremos a doença.* Ele reduziu a doença à condição de crença.

Quimby e Ralph Waldo Emerson representam as raízes do movimento do Novo Pensamento americano e do Transcendentalismo americano respectivamente. Embora ambos tivessem nascido na Nova Inglaterra com uma diferença de um ano (Quimby em 1802 e Emerson em 1803), eles não se conheciam pessoalmente. A formação educacional deles era muito diferente. Quimby praticamente não tinha nenhuma educação formal, enquanto Emerson era um estudioso, ministro unitarista e professor universitário. Não obstante, Quimby descobriu um tratamento baseado na mente que iniciou uma nova forma de cura nos Estados Unidos, enquanto Emerson forneceu a estrutura teórica e metafísica para o transcendentalismo americano, o qual beneficiou muito o Novo Pensamento. O filósofo americano William James sintetizou a essência da ideologia do Novo Pensamento quando a descreveu como "a religião com uma mentalidade saudável".

Falar sobre o fenômeno metafísico da Nova Inglaterra é perfeitamente apropriado porque Quimby, Emerson e Henry David Thoreau nasceram, viveram e morreram na Nova Inglaterra. Além disso, Mary Baker Eddy, Emma Curtis Hopkins e os discípulos de Quimby, Warren Felt Evans, Julius Dresser e Annetta Dresser eram todos da Nova Inglaterra. As três últimas personalidades foram as forças iniciais na disseminação dos ensinamentos de Quimby, os quais, com o tempo, deram origem ao movimento do Novo Pensamento. O prolífico autor da Nova Inglaterra Horatio W. Dresser, filho de Julius e Annetta, e Ernest Holmes, fundador da Ciência da Mente (Ciência Religiosa), também eram originários da Nova Inglaterra.

Muitas terapias holísticas da Nova Era, bem como programas de desenvolvimento pessoal que promovem o bem-estar e defendem o desenvolvimento do potencial humano, tiveram origem no movimento do Novo Pensamento. No entanto, o termo "Novo Pensamento" não deve ser confundido com "Nova Era". A Nova Era atingiu a cultura popular americana na década de 1960, ao passo que o Novo Pensamento surgiu em meados do século XIX com os ensinamentos de Quimby. Não obstante, a Nova Era surgiu da popularização e disseminação das ideias metafísicas e esotéricas originalmente apresentadas pelo Novo Pensamento, de modo que pode ser vista como um subproduto do movimento do Novo Pensamento. Além disso, a Nova Era da década de 1960 resultou de um protesto contra o *status quo* convencional. Os seus adeptos defendiam a paz e o entendimento no mundo; por conseguinte, assim como o transcendentalismo, ele tinha fortes antecedentes socialmente progressistas.

A partir de um ponto de vista religioso, o Novo Pensamento expande os estreitos limites da interpretação tradicional das sagradas escrituras e defende uma interpretação mais ampla da Bíblia. A partir do Novo Pensamento emergiram várias denominações religiosas como a Ciência Divina, a Unity, a Ciência Cristã e a Ciência Religiosa. Nos tempos modernos, o Novo Pensamento se tornou um modo de vida prático que se inspira no melhor das escolas metafísicas e das religiões vivas, entre elas o cristianismo, o budismo, o idealismo, o transcendentalismo e a filosofia hindu.

Uma característica comum de muitos pioneiros do Novo Pensamento é que eles sofriam de doenças físicas duradouras que a medicina convencional declarou incuráveis. Outro denominador comum é o fato de eles terem recuperado a saúde por meio de métodos mentais e espirituais, e pela alteração do seu estado de espírito. Depois de passar pessoalmente por essa experiência, eles tentaram demonstrar essas experiências de cura para outras pessoas. Desse modo, eles se tornaram professores de um novo modo de pensar a respeito da cura; alguns se tornaram fundadores e líderes de denominações do Novo Pensamento.

A Aliança Internacional do Novo Pensamento [International New Thought Alliance — INTA], uma organização formada por várias denominações do Novo Pensamento, retrata o Novo Pensamento moderno como uma síntese de princípios espirituais e científicos, bem como de ideias filosóficas encontradas em muitas religiões vivas ao redor do mundo. Na sua concepção, o Novo Pensamento ensina que as pessoas podem vir a ter uma compreensão consciente da divindade que existe dentro de cada ser humano, e chegar ao entendimento da unidade da vida. A premissa fundamental é que Deus é Mente e que a consciência se manifesta nos seres humanos como pensamentos e emoções. Por sua vez, esses pensamentos e emoções se expressam em palavras; as palavras, por sua vez, se tornam ações, e as ações levam à criação. Por conseguinte, os pensamentos são uma força e influência poderosas no nosso corpo e no nosso ambiente, para o bem ou para o mal. Na maioria dos casos, os adeptos do Novo Pensamento reconhecem que a doença é real e não negam cegamente a realidade. No entanto, eles recomendam às pessoas que afastem a atenção das suas enfermidades e a dirijam para a saúde e o bem-estar.[1]

A filosofia do Novo Pensamento influenciou muitos dos autores motivacionais mencionados na introdução deste livro, assim como personalidades como o francês Émile Coué, fomentador da autossugestão. Houve recentemente novos acréscimos ao Novo Pensamento da parte de mestres que habitam a esfera "não física". Canalizados, mestres desencarnados têm disseminado ideias semelhantes às do Novo Pensamento, anunciando uma nova era conhecida como Era de Aquário. Entre esses mestres não físicos estão Seth, canalizado por Jane Roberts; o Guia, canalizado por Eva Pierrakos; Abraham, canalizado por Esther Hicks; e Ramtha, canalizado por J. Z. Knight. Há também A Course in Miracles [Um Curso em Milagres], uma obra que, ao que consta, foi ditada por um ser não físico que afirma ser Jesus Cristo. A característica comum das mensagens deles é que os seres humanos criam a sua própria realidade com os seus pensamentos e emoções (um princípio resumido como a Lei da Atração).

A essência da filosofia do Novo Pensamento pode ser sintetizada na admoestação bíblica "Buscai primeiro o Reino de Deus e a sua justiça e todas estas coisas vos serão dadas em acréscimo" (Mateus 6:33). O pensamento correto e a ação correta preparam o terreno para que consigamos lidar eficazmente com os desafios da vida de uma maneira positiva. A filosofia do Novo Pensamento não se limita a curar o corpo físico, expandindo-se para promover o sucesso financeiro e melhorar os relacionamentos e as circunstâncias externas; desse modo, a sua aplicação é ilimitada. Muitos adeptos modernos do Novo Pensamento praticam o que é chamado de *tratamento mental espiritual*, também conhecido como *prece científica*. Esse tipo de prece é diferente da prece convencional de súplica, que implora pela intervenção divina.[2]

Segunda Parte

Agentes de Cura Mental Americanos

Capítulo 3

Phineas Parkhurst Quimby

O Pai no Novo Pensamento

A doença é uma invenção do homem
— Phineas Parkhurst Quimby

O movimento filosófico prático contemporâneo chamado Novo Pensamento e o movimento conhecido como Movimento Metafísico nos Estados Unidos começaram com Phineas Parkhurst Quimby, considerado o pai do movimento do Novo Pensamento no continente americano. Quimby nasceu no dia 16 de fevereiro de 1802, em Lebanon, New Hampshire. Ele era aprendiz de relojoeiro e inventor na Nova Inglaterra, e frequentou a escola por um breve período; de acordo com as autoras Willa Cather e Georgine Milmine, Quimby "efetivamente só frequentou a escola durante seis semanas".[1] Ele era de fato um homem que venceu pelo próprio esforço com uma mente curiosa e inventiva.

Quimby contraiu tuberculose pulmonar quando jovem, e o seu fígado e rins se deterioraram em decorrência do excesso de medicamentos. Desiludido com o tratamento médico, Quimby perdeu todas as esperanças de se recuperar. Abandonou o seu negócio de relojoeiro e retirou-se para a sua propriedade agrícola, esperando morrer. O que se segue é a descrição do próprio Quimby do seu estado de saúde, escrita por volta de 1863:

Há cerca de trinta anos eu estava muito doente, e me sentia definhando rapidamente por causa da tuberculose. Naquela época, fiquei tão fraco que só conseguia andar com muita dificuldade. O tempo todo eu estava sendo tratado pela medicina alopática, e tomara tanto calomelano que diziam que ele tinha envenenado o meu organismo; por causa disso perdi muitos dentes. Os meus sintomas eram os de todos os tuberculosos; e eu havia sido informado de que o meu fígado estava debilitado, que os meus rins estavam doentes e que os meus pulmões estavam praticamente consumidos. Eu acreditava em tudo isso, já que eu tinha todos os sintomas e não era capaz de negar as opiniões do médico, já que tinha a prova comigo. Nesse estado, eu me vi forçado a abandonar o meu negócio; e, perdendo todas as esperanças, desisti de tudo para morrer — não que eu achasse que a profissão médica não encerrasse sabedoria, e sim que o meu caso era do tipo que não poderia ser curado.[2]

Vários elementos importantes desempenharam um papel fundamental na vida de Quimby e o levaram a desenvolver as suas ideias sobre a cura mental. De acordo com o diário de Quimby, o seu médico receitava calomelano, ou protocloreto de mercúrio, que é tóxico. O remédio que Quimby estava tomando, em vez de curá-lo, estava matando-o, como ele veio a compreender mais tarde. Na época, o calomelano era usado nos Estados Unidos como purgativo para curar várias enfermidades, especialmente a febre amarela.[3] Quando tomada em grandes quantidades, a substância tinha graves efeitos colaterais, como a perda de dentes e cabelo, o que de fato aconteceu a Quimby. Desse modo, o simples fato de ele ter parado de tomar esse remédio nocivo foi, por si só, um passo positivo em direção à recuperação da saúde.

Outros acontecimentos significativos também desempenharam um papel importante na recuperação de Quimby. Em um determinado momento, ele descobriu que um dos seus amigos tinha ficado curado praticando atividades físicas ao ar livre, entre as quais a equitação. Quimby tentou imitar o amigo, mas a sua grave doença física o impediu de montar; em vez disso, ele experimentou andar de carruagem. Certo dia, quando estava passeando na sua carruagem, o cavalo empacou e recusou-se a continuar, de modo que ele optou por andar ao lado do cavalo. De repente, para sua surpresa, ele deu consigo subindo cerca de três quilômetros em uma ladeira ao lado do cavalo.[4] Esse incidente parece ter produzido um extraordinário impacto na sua recuperação.

O segundo evento significativo ocorreu quando ele travou conhecimento com o mesmerismo. O doutor Charles Poyen foi da França para os Estados Unidos para fazer demonstrações do mesmerismo por volta de 1838. Quimby se interessou pela teoria do magnetismo animal e viu no mesmerismo uma maneira alternativa de recobrar a saúde; por conseguinte, ele dedicou fervorosamente o seu tempo ao aprendizado dos elementos básicos dessa nova "ciência". Por ter uma mente indagadora, ele rapidamente aprendeu o método mesmeriano. Pouco depois, sentiu-se capaz de praticar o mesmerismo por conta própria e começou a fazer demonstrações públicas na Nova Inglaterra, embora ainda sofresse de tuberculose pulmonar.

Em 1840, durante uma demonstração pública de mesmerismo, Quimby conheceu um rapaz chamado Lucius Burkmar. Esse encontro foi o ponto decisivo da vida de Quimby. Lucius era um jovem sugestionável, que facilmente entrava em transe sob a orientação de Quimby. Eles formaram uma parceria e juntos fizeram as mais extraordinárias exibições de mesmerismo e clarividência na Nova Inglaterra que podem ser verificadas nos jornais da época.[5] O procedimento era o seguinte: Quimby colocava Lucius em um estado mesmeriano (ou estado de transe) com o propósito de examinar a doença do paciente de uma maneira clarividente. Lucius então diagnosticava a doença e a sua localização no corpo do paciente, finalmente prescrevendo os remédios para a cura. Na maioria dos casos, o paciente recobrava a saúde.

Lucius foi claramente útil nas demonstrações psíquicas de Quimby. No entanto, ao contrário da opinião usual aceita no movimento do Novo Pensamento, inicialmente era Lucius que realizava as curas. Era ele que diagnosticava a doença e prescrevia o medicamento para o paciente. O papel de Quimby se limitava a colocar Lucius em um estado de transe.

O próprio Quimby, é claro, havia sido diagnosticado com uma doença terminal; nas palavras dele, ele esperava morrer em um futuro próximo. Em algum momento, a seguinte pergunta provavelmente passou pela sua cabeça: se Lucius era capaz de diagnosticar a doença das pessoas por meio da clarividência, poderia ele fazer o mesmo por Quimby? Lucius estava curando outras pessoas, então por que não testar o método de Lucius nele próprio? Por conseguinte, Quimby, com uma certa reserva, consultou Lucius a respeito do seu problema médico.

Esse ponto marcou o desenvolvimento da filosofia de cura de Quimby. Ele pediu a Lucius que examinasse os seus rins e o seu fígado, que estavam gravemente comprometidos. Lucius concordou em fazer isso. Feito o exame por meio da sua clarividência, Lucius anunciou que os rins de Quimby estavam se deteriorando, e que ele, Lucius, poderia curá-los. Lucius então colocou as mãos sobre a área afetada, ao mesmo tempo que disse a Quimby que estava restaurando os rins dele. Alguns dias depois, Quimby novamente pediu a Lucius que fizesse nele um exame clarividente; nesse momento, Lucius declarou que a saúde dos rins de Quimby estava completamente restabelecida. Surpreendentemente, Quimby não estava sentindo mais nenhuma dor. Esse incidente foi o momento decisivo para Quimby: ele começou a duvidar da exatidão do seu diagnóstico médico. Como vimos na citação anteriormente apresentada, o próprio Quimby declarou que os médicos o haviam diagnosticado com uma doença terminal, e ele tinha perdido todas as esperanças de recobrar a saúde. No entanto, depois do tratamento de Lucius, a sua saúde foi restabelecida.

Quimby tinha as suas reservas com relação à sua cura. Afinal de contas, ele fora diagnosticado pela medicina como tendo uma doença terminal; como uma pessoa sem especialização e ignorante poderia tê-lo curado colocando as mãos nele? Ao analisar essas perguntas, Quimby chegou à conclusão de que o diagnóstico médico provavelmente estava errado. Além disso, ele formulou a hipótese de que Lucius, quando em transe, estava intuitivamente lendo a mente do paciente, em vez de o estar examinando de uma maneira clarividente. Quimby começou a achar que talvez pudesse curar a si mesmo, mas não tinha muitas evidências que confirmassem essa ideia nessa ocasião.

Depois desse incidente, teve lugar outro acontecimento que deu a Quimby a ideia para o desenvolvimento do seu futuro método de tratamento. Durante uma sessão pública de cura, Lucius prescreveu alguns medicamentos caros para um paciente que não tinha condições de comprá-los. Quimby mesmerizou Lucius novamente e pediu a ele outra receita. Lucius então prescreveu um remédio mais barato, o qual produziu o mesmo efeito de cura. Para Quimby, o caso era evidente: independentemente do tipo de medicamento que Lucius prescrevesse, o efeito seria o mesmo se o paciente acreditasse nele. Essa teoria, posteriormente aperfeiçoada por Émile Coué, é hoje conhecida como *efeito placebo*.

A fim de determinar as habilidades clarividentes de Lucius, Quimby colocou o rapaz em estado de transe usando o método hipnótico. Quimby descobriu que Lucius aceitava as sugestões dadas como verdadeiras enquanto estava em transe. Esses experimentos convenceram Quimby de que Lucius, durante o seu exame clarividente, estava lendo a mente dos pacientes e não vendo a doença de uma maneira clarividente. Por conseguinte, ele descobriu que uma mente mais forte atua sobre a mente de outra pessoa por meio do que viria a ser conhecido como hipnose. Ele também compreendeu que as receitas fornecidas por Lucius eram *sugestões* eficazes para os pacientes desde que eles acreditassem nelas. Em outras palavras, mesmo que o medicamento receitado não tivesse nenhum valor terapêutico, a cura teria lugar de qualquer maneira porque o paciente acreditava na receita. Temos aqui outro caso do efeito placebo em ação. Quimby chegou à seguinte conclusão: "As doenças estão contidas na nossa crença".[6]

Para Quimby, o problema era a atitude mental errada do paciente. Por conseguinte, as sessões mesmerianas eram desnecessárias para a cura; na verdade, o que era necessário era mudar o sistema de crenças do paciente. Quimby chegou a essa conclusão depois de recobrar a saúde. A citação que se segue é extremamente importante para o entendimento da cura do próprio Quimby e para os eventos que conduziram à descoberta da cura mental:

> *Eu tinha dores nas costas, as quais eles [os médicos] diziam ser causadas pelos meus rins, que estavam parcialmente comprometidos. Também me diziam que eu tinha úlceras nos pulmões. Acreditando nisso, eu me sentia desgraçado a ponto de não ter nenhuma importância no mundo. Este era o meu estado quando comecei a mesmerizar. Certa ocasião, quando fiz o meu voluntário [Lucius] adormecer, ele descreveu as dores que eu sentia nas costas (eu nunca tivera coragem de pedir a ele que me examinasse, pois eu sentia que os meus rins estavam quase totalmente destruídos), e ele colocou as mãos no lugar onde eu sentia a dor. Em seguida, ele me disse que o estado dos meus rins era muito ruim – que um deles estava parcialmente destruído, e que um pedaço de quase oito centímetros de comprimento tinha se separado dele, permanecendo ligado apenas por um delgado fio. Isso eu acreditei ser verdade, porque estava de acordo com o que os médicos tinham me dito, e com o que eu tinha sofrido; eu estava sentindo dor havia anos. O meu bom senso me disse que nenhum remédio jamais curaria esse problema. No entanto, perguntei se havia algum remédio. Ele respondeu: "Sim, posso recolocar o pedaço no lugar para que ele cresça, e você ficará bem". Fiquei completamente atônito com essa resposta, sem saber o que pensar. Imediatamente, ele colocou as mãos sobre mim, e disse que uniu os pedaços para que eles crescessem. No dia seguinte, ele disse*

que eles haviam se juntado, e depois desse dia nunca mais senti dor nesse local.[7] (Os grifos são meus.)

As frases em itálico mostram que Lucius dera uma poderosa sugestão para Quimby quando este perguntou a Lucius se havia algum remédio para a sua doença. Essa pergunta era a última esperança de Quimby. A resposta de Lucius foi decididamente persuasiva: "Sim, *posso recolocar o pedaço no lugar para que ele cresça, e você ficará bem*". E o rapaz deu seguimento à sua ação de cura, colocando as mãos sobre as partes enfermas do corpo de Quimby. Este se agarrou a essa última esperança, como é evidenciado pelo fato que ele acompanhou com Lucius a condição da sua recuperação nos dias seguintes; o jovem tranquilizou Quimby, afirmando que ele estava completamente curado. Como resultado, ele não sentiu mais nenhuma dor. Esse evento foi fundamental para o desenvolvimento da cura mental nos Estados Unidos. Foi a epifania ou momento "eureca" para Quimby. Até esse momento, ele estivera hipnotizado pelo diagnóstico médico que o mantinha preso a uma convicção sem esperança a respeito da sua doença. Se Lucius tivesse respondido à última esperança de Quimby dizendo: "Não, não existe nenhum tratamento ou remédio para a sua doença", Quimby teria continuado a acreditar no diagnóstico médico e possivelmente teria morrido mais ou menos um ano depois, como esperava:

> Eu não tinha a menor dúvida de que eu estava como ele [Lucius] descrevera; e, se ele tivesse dito, *como eu esperava que ele dissesse, que não havia nada a ser feito, eu teria morrido mais ou menos um ano depois*. No entanto, quando ele disse que poderia me curar da maneira como ele propôs, comecei a pensar; e descobri que eu fora iludido e levado a acreditar em algo que me deixara doente.[8] (O grifo é meu.)

Aqui, nas palavras do próprio Quimby, está o fundamento lógico que o conduziu à descoberta da cura mental. Ele escreveu o seguinte no seu manuscrito:

> Qual era o segredo da cura? (...) O absurdo dos remédios de [Lucius] me fizeram duvidar do fato de que os meus rins estivessem doentes, já que ele disse em dois dias que eles estavam mais saudáveis do que nunca. Se ele viu o primeiro estado, ele também viu o segundo, porque em ambos os casos ele afirmou poder ver. Concluí no primeiro caso que ele lera os meus

pensamentos, e quando ele disse que poderia me curar, ele recorreu à sua própria mente; e as suas ideias eram tão absurdas que a doença desapareceu devido ao absurdo da cura. Esse foi o primeiro obstáculo que encontrei na ciência médica. Logo me aventurei a deixar que ele me examinasse novamente, e em cada caso ele descrevia os meus sentimentos, mas a quantidade da doença variava; e a sua *explicação e remédios sempre me convenciam de que eu não tinha tal doença*, e que os meus problemas eram criação minha.[9] (O grifo é meu.)

Isso indica claramente que Lucius persuadiu Quimby a acreditar na possibilidade da sua cura; ao lhe dar um tratamento, Lucius indiretamente convenceu Quimby de que havia um remédio para a doença dele. Essa foi uma *sugestão poderosa* que o curou. Pelo menos durante alguns momentos, Quimby acreditou no tratamento e na explicação de Lucius. Este era o último recurso. Quimby não tinha nada a perder a não ser a oportunidade de salvar a sua vida.

Posteriormente, Quimby compreendeu que o diagnóstico médico fizera com que ele acreditasse que estava gravemente doente; como consequência, ela esperara morrer. Ele chegou à conclusão de que as suas convicções eram responsáveis pela doença, de modo que, se elas o fizeram ficar doente, mudar as suas convicções o deixariam curado. Quimby nunca reconheceu que Lucius o curara. Ironicamente, Mary Baker Eddy também negaria mais tarde ter sido curada por Quimby.

Esses fatos indicam que Lucius indiretamente curou Quimby. Quando este ainda estava sob o "feitiço médico" e acreditava que estava muito doente, Lucius lhe deu esperanças e incutiu nele uma sugestão de cura. Essa sugestão foi reforçada quando Lucius colocou as mãos sobre o corpo de Quimby e prescreveu um tipo de medicação. Inicialmente, Quimby acreditou em Lucius, o que é confirmado pelo fato de ele ter permitido que Lucius colocasse as mãos sobre a parte enferma do seu corpo "para restaurar os rins dele". *É exatamente assim que o efeito placebo funciona.* O próprio Quimby corrobora esse raciocínio:

Nessa época eu visitava frequentemente as pessoas enfermas com Lucius, a convite do médico que estava cuidando dos casos; e o rapaz examinava o paciente e mencionava fatos que deixavam todos assombrados, e no entanto cada um desses fatos era aceito como verdade. Por exemplo, ele disse a uma pessoa que estava sofrendo do problema que eu sofrera, porém pior, que os pulmões dela pareciam um favo de mel e que seu fígado estava coberto de úlceras. Ele então receitou um simples chá de ervas, e o paciente se recuperou; e o médico acreditou que o remédio o curara. Mas eu acreditava que o médico tinha criado a doença; e a *sua fé no rapaz causou uma mudança na mente, e a cura se seguiu.* Em vez de adquirir confiança nos médicos, fui obrigado a chegar à conclusão de que a ciência deles é falsa.[10] (O grifo é meu.)

O relato de Quimby demonstra que Lucius, intencional ou não intencionalmente, estava usando a sugestão verbal e o placebo com muita eficácia. Quando o rapaz estava em um estado mesmeriano, por conjuntura lendo mentalmente doenças e receitando remédios, ele estava fazendo sugestões muito poderosas. Está claro que Lucius curava graças às suas sugestões quando fazia os diagnósticos e depois receitava remédios da medicina popular que atuavam como um placebo. Essas sugestões eram ainda mais convincentes para o paciente, porque Lucius estava em um estado mental mesmeriano, o que levava as pessoas a acreditarem que ele estava, de fato, diagnosticando a doença de uma maneira clarividente. Para as pessoas da época, isso era extraordinário – uma coisa sobrenatural, o que aumentava a receptividade delas às sugestões apresentadas. Como Quimby declarou acima, em muitos casos ele e Lucius visitavam a casa de uma pessoa doente e, a pedido do médico que estava cuidando do caso, Lucius fazia as suas "leituras clarividentes". O médico geralmente aprovava e confirmava o diagnóstico e a receita sugeridos por Lucius. Isso aumentava enormemente a eficácia da sugestão e, de forma inevitável, a cura acontecia.

Outra consideração importante é o *intenso desejo de Quimby de ficar curado.* O esotérico americano do século XX Paul Foster Case declarou que "os desejos são a forma mais poderosa de sugestão". Uma sugestão é imensamente poderosa quando é respaldada por um forte desejo. Não existe nenhuma dúvida de que Quimby tinha um enorme desejo de recobrar a saúde; foi por esse motivo que ele se interessou pelo mesmerismo e estava buscando novos métodos de cura. Esse desejo interior foi despertado quando Lucius lhe garantiu que ele poderia ficar curado. Antes disso, ele havia desistido completamente de qualquer esperança de cura e estava esperando morrer.

Depois que Quimby recuperou a saúde, ele chegou à conclusão de que o uso do tratamento mesmeriano e das leituras clarividentes não era necessário para uma cura. Daí em diante, ele abandonou o mesmerismo e os métodos clarividentes e passou a adotar a técnica de modificar a atitude mental do paciente por meio da explicação consciente. Quimby veio a compreender que a doença estava na mente e não no corpo. Como as pessoas comuns desconheciam esse princípio, a missão de Quimby seria explicar que elas podiam curar a si mesmas modificando os seus sistemas de crenças negativos. Nesse ponto, ele reduziu a doença à esfera das convicções: como as convicções podem ser modificadas, a doença pode ser curada por métodos mentais. Quimby logo chegou à sua principal hipótese: "*Como a doença é, na sua origem, uma crença errada, se mudarmos essa crença, curaremos a doença*". Esse é o poder do pensamento sobre o corpo. Modificar o pensamento negativo produzirá um efeito positivo nos sistemas neurológico, visceral e celular do corpo. Atualmente, isso está sendo confirmado por pesquisas nas áreas da neurociência e da epigenética.

Quimby, convencido do valor da cura mental, desenvolveu uma técnica que poderia ser chamada de *tratamento explanatório sugestivo*. O tratamento de Quimby era explanatório; ele costumava dizer: "A explicação é a cura". Esse método consistia em, primeiro, conferir autonomia ao paciente, caracterizando-o como criador do seu problema; segundo, explicar para o paciente como ele tinha ficado doente alimentando convicções erradas e como a modificação dessas convicções poderia conduzir ao restabelecimento da sua saúde; e terceiro, "inculcar", ou repetir, essas ideias até que se tornassem arraigadas. A principal tese de Quimby era "*A falsa crença é o erro*". Não obstante, Quimby não utilizava negações como fariam mais tarde os Cientistas Cristãos; essa é uma das diferenças mais importantes entre os dois sistemas.

O tratamento explanatório sugestivo de Quimby pode ser descrito como se segue: ele se sentava ao lado do paciente e ouvia atentamente tudo o que ele tinha a dizer. Isso, por si só, é um componente terapêutico conhecido hoje em dia como a "cura pela fala". Ele foi mais tarde cientificamente validado pelos psiquiatras Josef Breuer e Sigmund Freud, tendo este último o incorporado à sua teoria psicanalítica. (Esse assunto será discutido detalhadamente mais adiante no capítulo dedicado a Sigmund Freud e à psicanálise.) Mas ao contrário da terapia de Freud, na qual é o paciente que fala durante a maior parte da sessão, Quimby fazia algumas perguntas e intuitivamente determinava a natureza do problema. Em seguida, ele explicava que a doença era criação do paciente, um erro da mente. Ele deixava bem claro quais eram as causas mentais da doença e depois substituía o medo do paciente pela firme expectativa de que a doença seria curada. Quimby repetia as suas declarações até que o paciente compreendesse ou interiorizasse essas ideias.

Na psicologia moderna, esse procedimento pode ser considerado uma forma de *sugestão direta*. Devido aos seus convincentes argumentos, Quimby era capaz de realizar uma mudança significativa na atitude mental habitual do paciente; como resultado, na maioria dos casos, a recuperação era quase imediata. A sessão de cura era concluída com um breve período de prece silenciosa. Como esse método de cura era relativamente simples, e nenhuma receita ou intervenção física era usada, algumas pessoas tinham uma enorme dificuldade para acreditar nele. Consequentemente, Quimby às vezes esfregava ou massageava a cabeça do paciente com as mãos úmidas para levá-las a acreditar que "alguma coisa fora feita". Aqui reside a eficácia do efeito placebo. De acordo com os manuscritos de Quimby, ele nunca afirmou que esfregar a cabeça do paciente tivesse qualquer efeito terapêutico além de levá-los a acreditar que "alguma coisa estava sendo feita", ou seja, para fortalecer a confiança do paciente no tratamento. A convicção de Quimby era que a fé e a expectativa do paciente eram elementos essenciais para a recuperação da saúde.

A essa altura, ele se tornara conhecido como o "Doutor da Nova Inglaterra". (Embora não fosse formado em medicina, Quimby era chamado de "doutor" pelos seus pacientes e conhecidos por cortesia; além disso, o título "doutor" era usado mais livremente do que hoje em dia.) O "doutor" Quimby resumiu o seu método de tratamento em uma circular que distribuiu quando estabeleceu a sua prática de cura profissional no International Hotel em Portland, Maine, em 1859:

> A minha prática é diferente de qualquer prática médica. Não receito remédios e não faço aplicações externas. Digo ao paciente quais são os seus problemas, e o que ele pensa que é a sua doença, e a minha explicação é a cura. Quando consigo corrigir os seus erros, eu altero os fluidos do organismo e estabeleço a *verdade ou saúde*. A *verdade é a cura*. Esse modo de prática se aplica a todos os casos.[11] (O grifo é meu.)

Essa é a essência do tratamento mental. Quimby claramente afirmava que "o que o paciente pensa é a doença dele" e identificava aquele pensamento nocivo como o "erro dele". Quimby afirmou também que, quando conseguia corrigir o pensamento defeituoso do paciente, ele "estabelecia a verdade" para o paciente, e essa verdade era a cura. Qual era o erro? As crenças e ideias erradas na mente do paciente.

O seguinte relato feito por uma das pacientes de Quimby e pioneira do movimento do Novo Pensamento, Annetta G. Dresser, mostra o método de cura que Quimby estava usando quando iniciou a sua prática em Portland. Esse tratamento pode ser dividido em quatro estágios: (1) conferir autonomia, (2) persuasão pessoal, (3) inculcar e (4) tratamento espiritual silencioso (encerramento da cura). Annetta Dresser descreve o método de cura de Quimby da seguinte maneira:

> Ele parecia saber que eu o procurara sentindo que ele era o meu último recurso, e com muito pouca fé nele e no seu estilo de tratamento. Mas, em vez de me dizer que eu não estava doente, ele se sentou do meu lado e me explicou o que era a doença, como eu contraíra aquela doença, e a maneira como eu poderia sair dela por meio do entendimento correto [*conferir autonomia ao paciente*].
>
> Ele pareceu compreender claramente a situação desde o início, e explicou tão claramente a causa e o efeito que pude perceber um pouco do que queria dizer. O meu caso era muito grave, mas ele não me disse inicialmente que eu poderia ficar curada. No entanto, a sua primeira explicação causou um efeito tão forte que senti uma nova esperança dentro de mim, e comecei a melhorar a partir desse dia [*persuasão pessoal*].
>
> Ele continuou a explicar o meu caso dia a dia, me dando alguma ideia sobre a sua teoria e a relação dela com o que eu fora ensinada a acreditar [*inculcar*], e às vezes se sentava em silêncio comigo durante um breve período [*tratamento espiritual silencioso*].[12]

Os primeiros dois passos indicados acima são de extrema importância em qualquer tipo de tratamento, seja este mental ou convencional. Em primeiro lugar, há o reconhecimento do paciente como um ser humano, como uma entidade espiritual, independentemente do seu estado atual e dos seus antecedentes. No ponto de vista humanístico, um indivíduo faz parte da comunidade humana e merece cuidados e consideração. Segundo, uma personalidade carismática irradia uma energia positiva e produz mudanças na outra pessoa, como vimos no caso de Mesmer. O terceiro aspecto é o inculcar — gravar a ideia na mente do paciente. O quarto é o encerramento silencioso da sessão, que é um breve período de oração e tratamento silencioso. Como declarou Horatio Dresser, esse tratamento silencioso foi a principal descoberta de Quimby.

Quando Quimby inaugurou o seu consultório em Portland, ele se dedicou em tempo integral ao empreendimento de curar pessoas. Milhares de pacientes afluíam para o seu consultório, muitos dos quais haviam sido diagnosticados como tendo uma doença incurável pelos médicos da época. O período entre 1859 e 1865 foi o capítulo mais produtivo e importante da vida de Quimby. Ao longo desse período, ele realizou curas extraordinárias em muitas pessoas importantes na Nova Inglaterra. Entre as pessoas ilustres que foram ao seu consultório em busca de ajuda estavam as duas filhas do falecido juiz Ashur Ware;[13] o ministro metodista Warren Felt Evans; Julius Dresser; sua esposa, Annetta; e Mary Baker Eddy.

Muitos casos maravilhosos da cura de doenças incuráveis foram noticiados nos jornais locais, por redatores independentes.[14] Também foi durante esse período que Quimby desenvolveu uma teoria terapêutica mais avançada: a partir da cura explanatória sugestiva, ele desenvolveu a cura mental espiritual. Isso representou um avanço espetacular na evolução da sua teoria de cura.

A cura mental espiritual é um nível mais elevado de terapia; ela encara todo ser humano como um ser espiritual e não como um corpo físico. Além disso, a ênfase se desloca de um tratamento mental e sugestivo para a esfera espiritual. Por conseguinte, o tratamento se torna *metafísico* e não mental; a mudança de pensamento é secundária. Essa abordagem, portanto, não impõe novas ideias à pessoa doente; mais exatamente, ela reconhece o Eu divino dela, que nunca está doente. O Eu divino é visto meramente como um aspecto ludibriado e ofuscado pelas causas físicas da doença. Além disso, Quimby defendia a ideia de que todos os seres humanos compartilham um princípio norteador, que é a "sabedoria divina" interior. De uma maneira intuitiva e independente, Quimby descobriu o princípio de uma Mente Universal.

Quimby também incorporou princípios bíblicos à sua nova teoria e tentou dar uma explicação das suas curas com base nos ensinamentos de Jesus Cristo. Quimby era capaz de elaborar princípios metafísicos por meio do seu próprio entendimento intuitivo. Por exemplo, ele afirmava que todos os seres humanos estão conectados por intermédio de uma "mente oculta" que é acessível ao agente de cura espiritual. Para ele, todas as causas são na realidade espirituais, e toda causação no mundo físico é proveniente de uma fonte interna e não externa. Quimby reconhecia a supremacia do espírito sobre a matéria e acreditava que o mundo material descende de fontes espirituais.

Para Quimby, todo ser humano tem duas partes: o ser interior, que ele chamava de Princípio-Cristo ou homem "científico"; e a personalidade externa, que ele chamava de homem mortal. O ser espiritual (ou Princípio-Cristo) que habita o indivíduo está oculto pelo ser físico ou mortal. A ideia mais notável de Quimby era que o ser humano é essencialmente um "ser espiritual"; ele estabelecia uma distinção entre o ser mortal (físico) e o imortal (espiritual). Horatio Dresser explica também que Quimby direcionava o tratamento para o "homem verdadeiro, o espírito, que precisava ser convocado ao poder".[15] Ele intuitivamente anteviu a existência do que seria posteriormente chamado de mente subconsciente, independentemente das pesquisas da escola de hipnose Nancy e muito antes das obras de personalidades como Thomson Jay Hudson, William James e Sigmund Freud.

Quimby recorreu ao Novo Testamento para encontrar evidências para o seu método de cura, e chegou à conclusão de que este era semelhante ao de Jesus Cristo. Por estar convencido de que tinha redescoberto a técnica espiritual por meio da qual Jesus Cristo curava as pessoas, ele não quis assumir o mérito de ter descoberto essa forma de tratamento. Em vez disso, tentou seguir o exemplo de Jesus curando as pessoas a fim de mitigar o sofrimento delas. Era por esse motivo que Quimby chamava o seu método terapêutico de "Ciência de Cristo". (Repare na semelhança com a Ciência Cristã.) Consequentemente, Quimby abandonou a teoria da cura mental — a ideia de que o poder da mente de uma pessoa influencia a mente de outra — e substituiu-a pelo que ele chamou de *cura mental espiritual*. Esse é o seu grande legado. Trata-se de uma extraordinária contribuição para a cura sem remédios, uma nova maneira de aliviar o sofrimento humano. Nesse ponto, a sua doutrina fundamental vai além de considerar a doença o efeito de uma *crença errada*. O seu paradigma de cura agora se baseava em uma visão espiritual da humanidade.

Quimby também solicitava a participação do paciente no processo de cura. O paciente tinha que acreditar na eficácia do tratamento. Desse modo, ele permaneceu consciente de que as crenças são extremamente importantes, que a maioria das nossas convicções está equivocada e que Deus é uma sabedoria invisível que preenche todo o espaço e cujos atributos são a luz, a bondade e o amor. Deus é a única realidade, essência perene, existente em toda a matéria. Ele escreveu o seguinte: "O verdadeiro Deus é benevolente, e jamais poderia ter criado a doença. Esta é proveniente de crenças e temores, e a fé é o remédio".[16]

Essa declaração é extraordinária, porque está próxima do conceito metafísico da existência de uma Mente Universal ou consciência.

No final de 1865, Quimby, sobrecarregado pelo trabalho, decidiu se afastar da sua prática de cura e se mudou para Belfast, Maine. Um artigo publicado no *Portland Advertiser* oferece um relato interessante da sua aposentadoria. O redator reconheceu que Quimby era bastante respeitado pelas pessoas que o conheciam e que "a sua partida será encarada como uma perda pública". O artigo continua com o seguinte comentário:

> O fato de que ele manifestou um maravilhoso poder ao curar as pessoas doentes não pode ser negado por nenhuma pessoa bem informada e sem preconceitos. Na realidade, durante mais de vinte anos o doutor [Quimby] se dedicou a um único objetivo, a saber, *curar os doentes* e *descobrir por meio da sua prática a origem e a natureza da doença*. Por meio de um método inteiramente novo e, a princípio, incompreensível, ele vem desenvolvendo lentamente o que ele chama de a "*Ciência da Saúde*".[17] (Os grifos são meus.)

Vale a pena atentar para as últimas palavras da citação acima; vemos que o termo *Ciência da Saúde* foi atribuído à descoberta intelectual de Quimby e estava no domínio público antes da publicação de *Science and Health*, de Mary Baker Eddy. Esse foi o primeiro título do livro dela.

Julius A. Dresser, um dos pioneiros do Novo Pensamento, descreve Quimby como um "homem modesto e extraordinário (...) e a isso se unia uma natureza benevolente e altruísta, e amor à verdade".[18] Esse aspecto nobre e compassivo da personalidade de Quimby, mencionado muitas vezes pelas pessoas que o conheciam, é evidenciado no seu legado para as gerações futuras. Ele nunca pensou em proteger por direitos autorais as suas descobertas ou os seus ensinamentos; à semelhança de Jesus Cristo, Quimby altruisticamente os doou aos seus discípulos e ao mundo. Ele enunciou a sua herança intelectual com as seguintes palavras: "Esta é a minha teoria, colocar o homem em posse de uma ciência que destruirá a ideia de pessoas doentes, e ensinará ao homem uma profissão vital da sua identidade, com a vida livre do erro e da doença".[19]

Phineas Quimby faleceu no dia 16 de janeiro de 1866, aos 64 anos de idade, em Belfast, Maine. Consta que a sua morte resultou do excesso de trabalho e dedicação à sua profissão de cura. O seu epitáfio, extraído de João 15:13, o descreve corretamente como uma das grandes pessoas da sua época: "Ninguém tem maior amor do que aquele que dá a vida pelos seus amigos". A sua bondade e dedicação pelo bem-estar dos seus semelhantes eram notórios. Ele amava o próximo e era um genuíno buscador da verdade. Quimby não assumiu nenhum mérito como descobridor da cura mental ou espiritual; estava suficientemente satisfeito por acreditar ter redescoberto a maneira como Jesus curava as pessoas, e encarava a sua missão como ensinamento, compartilhando as suas descobertas com qualquer pessoa que estivesse interessada e preparada para elas. Atualmente, surgiram várias disciplinas científicas modernas que estão confirmando as proposições fundamentais do agente de cura da Nova Inglaterra: a neurociência, a nova biologia (epigenética), a física quântica, a psicologia profunda e a psiconeuroimunologia (PNI). Discutirei essas disciplinas em capítulos posteriores.

Outra figura importante, contemporânea de Quimby e Mary Baker Eddy, foi Andrew Jackson Davis, considerado o principal precursor do espiritualismo americano. Ele nasceu no dia 11 de agosto de 1826, em Blooming Grove, Nova York, no Hudson Valley. Davis foi influenciado pelo místico do século XVIII Emanuel Swedenborg e por Ann Lee, a fundadora da seita religiosa radical chamada Shakers, que se estabeleceu principalmente no norte do estado de Nova York. Na realidade, o norte do estado de Nova York nesse período, inclusive o Hudson Valley e as regiões central e ocidental, era conhecido como "burned-over district"* por causa das numerosas revivificações evangélicas e revelações espirituais que tiveram lugar ali, entre elas a de Joseph Smith, fundador do mormonismo; Jemima Wilkinson, que falava de uma ressurreição espiritual; e outros.

Havia alguns paralelos entre Quimby e Davis: ambos nasceram em famílias pobres e tinham muito pouca escolaridade. Enquanto Quimby foi relojoeiro quando jovem, Davis foi sapateiro. Ambos passaram a se interessar pelo mesmerismo depois de comparecer a palestras públicas.

As habilidades psíquicas de Davis se manifestaram quando um alfaiate do local chamado William Livingston estava fazendo experiências com o mesmerismo. Ele colocou Davis em transe, e em decorrência disso Davis descobriu que era clarividente e podia compreender verdades de um plano mais elevado

---

* Tradução literal: "distrito destruído pelo fogo". A expressão foi criada por Charles Grandison Finney, o qual, no seu livro de 1876 *Autobiography of Charles G. Finney*, se referiu a um "distrito destruído pelo fogo" para denotar uma área nas regiões central e ocidental do Estado de Nova York durante o Segundo Grande Despertar. Ele sentia que a área fora tão intensamente evangelizada que não tinha mais "combustível" (população não convertida) para queimar (converter). (N. dos T.)

de consciência. Assim como Lucius Burkmar e o "profeta adormecido", Edgar Cayce, cinquenta anos depois, Davis diagnosticava doenças e receitava remédios populares em estado de transe. Diziam também que ele era capaz de entrar em níveis mais elevados de consciência e obter um conhecimento espiritual e perceber as leis do universo. Davis dizia que, depois da morte, todos os espíritos humanos continuam a progredir nas esferas espirituais por toda a eternidade. Ele aparentemente também era capaz de ver e observar o processo da morte e a maneira pela qual o espírito deixa o corpo e forma um novo ser espiritual. Ele até mesmo descreveu em detalhes a vida futura, um estado no qual ele supostamente era capaz de entrar de acordo com a sua vontade.[20]

Quando em transe, Davis ditava muito livros, com o mais importante tendo sido *The Divine Revelation* (1847) e *The Great Harmonia* (1850). No todo, ele escreveu cerca de trinta livros, que foram publicados enquanto ele estava vivo. Os seus textos incluíam temas como os sete planos de existência, a saúde mental e física, astronomia, física, química, filosofia, educação e muitos outros. Certo artigo diz o seguinte: "Nos seus textos sobre o corpo e a saúde humanos, Davis descrevia como o corpo humano era transparente para ele no estado de transe. Cada órgão do corpo sobressaía claramente com uma luminosidade especial própria, a qual diminuía enormemente nos casos de doença".[21]

O talento mais extraordinário de Davis era que, ao contrário de outros clarividentes, ele era específico nas suas previsões, e a sua exatidão era muito maior do que a de qualquer outro vidente ou paranormal da época. A precisão das suas previsões está refletida no seu livro *The Great Harmonia*, no qual Davis fala a respeito da evolução humana, conceito que ele anteviu nove anos antes de Charles Darwin publicar o livro *A Origem das Espécies*. Consta também que Davis previu a existência dos planetas Netuno e Plutão antes de eles serem efetivamente descobertos.[22] A exatidão das suas previsões era bem maior do que a de outros videntes e profetas, entre eles Nostradamus e Edgar Cayce. As previsões de Nostradamus, por exemplo, são excessivamente vagas e abertas, carecendo de um período de tempo definido ou de qualquer especificidade geográfica concreta.

Embora não haja nenhuma evidência de que eles jamais tenham se conhecido ou ouvido falar um no outro, existem algumas semelhanças entre os ensinamentos de Quimby e Davis. Davis acreditava que existisse apenas "um Princípio, um atributo combinado de Bondade e Verdade". Ele também afirmava que "a Mente Positiva é a Inteligência Divina" e a "doença é uma dissonância".

Além disso, "a doença é um efeito, não uma causa". Para que uma pessoa recupere a saúde, Davis recomenda a "reconciliação com a Natureza, e não os remédios". Na verdade, disse ele, muitas pessoas ficaram curadas de muitas doenças retirando-se da sociedade e indo para o templo sagrado da natureza, para praticar a contemplação ou a meditação, ou apenas para ficar em paz com a natureza e consigo mesmas.

Andrew Jackson Davis faleceu em 1910. Esse mesmo ano presenciou a morte tanto de William James, o pai da psicologia americana, quanto da fundadora da Ciência Cristã, Mary Baker Eddy.

Existe uma característica comum a Lucius Burkmar, Andrew Jackson Davis e Edgar Cayce. Todos entravam em estados mentais alterados para diagnosticar e receitar medicamentos populares; os seus diagnósticos e recomendações, na opinião deste autor, funcionavam como eficazes *sugestões* terapêuticas. As suas intervenções eram eficazes porque as pessoas da época acreditavam nas informações que estavam recebendo deles. A crença de que essas informações eram provenientes de uma esfera sobrenatural, fora da explicação racional ou científica, aumentava o poder de cura das suas sugestões.

CAPÍTULO 4

Warren Felt Evans e Julius e Annetta Dresser

Pioneiros do Novo Pensamento

Embora Quimby tenha sido, sem dúvida, o pai do movimento do Novo Pensamento, ele nunca tentou fundar nenhuma escola filosófica ou igreja organizada. Ele estava ocupado demais curando pessoas e desenvolvendo as suas ideias inovadoras a respeito da vida e da saúde. A propagação das suas ideias filosóficas e método de cura, bem como o desenvolvimento do Novo Pensamento, ficaram inicialmente a cargo de três personalidades: Warren Felt Evans, Julius A. Dresser e a mulher de Dresser, Annetta, nascida Seabury. Todos eles, bem como Mary Baker Eddy, procuraram Quimby como último recurso, em busca de alívio para os seus problemas de saúde. Em 1862, Seabury, Dresser e Eddy visitaram Quimby, seguidos por Evans no ano seguinte. Desse modo, o período 1862-63 foi muito significativo para a evolução da cura mental nos Estados Unidos.

Depois que essas pessoas foram curadas por Quimby, elas se tornaram seus alunos e discípulos. Eddy, contudo, desviou-se radicalmente das ideias do seu mentor e desenvolveu o que pode ser chamado de um tipo niilista de cura — negando a realidade física e, consequentemente, a doença.

Julius Dresser nasceu em 1838 em Portland, Maine; inicialmente, ele pretendia se tornar um ministro da Igreja Batista Calvinista. No entanto, quando teve problemas de saúde e a medicina convencional da época não lhe deu muitas esperanças, ele ouviu falar em Quimby. Dresser, achando que não tinha muito tempo de vida, procurou Quimby como último recurso. Surpreendentemente, ele recuperou a saúde em pouco tempo. A partir de então, ele se tornou um fervoroso defensor desse tipo de cura e passou a dedicar o seu tempo à propagação da nova verdade.

Dresser era de opinião que qualquer tratamento espiritual ou mental dentro do Novo Pensamento requer que as ideias e pensamentos negativos sejam purgados da mente consciente e substituídos por ideias e pensamentos positivos, que ele chamava de "a verdade". Essas ideias são expressas no seguinte parágrafo:

> Existem muitas maneiras de aplicar um tratamento metafísico para a cura, mas existe apenas um propósito por trás de qualquer tratamento, que é modificar a consciência da pessoa que está recebendo o tratamento. Falando de modo geral, isso é feito ou pela "argumentação" ou pela "compreensão", mas o efeito é o mesmo (...) Mas independentemente do método de tratamento, o que acontece é que a nossa própria consciência é modificada; onde víamos um problema, agora vemos a "Verdade estabelecida".[1]

Annetta Seabury e Julius Dresser se conheceram no consultório de Quimby em Portland em 1862. Mais tarde, no seu livro *The Philosophy of P. P. Quimby*, Annetta escreveu que ouvira falar em Quimby e nas suas curas maravilhosas em 1860. Ela também mencionou que, embora o método não convencional de cura de conteúdo não fosse comumente aceito, os pacientes de Quimby se tornavam seus amigos e a sua fama como agente de cura estava rapidamente se espalhando pela região.[2] Eis o relato que ela fez da sua cura:

> A minha experiência com o doutor Quimby foi muito interessante, e acompanhada por resultados extremamente afortunados (...) Fui procurá-lo em maio de 1862, como paciente, depois de seis anos de grande sofrimento, e *como último recurso*, depois de todos os outros métodos de cura terem falhado completamente na tentativa de me trazer alívio. Eu mal tinha fé suficiente para estar disposta a procurá-lo, pois eu era uma daquelas pessoas

que tinham um preconceito contra ele. Além disso, eu tinha mais dúvidas e medo do que esperança de receber ajuda. Mas todo o medo desapareceu quando fui recebida por esse bom homem, com o seu olhar amável mas ao mesmo tempo penetrante.[3] (O grifo é meu.)

Dresser e Seabury se casaram em 1863. Eles se tornaram defensores ardorosos do sistema de Quimby e foram os primeiros a praticar a cura mental em conformidade com ele, praticando-a com sucesso em Boston. Eles também davam aulas sobre a cura mental usando o manuscrito de Quimby como texto. O nome que eles usavam para as aulas era "O Sistema Quimby de Tratamento Mental das Doenças". Os postulados básicos do casal Dresser eram que Deus é onipresente no universo e que os seres humanos possuem uma centelha divina interior. As pessoas não têm nenhum poder próprio, e o seu papel na vida é manifestar a Vontade de Deus por meio das qualidades do amor, da misericórdia e da justiça.[4]

Em 1887, Julius Dresser publicou um livro intitulado *The True History of Mental Science* como um protesto contra as afirmações de Mary Baker Eddy de que fora ela que descobrira a cura mental. Esse livro tenta restabelecer Quimby como o descobridor da cura espiritual e mental nos Estados Unidos. Em 1895, Annetta Dresser publicou *The Philosophy of P. P. Quimby*, que descreve as circunstâncias da vida e dos trabalhos de Quimby e delineia os métodos de cura dele. Nesse sentido, o casal Dresser fez uma importante contribuição para a disseminação da filosofia do Novo Pensamento. Ambos os livros são depoimentos em primeira mão do tratamento mental de Quimby e apresentam um relato preciso do início da cura mental nos Estados Unidos.

O outro pioneiro da cura mental, Warren Felt Evans, nasceu em Vermont no dia 23 de dezembro de 1817. Ele inicialmente se tornou ministro metodista e ocupou diferentes cargos nessa denominação. Antes do seu encontro com Quimby, ele se familiarizou com os textos de Emanuel Swedenborg (1688-1772), místico e filósofo sueco que influenciou enormemente pensadores do Novo Pensamento, entre eles Ralph Waldo Emerson. Evans deixou o ministério metodista e ingressou na Igreja da Nova Jerusalém, uma denominação que seguia os ensinamentos de Swedenborg. Nesse período, ele contraiu uma grave doença nos nervos, complicada por um distúrbio estomacal crônico. A medicina convencional foi incapaz de ajudá-lo. Ele ouviu falar em Quimby, que estava se tornando cada vez mais conhecido na Nova Inglaterra.

Evans procurou Quimby no seu consultório em Portland; ele não apenas ficou curado dos seus problemas como também ficou profundamente impressionado pelos ensinamentos de Quimby, que eram próximos das ideias metafísicas de Swedenborg. Como resultado, ele ficou muito interessado em aprender o novo método. Por estar familiarizado com os textos de Swedenborg, com a filosofia idealista alemã e com os textos do bispo George Berkeley, Evans conseguiu rapidamente compreender os princípios espirituais de Quimby. Depois de algumas consultas, ele informou a Quimby que desejava usar o seu sistema de cura. O mestre, em uma atitude de benevolência e altruísmo, não apenas concordou como incentivou-o a fazer isso.

Em 1867, Evans começou a praticar a cura mental em Boston e depois em Salisbury, Massachusetts; ele também ensinou os princípios da cura mental durante vários anos.[5] Consta que ele não cobrava pelos seus serviços e aulas, embora aceitasse doações voluntárias. Nesse sentido, Evans reproduziu a benevolência de Quimby: ele não se negava a oferecer serviços de cura quando o paciente não tinha dinheiro. À semelhança do casal Dresser, Evans estava entre os primeiros divulgadores do método de cura de Quimby. William J. Leonard, autor de *The Pioneer Apostle of Mental Science*, faz o seguinte comentário a respeito de Evans:

> Na sua avaliação, o doutor Quimby era a maior autoridade na ciência da cura, e um homem possuidor de um caráter nobre e dos mais puros objetivos, virtudes que o doutor Evans considerava indispensavelmente necessários para que a pessoa alcançasse uma paz e harmonia perfeitas com a Vida Divina requerida para ensinar e curar com sucesso os doentes e sofredores. Não apenas o doutor Evans foi justo o bastante para homenagear o seu mestre na ciência, como também, com a humildade e modéstia de uma alma verdadeiramente nobre, ele não fez nenhuma tentativa de afirmar que as verdades que apresentava fossem completamente novas.[6]

Evans, um escritor prolífico, disseminou as ideias da cura mental em várias obras. *Mental Cure: Illustrating the Influence of the Mind on the Body* (1869) foi o primeiro livro sobre o assunto publicado nos Estados Unidos. Ele foi lançado seis anos antes de *Science and Health*, de Mary Baker Eddy, publicado em 1875. *Mental Cure* foi uma tentativa de estabelecer as bases filosóficas e teóricas da cura mental. Os textos de Evans também foram influenciados pelo idealismo alemão e pelas filosofias do bispo Berkeley e de Swedenborg. É provável que Mary Baker Eddy tenha lido esse livro e assimilado os seus conceitos metafísicos, pois a obra já era bastante conhecida nos Estados Unidos e no exterior quando o livro dela foi publicado. No entanto, essa afirmação nunca será confirmada ou negada, porque Eddy nunca mencionou ou reconheceu ninguém como fonte do seu conhecimento e informações. Evans escreveu dois outros livros, *Mental Medicine*, publicado em 1872, e *Soul and Body*, publicado em 1875. Ambos também foram lançados antes de *Science and Health*, de Eddy. Por conseguinte, Evans foi a primeira pessoa a apresentar uma sólida explicação metafísica para o que se tornou conhecido como Novo Pensamento.

Como indicam os autores Alan Anderson e Deborah Whitehouse, "As obras de Evans eram lidas em todos os Estados Unidos e no exterior. Charles Fillmore, cofundador da Unity Church, considerava os trabalhos de Evans como 'as mais completas de todas as compilações metafísicas'".[7] Os livros de Evans faziam parte da biblioteca do Higher Thought Centre, uma organização britânica baseada nos ensinamentos do Novo Pensamento Americano.[8]

Horatio Willis Dresser, filho de Julius and Annetta Dresser, nasceu no dia 15 de janeiro de 1866. Ele se tornou posteriormente um prolífico escritor sobre o Novo Pensamento. Assim como os seus pais, Horatio era um fiel intérprete e seguidor da filosofia de Quimby, e ele abraçou a missão deles de revelar a verdadeira origem e história da cura mental nos Estados Unidos. Tão logo a Library of Congress tornou os manuscritos de Quimby disponíveis para o público, Dresser compilou, editou e publicou a obra intitulada *The Quimby Manuscripts*.[9]

CAPÍTULO 5

Mary Baker Eddy
Fundadora da Ciência Cristã

Eu me permito tomar doses homeopáticas de Natrum muriaticum *(sal comum).*
— Mary Baker Eddy

Mary Baker Eddy foi a fundadora da igreja da Ciência Cristã. Ela nasceu como Mary Morse Baker em New Hampshire, o mesmo estado de Quimby. Foi criada em um rígido ambiente familiar com valores puritanos e a leitura diária da Bíblia. Por conseguinte, tinha uma forte formação religiosa cristã, e era considerada uma mulher autodidata. Ela se casou três vezes e teve três nomes de casada no decurso da sua vida: Mary Baker Patterson, Mary Baker Glover e Mary Baker Eddy.

Eddy foi uma pessoa doente na infância e em grande parte da sua vida adulta devido a uma doença crônica na coluna vertebral. Ela passou a maior parte da vida procurando uma cura, e tentou todos os métodos corretivos disponíveis na sua época sem obter nenhum sucesso. A medicina tradicional não a ajudou nem um pouco. No dia 14 de outubro de 1861, o segundo marido de Eddy, o dentista Daniel Patterson, escreveu para Quimby, pedindo a ele que fosse a Concord, New Hampshire, para ver a sua esposa, que estava praticamente paralítica e acamada. Patterson descreveu o estado de Eddy da seguinte maneira: "Minha mulher está incapacitada há vários anos devido à paralisia espinal. Ela mal consegue se sentar, e ficaremos muito felizes, se isso for possível, se o senhor puder usar os seus maravilhosos poderes no caso dela".[1]

Quimby não pôde ir a Concord. Na primavera de 1862, então, a própria senhora Patterson escreveu para Quimby de Rumney, New Hampshire, pedindo ajuda.[2] Quimby, ocupado com a sua prática de cura, talvez não tenha prestado muita atenção ao pedido dela. Como Quimby não foi visitá-la, ela foi procurá-lo. Reunindo todo o dinheiro que vinha economizando, e pedindo emprestado a parentes e amigos, ela empreendeu a jornada para ir ao encontro dele.

O autor Israel Regardie descreve com as seguintes palavras o estado físico de Mary Baker Eddy quando ela foi ver Quimby:

> Mas aqui estava a patética imagem de Mary, com 40 anos de idade, sofrendo irremediavelmente de neurastenia crônica, paupérrima, buscando uma vez mais a ajuda da sua família (...) A fim de obter algum alívio para o seu sofrimento físico e angústia mental, ela havia experimentado praticamente tudo. As drogas e remédios dos alopatas, as diluições místicas dos homeopatas, um sem-número de medicamentos fitoterápicos, o tratamento mesmeriano. Tudo em vão. Ela tinha esgotado quase todas as possibilidades que a sua época podia lhe oferecer como tratamento. Ela rezara, implorando aos céus por socorro, mas os portões celestiais estavam firmemente fechados, e ela permaneceu impotente, insegura e enferma.[3]

Em outubro de 1862, ela chegou ao International Hotel em Portland. Na ocasião, era incapaz de subir sozinha as escadas para o segundo andar e teve que ser ajudada por outras pessoas para chegar ao consultório de Quimby. Entre os presentes no saguão do hotel estava Annetta Dresser. Mais tarde esta recordaria o seguinte:

> Também foi nessa época, 1862, que a senhora Eddy, autora de *Science and Health*, estava associada ao doutor Quimby; e lembro-me do dia em que ela recebeu ajuda para subir a escada até o consultório dele por ocasião da sua primeira consulta. Ela foi curada por ele e depois ficou muito interessada na teoria dele. Mas ela incluiu a sua própria interpretação em grande parte

dos ensinamentos que recebeu, e desenvolveu um sistema de pensamento que difere radicalmente do dele.[4]

Regardie descreve as constrangedoras circunstâncias nas quais Eddy conheceu Quimby e a sua cura:

> Ela se sentou lá exausta e fraca. Dizem que ela estava miseravelmente vestida. As suas poucas reservas não tinham sido dedicadas à apresentação de uma respeitável aparência feminina e sim usadas apenas para chegar ao consultório dele. Parecia que ela era apenas um vestígio arruinado de uma mulher. Phineas P. Quimby deu a ela um tratamento mental e subsequentemente a sua saúde melhorou rápido; a mudança no seu estado físico foi quase instantânea. A dor e a fraqueza desapareceram, e uma sensação de conforto e bem-estar se instalou em lugar delas. Uma semana depois, ela foi capaz de subir sem ajuda os 182 degraus até a cúpula da Prefeitura de Portland, Maine. Ela ficou fortemente impressionada com o magnânimo Quimby.[5]

Animada com a sua cura, ela publicou várias cartas no *Portland Courier*, um jornal local. Nessas cartas, descreveu detalhadamente todas as suas tentativas anteriores de obter alívio para a sua doença, e reconheceu que Quimby a havia curado. Ela até mesmo comparou a cura de Quimby com a de Jesus. Além de falar a respeito das maravilhosas habilidades de cura de Quimby, ela publicou artigos e poemas nos jornais locais dando depoimentos de gratidão a ele.[6] Em uma carta publicada no *Portland Courier*, ela declarou o seguinte:

> Com essa depressão mental e física, visitei P. P. Quimby pela primeira vez, e menos de uma semana depois subi uma escada de 182 degraus até a cúpula da Prefeitura, e fui melhorando *ad infinitum* (...)
> Mas agora consigo enxergar, indistintamente a princípio, e apenas como árvores que andam, os grandes princípios que estão por trás da fé e dos trabalhos do doutor Quimby; *exatamente na razão direta da minha percepção correta está a minha recuperação. A verdade que ele contrapõe ao erro de conferir inteligência à matéria e de colocar dor onde esta nunca colocou a si mesma, se recebida com entendimento, modifica a corrente do sistema para a sua ação normal; e o mecanismo do corpo prossegue imperturbado.*[7] (O grifo é meu.)

As frases em itálico indicam a rapidez com que Eddy havia absorvido os ensinamentos de Quimby. A essência do ensinamento metafísico dele era *não atribuir nenhum poder à matéria e sim ao Espírito; a mente tem poder sobre a matéria*. Depois do primeiro encontro, Eddy ficou profundamente interessada na teoria da cura mental de Quimby e continuou a visitá-lo para aprender. Ela fazia perguntas e buscava esclarecimentos. Ansiosa por saber como o sistema completo dele funcionava, queria compreender como tinha ficado curada, sem remédios, depois de se submeter, sem sucesso, a tantos anos de tratamentos convencionais. Quimby lhe deu acesso aos seus manuscritos; ela os leu avidamente, fez anotações e copiou integralmente o texto intitulado "Perguntas e Respostas", no qual ele descrevia a sua teoria e método de cura. Ela também submeteu as suas anotações à Quimby para que ele as corrigisse a aprovasse.

Depois da morte de Quimby, Eddy passou a usar esse texto para dar aulas sobre a cura mental. Dizem que Quimby intuitivamente percebeu em Eddy uma capacidade fora do comum de compreender os conceitos metafísicos. Consta que ele teria dito o seguinte a respeito dela: "Ela é uma mulher extremamente inteligente". Quimby ficou impressionado com a capacidade de Eddy de rapidamente assimilar os seus ensinamentos e viu nela uma pessoa que poderia promover e propagar as suas teorias.[8] Em outra carta publicada no *Portland Courier*, ela escreveu:

> P. P. Quimby ergue-se sobre o plano da sabedoria com a sua verdade. Cristo curava os doentes, mas não com trapaças ou drogas. Como o primeiro fala, como nenhum homem falou antes e *cura como nunca um homem curou depois de Cristo, não está ele identificado com a verdade? E não é isso o Cristo que está nele?* Nós sabemos que na sabedoria está a vida, "e a luz era a luz do homem". P. P. Quimby afasta a pedra do sepulcro do erro, e a saúde é a ressurreição. Mas também sabemos que "a luz brilha na escuridão e a escuridão não a compreende".[9] (O grifo é meu.)

Como pode esse fenômeno ser explicado de uma maneira racional? Anteriormente, Eddy havia buscado, sem sucesso, todos os tipos de tratamento médico, ortodoxos e não ortodoxos, mas nenhum deles a tinha curado. Quimby foi capaz de curá-la, depois de ela ter passado quarenta anos com uma doença crônica, e levá-la a um estado no qual ela podia exercer suas atividades. A viagem para ver Quimby foi o seu último recurso e esperança; ela gastou todo o dinheiro que pedira emprestado; assim sendo, a viagem até Portland teria que ser bem-sucedida de qualquer modo. O fundamento lógico para a sua cura residia em parte na sua firme determinação de ficar curada e na compreensão de que quem realmente cura é o Eu Interior que habita todo ser humano.

Regardie explica a cura de Eddy da seguinte maneira: ela sofria de uma paralisia neurótica, e com Quimby ela vivenciou uma cura psicológica quando foi liberada da sua angústia emocional. "A doença era uma defesa, uma forma de autoproteção", de acordo com Regardie.[10] Sigmund Freud poderia ter diagnosticado Eddy como sofrendo de um grave caso de histeria, que teve origem na repressão sexual na infância causada pela sua rígida educação religiosa. (A histeria foi definida como um distúrbio mental caracterizado pela excitabilidade emocional ou um problema físico, como uma paralisia ou uma deficiência sensorial, sem uma causa orgânica.) Segundo a psicanálise, essas experiências traumáticas e os seus desejos irrealizados teriam causado um conflito interno no seu subconsciente, produzindo sintomas histéricos.

A cura sob os cuidados de Quimby pode ser explicada como uma combinação de sugestão, explicação espiritual da natureza de uma doença e influência pessoal. Quimby foi capaz de gerar em Eddy uma descarga emocional que estava retida durante muitos anos, produzindo uma catarse terapêutica. A crença de Quimby era que a doença é apenas um erro da mente, uma convicção errada, e a espécie humana não deveria atribuir nenhum poder à matéria ou à doença, e sim ao Espírito.

Regardie reconheceu a profunda influência de Quimby sobre Eddy quando escreveu: "Pela primeira vez, ele havia demonstrado para ela um método de cura que provava que a mente, de forma suprema, era capaz de afetar e controlar a função psicológica".[11] No entanto, Regardie afirmou que Quimby apenas apontou o caminho; o fundamento lógico filosófico teria que ser buscado em outro lugar. Essa avaliação é inexata porque Regardie estava bastante consciente do fato de que Evans já tinha publicado três livros sobre a cura mental parcialmente baseados nos ensinamentos de Quimby antes que a obra *Science and Health*, de Eddy, fosse publicada em 1875. Nesses livros, Evans buscou encontrar uma base teórica para a cura mental nas ideias de Swedenborg, no idealismo alemão, no transcendentalismo e no Vedanta, uma filosofia hindu que afirma que a realidade externa é *maya*, isto é, ilusão.

Depois de ser curada por Quimby, Eddy voltou para Concord.

Quimby faleceu no dia 16 de janeiro de 1866. Algumas semanas depois, no dia 1º de fevereiro, Eddy escorregou em uma rua coberta de gelo em Lynn, Massachusetts, e sofreu uma lesão na coluna. Ela se tornou novamente uma "inválida irremediável" como era antes de procurar Quimby. O homeopata com quem ela se consultou, doutor Alvin Cushing, diagnosticou as suas lesões como uma concussão e possível fratura da coluna. Ela também foi considerada semi-histérica, nervosa e apenas parcialmente consciente. Como Quimby acabara de morrer, ela escreveu uma carta desesperada para Julius Dresser, pedindo-lhe que assumisse a função de Quimby e fosse a Concord para curá-la. Dresser não se sentiu capaz de preencher a função de Quimby e não respondeu à carta.

Eddy se sentiu perdida e impotente sem o poder de cura amparador de Quimby. Ela estava tomada pelo desespero e horrorizada com a ideia de voltar ao estado doentio no qual se encontrava antes da cura de Quimby. O seu mentor tinha partido, e não havia mais ninguém capaz de lhe administrar um tratamento mental. Assim sendo, *como último recurso*, ela teve que depender da sua própria interpretação do método de Quimby. Como já vimos, essa utilização de um *último recurso* é um padrão comum encontrado nos pioneiros da cura mental que curaram a si mesmos sem remédios.

Foi observado muitas vezes na história humana que as pessoas se erguem das crises mais profundas na vida para encontrar soluções ou ideias criativas. Como não havia ninguém disponível para ministrar a cura mental a Eddy, ela constatou que a única solução seria aplicar as técnicas de Quimby em si mesma. Surpreendentemente, o autotratamento foi bem-sucedido. No dia 4 de fevereiro, ela já recuperara a saúde e era capaz de andar. Posteriormente, ela afirmou ter recebido uma "revelação espiritual" que curara a sua lesão.

Um incidente semelhante ocorreu com a líder religiosa Jemima Wilkinson (1752-1819) em diferentes circunstâncias. Wilkinson, natural de Rhode Island, é reconhecida como a primeira mulher americana carismática a fundar um grupo religioso, a Sociedade de Amigos Universais [Society of Universal Friends], que pregava uma total abstinência sexual. Aos 24 anos, Wilkinson contraiu uma doença grave, que a conduziu a uma experiência de quase morte. Ela acordou misteriosamente de um estado de coma completamente curada.[12] A experiência de Wilkinson parece ter sido um episódio de remissão espontânea, semelhante àquele vivenciado por Eddy. Wilkinson morreu quando Eddy tinha 9 anos. É provável que Eddy tivesse conhecimento do caso de Wilkinson. Eddy estava bem inteirada das tendências religiosas e das terapias alternativas da época, já que era uma pessoa religiosa que buscou muitas formas de alívio para a sua duradoura doença. Aliás, o psicólogo Isaac Woodbridge Riley escreveu que Eddy foi influenciada pela "mãe" Ann Lee e acusou-a de "plagiar o shakerismo, o mesmerismo e o quimbysmo".[13] Mãe Mary Lee (1736-1784) foi a fundadora e líder da organização religiosa conhecida como *Shakers*.

Os eventos narrados por Eddy a respeito da sua "cura milagrosa" e "revelação" foram os seguintes: consta que, enquanto estava doente na cama, ela pediu que lhe trouxessem a sua Bíblia e leu um relato de uma das curas de Jesus. (Anteriormente, ela havia escrito que as curas de Jesus Cristo eram semelhantes às de Quimby.) Ela provavelmente se lembrou da declaração de Quimby de que "a doença é um erro da mente", bem como as exortações dele de que não deveríamos "colocar inteligência na matéria", "acreditar na doença" ou "atribuir qualquer poder à matéria ou à doença, apenas ao Espírito".

Muito provavelmente, a compreensão e aplicação consciente dessas afirmações à sua situação pessoal foram a causa da sua epifania. Desse modo, por meio de um processo de persistente *autossugestão consciente* usando as declarações anteriores, reforçado por histórias bíblicas, ela foi capaz de recobrar a saúde. Em outras palavras, ela se ateve firmemente ao princípio metafísico de que não deveria atribuir poder a condições externas ou convicções errôneas como uma doença. Ela foi capaz de recobrar o seu bem-estar, e o resto é bastante conhecido. Mas ela não se deu conta de que, em vez de descobrir a "cura da Ciência Cristã", descobrira o poder da autossugestão, que era desconhecido naquela época.

É precisamente nos períodos mais tenebrosos, quando tudo parece sombrio e deprimente, quando achamos que não existe nenhuma saída, que uma luz de esperança geralmente se aproxima de nós, oriunda da outra extremidade do túnel. Esses incidentes funcionam como experiências de aprendizado e oferecem reveladoras soluções criativas.

O psiquiatra vienense Viktor E. Frankl, sobrevivente do Holocausto, considerou o período que passou em um campo de concentração nazista uma experiência de aprendizado. Ele tentou encontrar o significado da vida em condições adversas. Depois que foi solto, passou a maior parte da vida explicando como as pessoas, nos momentos mais difíceis da vida delas, eram capazes de enxergar a luz cintilante no fim do túnel que conduzia à sua liberação mental e espiritual. O seguinte exemplo, apresentado por Frankl, descreve um evento semelhante àqueles nos quais as pessoas recobraram a saúde depois de uma epifania espiritual.

No hospital psiquiátrico, eu estava preso como um animal na jaula, ninguém aparecia quando eu gritava implorando para ser levado ao banheiro, e finalmente tinha que sucumbir ao inevitável. Abençoadamente, eu recebia todos os dias um tratamento de choque, choque de insulina e drogas suficientes, de modo que perdi a maior parte das várias semanas (...)
No entanto, na escuridão, eu adquirira um sentimento da minha missão única no mundo. Eu soube então, como sei agora, que devo ter sido poupado por alguma razão — por menor que ela seja, é uma coisa que somente eu posso fazer, e é vitalmente importante que eu a faça. E porque no momento mais tenebroso da minha vida, quando eu jazia abandonado como um animal na jaula, quando, por causa do esquecimento induzido pela TEC [terapia eletrocompulsiva], *eu não era capaz de bradar por* Ele. Ele estava lá. Na escuridão solitária do "poço" onde os homens haviam me abandonado. *Ele estava lá*. Quando eu não sabia o Seu Nome, Ele estava lá; Deus estava lá.[14] (Os grifos são de Frankl.)

Resumindo, a "descoberta espiritual" que Eddy afirmou ter encontrado se baseou na técnica de Quimby sem que ela recorresse a uma segunda pessoa. Como não havia ninguém disponível para ministrar a ela uma cura mental, como último recurso, ela compreendeu que poderia aplicar em si mesma os princípios metafísicos ensinados por Quimby. Em outras palavras, ela utilizou a autossugestão consciente. Dessa maneira, ela precedeu Émile Coué no uso da autossugestão para a cura.

A propósito, no prefácio da primeira edição de *Science and Health*, ela escreveu o seguinte: "Fizemos a nossa primeira descoberta de que a ciência mentalmente aplicada curaria os doentes, em 1864, e a partir de então *nós a testamos em nós mesmos* e em centenas de outras pessoas, e nunca constatamos que ela deixasse de comprovar a declaração que aqui fizemos a respeito dela" (o grifo é meu).[15] Há uma discrepância com relação ao ano da suposta "revelação divina" de Eddy e a cura mental. De acordo com essa citação, ela teve lugar em 1864; posteriormente, ela afirmou que a sua descoberta ocorreu no dia 4 de fevereiro de 1866, três dias depois de ela ter caído na rua coberta de gelo e depois da sua autocura. Se tomarmos o ano de 1864 (fornecido no prefácio da primeira edição de *Science and Health*), isso simplesmente indicaria que a sua "descoberta" inicial teve lugar dois anos antes da sua famosa queda e recuperação, quando ela ainda estava sob os cuidados de Quimby. Ela na verdade escreveu um poema em homenagem a Quimby depois que ele morreu, que foi anexado à carta que ela enviou para Julius Dresser quando solicitou a ele um tratamento mental. O poema foi publicado no jornal de Lynn, Massachusetts, em 22 de janeiro de 1866, com o seguinte título: "Lines on the Death of dr. P. P. Quimby, who Healed with the Truth That Christ Taught, in Contradiction to All Isms".[16]

Além disso, no prefácio da mais recente edição oficial de *Science and Health*, ela afirma que a "grande descoberta" do seu sistema se deu em 1866 e não em 1864, como assinalara na primeira edição. Essa contradição é reiterada na sua última obra, *Retrospection and Introspection*, no subcapítulo "The Great Discovery", no qual ela afirma que, em 1866, ela se convenceu de que "toda causação era a mente, e todo efeito um fenômeno mental". Na seguinte citação, ela finalmente menciona Quimby, mas apenas como um "médico magnético".

> Foi em Massachusetts, em fevereiro de 1866, e depois da morte do magnético médico, senhor P. P. Quimby, que os espiritualistas associariam a isto, mas que não estava de modo nenhum associado a este evento, que descobri a Ciência Divina da cura metafísica que posteriormente chamei de Ciência Cristã. Durante os vinte anos que antecederam a minha descoberta, eu estivera tentando associar todos os efeitos físicos a uma causa mental; e na última parte do ano de 1866, obtive a certeza física de que toda causação era a Mente, e todo efeito um fenômeno mental.[17]

Na declaração acima, ela própria reconhece que "toda causação é a Mente"; desse modo, podemos inferir que a sua cura não foi resultado da revelação divina e sim da intervenção mental. Além disso, as suas biógrafas Willa Cather e Georgine Milmine também encontram algumas discrepâncias relacionadas com a sua "imediata recuperação", porque o médico com quem ela costumava se consultar a visitou três vezes depois da sua "milagrosa recuperação"; por conseguinte, a recuperação não foi de modo nenhum imediata.

É importante assinalar que, embora a revelação e milagrosa recuperação da senhora Eddy tenha ocorrido no dia 3 de fevereiro, o doutor Cushing a visitou profissionalmente três vezes depois que a sua saúde fora restabelecida pelo poder divino. O doutor Cushing diz que a visitou no terceiro dia – quando, escreve a senhora Eddy, ela teve a sua milagrosa recuperação; e também dois dias depois. Em agosto, sete meses depois de ela ter descoberto a Ciência Cristã, ele foi chamado para tratá-la de uma tosse, e fez quatro visitas profissionais durante esse mês.[18]

Isso indica claramente que existem flagrantes contradições a respeito da data da sua "famosa descoberta". Se ela descobrira que toda causação era mental, por que ainda estava se consultando com um médico sete meses depois da sua "cura"? É extremamente importante determinar a data correta da sua suposta "descoberta", porque os seguidores de Eddy acreditam que essa "descoberta" tenha sido uma revelação divina, uma inspiração recebida diretamente de Deus. Em uma carta escrita em 1877, Eddy sugere que a sua missão completa a do Novo Testamento, e ela acreditava que a Ciência Cristã fora profetizada no livro do Apocalipse.[19]

Nos três anos que se seguiram à sua queda e subsequente cura, Eddy residiu em vários albergues, cuja maioria era administrada por espiritualistas (pessoas que tentavam se comunicar com o espírito dos mortos). Ela descreveu esse período como um distanciamento da sociedade. No entanto, tanto o autor Stefan Zweig quanto as biógrafas de Eddy, Cather e Milmine, chegaram a uma conclusão diferente. Eles argumentaram que, durante esse período, Eddy perambulou de casa em casa com uma cópia manuscrita do original de "Perguntas e Respostas" de Quimby, no qual ele descrevia a sua teoria e filosofia da cura mental. Durante esse período transitório, ela propôs a ideia de reescrever e expandir "Perguntas e Respostas". Ela pediu a hospitalidade dessas pessoas e obteve a solidariedade dos seus anfitriões falando a respeito de um novo sistema de cura sem remédios e lendo para eles trechos do manuscrito no qual estava trabalhando.

Stefan Zweig descreve vividamente esses anos trágicos de Mary Baker Eddy:

Durante vários anos, a partir de 1867, será lembrado, nas suas perambulações de uma casa para outra, que essa mulher empobrecida continuara a carregar um precioso manuscrito entre os seus escassos pertences. Na sua valise desgastada, ela não tinha nenhuma outra muda de roupa (...) A única coisa que, no seu ponto de vista, tinha um valor inestimável, era esse manuscrito manchado e amassado, engordurado devido à sua incessante leitura. No início, ele não passara de uma fiel transcrição das *Perguntas e Respostas* de Quimby, talvez levemente expandida aqui e ali, e proporcionou a Mary Baker Eddy uma Introdução. Aos poucos, contudo, a introdução foi ficando mais longa do que o texto, enquanto o texto propriamente dito, a cada vez que era recopiado, recebia um novo polimento – porque essa mulher possuída por uma ideia reescreveu, repetidamente, o seu estranho manual de cura mental. Ela nunca ficava completamente satisfeita com ele. Dez, vinte, trinta anos depois de a obra ter sido publicada pela primeira vez, ainda havia emendas a serem feitas, porque ela nunca conseguiu se libertar do seu livro, ou o livro dela própria.[20]

Quando estava sem dinheiro e sem trabalho, Eddy teve a ideia de dar aulas baseadas no ensinamento de Quimby para ganhar dinheiro. Ela treinou um jovem de 21 anos chamado Richard Kennedy nos princípios da cura mental, e formou uma sociedade com ele para que ele pudesse começar a dar aulas sobre a cura mental, sob a sua supervisão, em Lynn, Massachusetts.[21] Para esse empreendimento, ela já tinha o material que havia copiado do manuscrito de Quimby, "Perguntas e Respostas". Uma réplica da primeira página desse manuscrito pode ser encontrado no livro de Cather e Milmine.[22] As aulas de Kennedy foram bem-sucedidas, e a sala de conferências ficou lotada de pessoas humildes desejosas de aprender essa nova técnica de cura mental como uma maneira de ganhar um dinheiro extra. Eddy estava supervisionando nos bastidores.

De acordo com Cather e Milmine, Eddy continuou a escrever e reescrever o manuscrito com citações e interpretações da Bíblia. Ela reescreveu constantemente o mesmo manuscrito, fazendo correções e acréscimos, até produzir um manuscrito inteiramente novo. Mesmo depois da primeira publicação do livro em 1875, ela continuou a fazer revisões e alterações. Na realidade, a primeira edição, que se chamou *Science and Health*, é substancialmente diferente das edições posteriores; até mesmo o título do livro foi alterado posteriormente para *Science and Health with Key to the Scriptures*. O fato de que ela estava continuamente inserindo novas emendas prova que o livro não fora resultado da "inspiração divina", como ela afirmava, e sim o desenvolvimento e amadurecimento das suas ideias metafísicas ao longo de muitos anos.

Onde Mary Baker Eddy adquiriu as informações metafísicas adicionais além das ideias de Quimby? Existem fortes evidências de que ela extraiu algumas das suas ideias das filosofias hindu e neoplatônica filtradas através de Thoreau e

Emerson.²³ Israel Regardie acredita que, durante os seus anos nômades, Eddy veio a morar na casa de um Hiram Craft, onde ela aparentemente teve acesso a um manuscrito do filósofo e metafísico germano-americano Francis Lieber intitulado *The Metaphysical Religion of Hegel*, datado de abril de 1866. Regardie sustenta que "consta que a tese central, na qual a Ciência Cristã se baseia, é na verdade um dos conceitos hegelianos como interpretado e enunciado por Lieber". Ele cita Lieber mais detalhadamente: "Para Hegel e os seus verdadeiros discípulos, não existe nenhuma verdade, substância, vida ou inteligência na matéria; tudo é a mente infinita. Desse modo, a matéria não tem realidade; ela é apenas a manifestação do Espírito (...) Por conseguinte, a ciência é espiritual, porque Deus é Espírito".²⁴

Eddy parece ter reformulado essa afirmação e posteriormente incorporando-a a *Science and Health with Key to the Scriptures*. A suposta "declaração científica da existência" da Ciência Cristã é semelhante à de Lieber: "Não existe nenhuma vida, verdade, inteligência ou substância na matéria. Tudo é a Mente infinita e a sua manifestação infinita, porque Deus é Tudo em tudo. O Espírito é a Verdade imortal; a matéria é um erro mortal".²⁵ Essa declaração é o princípio mais importante da doutrina da Ciência Cristã. É a fórmula que deve ser memorizada pelos seus seguidores e repetida durante os serviços da Ciência Cristã e nas escolas dominicais.

Existem evidências adicionais de que as ideias metafísicas iniciais de Eddy se baseavam no manuscrito de Quimby. Em 1868-70, ela residiu em Stoughton, Massachusetts, e compilou um manuscrito conhecido como "Excertos dos Textos de P. P. Quimby", no qual baseou os seus ensinamentos. "Em 1872, enquanto lecionava em Lynn, Massachusetts, a senhora Eddy afirmou que esse manuscrito era seu, e nele e em outros textos ela gradualmente modificou a terminologia para que eles parecessem menos com os de Quimby."²⁶

Quimby deixou manuscritos detalhando as suas descobertas e ensinamentos; além disso, existem muitos relatos das suas curas nos jornais locais. As cartas de gratidão de Eddy publicadas no *Portland Courier* são uma prova concreta da sua dívida para com Quimby. Ele estivera praticando a cura mental vários anos antes de ela procurá-lo pela primeira vez, pedindo ajuda. Foi o tratamento dele que a curou depois que ela experimentara sem êxito, durante quarenta anos, a medicina convencional e outros métodos de tratamento. Mas, depois da morte de Quimby, ela afirmou ter descoberto a cura mental. Ela expressou uma profunda gratidão pelo seu professor enquanto ele estava vivo, mas, depois que ele morreu, ela o rejeitou e chegou ao extremo de retratá-lo como um impostor.

O manuscrito de Quimby foi examinado por editores do *The New York Times* em 1922, e eles chegaram à seguinte conclusão: "Foi uma gigantesca tarefa que o editor de *The Quimby Manuscripts* empreendeu para apresentar esse grande número de textos e reflexões livremente organizados não apenas como contendo os primórdios da cura espiritual, como também a origem da Ciência Cristã".[27]

No que diz respeito à polêmica questão do plágio, o filho de Quimby, George, escreveu uma carta que lançou alguma luz sobre ela.

> Tenho um pacote de cartas da senhora Eddy para o meu pai, que abrangem o período de 1862 a 1864 (...) Em todas as cartas, ela reconhece plenamente que ele descobriu a cura mental e a reduziu a uma ciência (...) Isso a senhora Eddy sabia, e isso ela aprendeu com ele, não como uma aluna que estivesse cursando um curso regular como ela ensinava na sua escola, mas sentada na sala dele, conversando com ele, lendo os manuscritos dele, copiando alguns deles, escrevendo ela mesma alguns e lendo-os para ele para que ele os analisasse criticamente. Nesse sentido, ela e muitos dos seus pacientes foram seus pupilos, da mesma maneira que os discípulos foram pupilos de Jesus.[28]

Nos seus últimos anos de vida, Eddy escreveu memórias dos primeiros anos da Ciência Cristã. O artigo se chama "Plagiarism" [Plágio], e provavelmente se destinava a responder às acusações de plágio feitas contra ela. Esse texto foi produzido com termos genéricos, e parece que ela, indiretamente, racionalizou a sua dívida para com Quimby sem, no entanto, mencioná-lo em nenhum momento; caso contrário, ela não teria nenhuma razão para escrevê-lo:

> Se um aluno da Faculdade de Harvard tiver estudado um livro escrito pelo seu professor, ele tem o direito, ao deixar a universidade, de redigir como se fosse sua a substância do livro? Não existe nenhuma autorização no direito comum e nenhuma permissão no evangelho para plágio das ideias de um autor e das suas palavras. A Ciência Cristã não é protegida por direitos autorais; e tampouco a proteção por direitos autorais seria um requisito.[29]

A ironia é que ela obteve reserva de direitos autorais para tudo, até para o termo "Ciência Cristã", que fora inventado por Quimby muito tempo antes dela. As biógrafas de Eddy, Cather e Milmine, depois de uma meticulosa busca, concordaram com os adeptos de Quimby que afirmavam que "a senhora Eddy obteve de Quimby, não apenas as suas ideias, mas o próprio nome da sua nova religião. A própria senhora Eddy diz que em 1866 ela chamou a sua descoberta de Ciência Cristã. No entanto, Quimby chamou a sua teoria de Ciência Cristã pelo menos já em 1863. Em um manuscrito nesse mesmo ano, intitulado 'Aristocracia e Democracia', ele usa essas mesmas palavras".[30]

As motivações de Quimby e Eddy com relação ao seu legado metafísico eram substancialmente opostas. Quimby nunca procurou acumular dinheiro por meio dos seus ensinamentos, porque ele achava que eles eram o conhecimento divino ensinado por Jesus. Foi ele que descobriu a cura mental nos Estados Unidos e usou o seu método para aliviar o sofrimento das pessoas, cobrando o que o paciente podia pagar. Às vezes, quando o paciente era pobre, ele não cobrava nada.[31]

Eddy empregou a mesma técnica para acumular uma fortuna. Ao contrário de Quimby, ela não estava diretamente envolvida com a cura das pessoas. Em vez disso, ela dava aulas para alunos, cobrando uma determinada quantia, e subsequentemente os ordenava como praticantes da Ciência Cristã. (Um praticante da Ciência Cristã é uma pessoa que recebeu treinamento no método de tratamento mental da igreja e é licenciado e autorizado a administrá-lo.) Esses praticantes eram autorizados a dar as mesmas aulas para outras pessoas e também podiam ministrar a cura mental como uma maneira de ganhar uma renda adicional. Em consequência disso, o número de adeptos da sua seita se multiplicou exponencialmente, não apenas no continente americano, mas também no exterior. Alguns anos depois de estar completamente sem dinheiro, Eddy tornou-se milionária. Como comenta Israel Regardie: "A senhora Eddy pode ter sido egoísta, fortemente impulsionada pela cobiça do poder e ávida por dinheiro".[32]

Outra importante distinção é que Quimby não ensinava o seu sistema de cura, por falta de tempo: ele estava ocupado curando pessoas e registrando as suas constatações. Ele nunca pensou em criar uma igreja ou uma religião organizada, e talvez não tenha se dado conta da magnitude e profundidade da sua descoberta. Eddy, contudo, teve a sorte de se associar a homens e mulheres inteligentes que, movidos por uma fé cega, contribuíram enormemente para o florescimento da "Ciência Cristã" tanto nos Estados Unidos quanto no exterior.

Stefan Zweig delineou de uma maneira brilhante as diferenças entre Quimby e Eddy. De acordo com Zweig, a teoria de Quimby era que todas as doenças são criadas pela imaginação do paciente, e a melhor maneira de tratá-las é modificar as convicções do paciente relacionadas com a sua doença. Ele declarou ainda que Quimby praticava um tratamento baseado "no poder compassivo e sugestivo da sua própria personalidade, ao passo que Mary B. Eddy era ao mesmo tempo mais audaciosa e bem mais absurda, começando com a negação da doença e uma insistência com relação à onipotência da fé sobre a dor".[33]

Quimby nunca negou a doença ou o fato de que as pessoas podem recobrar a saúde sob os cuidados de um médico. O seu método era curar por meio da sugestão, modificando os sentimentos e convicções do paciente. Em contrapartida, Eddy chegou ao extremo de negar a existência da doença. Ela também negava a existência do mal; para ela, o mal era simplesmente uma mentira, um erro.[34] Essas são as diferenças fundamentais entre o sistema de Quimby e a Ciência Cristã. A própria Eddy esclarece a distinção essencial entre o seu sistema de pensamento e o de Quimby da seguinte maneira: "Qual é o ponto principal da diferença no meu sistema metafísico? É o seguinte: que, *ao conhecer a irrealidade da doença, do pecado e da morte*, compreendemos a totalidade de Deus. Essa diferença separa inteiramente o meu sistema de todos os outros" (o grifo é meu).[35]

Essa citação levanta a seguinte questão: se "a doença, o pecado e a morte" não são reais, como Eddy explicaria os surtos de varíola, catapora, sarampo e outras doenças na América do Sul e na América do Norte que mataram milhões de índios quando os europeus colonizaram esse continente? Essas doenças infecciosas não poderiam ter sido mentalmente criadas pelos índios, porque estes não tinham a menor ideia de que elas existiam. A resposta simples é que os exploradores europeus trouxeram essas doenças com eles para o novo continente e as transmitiram para os índios, que naquela época não tinham as defesas imunológicas naturais contra essas doenças fatais comuns entre os europeus.

O principal postulado de Quimby era que Jesus Cristo foi o primeiro agente de cura mental-espiritual. Baseado nessa ideia, ele chamou o seu método de "Ciência de Cristo". Ele intitulou um dos seus manuscritos de *Science of Health*, como é evidenciado em um artigo publicado no *Portland Advertiser* em 1865.[36] Como Cather e Milmine indicam, Quimby rotulou a sua descoberta de "Ciência da Saúde e da Felicidade", e também de "Ciência de Cristo" ou "Ciência Cristã",[37] que parecia apropriado porque ele sinceramente achava que tinha redescoberto a maneira pela qual Jesus Cristo costumava curar as pessoas.

Já mencionamos que a cura de Jesus Cristo, como está registrada no Novo Testamento, era fundamentalmente uma cura pela fé.[38] Ele pedia aos seus discípulos e seguidores que tivessem fé como um requisito para a cura. Poderíamos até mesmo questionar se o método de Eddy deveria ser chamado de "Ciência Cristã", porque ela afirmava que o seu sistema de cura não era a cura pela fé como tal; mais exatamente, ele se baseava na negação da doença. Jesus Cristo, até onde sabemos, nunca negou a realidade. Ele não tentou convencer as pessoas de que as doenças delas não eram reais. Até mesmo Cristo, em algumas ocasiões, pode ter recorrido a placebos para curar as pessoas; esse foi o caso do cego que é narrado no Evangelho de João. Lemos nele que Jesus Cristo cuspiu no chão, fez um pouco de lodo com a saliva e colocou-o nos olhos de um cego; em seguida, pediu ao cego que lavasse os olhos em um tanque. Depois disso, o cego conseguiu enxergar (João 9:6-7). Podemos apenas nos perguntar se esse milagre resultou ou não de um efeito placebo; cabe ao leitor decidir.

Ao longo da sua carreira, Eddy exibiu uma atitude de desconfiança. Ela chegou ao extremo de processar e excomungar da sua organização qualquer pessoa que introduzisse quaisquer melhoras no sistema ou que tentasse mencionar autores, filosofias ou religiões a não ser a Bíblia e *Science and Health*. Os membros dessa organização só tinham permissão para ler as publicações e a literatura aprovadas por Eddy. Qualquer texto fora do âmbito dos seus ensinamentos era considerado herético e profano para a doutrina da Ciência Cristã. Como veremos, essa foi uma das razões pelas quais Emma Curtis Hopkins, líder proeminente do Novo Pensamento, foi expulsa da organização da Ciência Cristã. Com relação a isso, vale a pena citar Israel Regardie:

> O senhor A. J. Swarts, anteriormente discípulo da senhora Eddy, começou a publicar uma revista chamada *Mental Science Magazine*. O afastamento do senhor Swarts do santuário da senhora Eddy resultou das suas próprias investigações sobre as origens das revelações dela. Ele nada tinha contra ela, e tampouco tinha qualquer motivo para defender Quimby. Estava apenas interessado nos fatos. Swarts fez uma visita a Belfast, Maine. Depois de ter a oportunidade de ler trechos na imprensa popular relacionados com o trabalho de cura de Quimby, e de ouvir partes do manuscrito que foram lidas para ele pelos filhos de Quimby, ele tirou as suas próprias conclusões. Acusou a senhora Eddy de plágio e de desonestidade; ele reteve

a metafísica, tornando-se assim um dos pioneiros do movimento do Novo Pensamento.[39]

Já em 1893, mais de cinquenta anos antes da publicação do livro de Regardie, *The Romance of Metaphysics*, o pesquisador de fenômenos psíquicos e autor Thomson Jay Hudson havia denunciado as falsas afirmações da Ciência Cristã. Hudson considerava a Ciência Cristã uma pseudoterapia por causa da sua absurda concepção da realidade. Com uma lógica brilhante, Hudson revelou a irracionalidade dos princípios metafísicos da Ciência Cristã:

> Aquele sistema [Ciência Cristã] se baseia na suposição de que a matéria não tem uma existência real; por conseguinte, não temos um corpo, o que faz com que nenhuma doença do corpo seja possível. Não se sabe se a respeitosa senhora fundadora da escola algum dia parou para reduzir os seus princípios fundamentais à forma de um silogismo. Supõe-se que ela não tenha feito isso, caso contrário a intensa, monumental e agressiva absurdidade deles teria se tornado tão aparente para ela quanto o é para os outros. Vejamos como eles se parecem na forma de um silogismo: a matéria não tem nenhuma existência. O nosso corpo é composto de matéria. Por conseguinte, o nosso corpo não tem existência. Segue-se, é claro, que a doença não pode existir em um corpo não existente (...) É claro que nenhum argumento sério pode ser apresentado contra tal *absurdidade autoevidente*.[40] (o grifo é de Hudson.)

Como será discutido posteriormente, as curas da Ciência Cristã foram bem-sucedidas principalmente devido à remissão espontânea e à sugestão individual e coletiva. Os praticantes preparam a mente do paciente por meio de sugestões orais para que ele receba as necessárias impressões mentais. O paciente é aconselhado a manter uma atitude mental de negação da existência de qualquer doença; é dito a ele que aceite essa afirmação como uma condição para a recuperação. O paciente não tem permissão para expressar qualquer objeção ao método de tratamento; em vez disso, é pedido a ele que acredite cegamente no praticante. De certa forma, como em uma sessão hipnótica, é solicitado ao paciente que entre em um estado mental passivo e receptivo para escutar as instruções do praticante. Este último geralmente faz declarações a respeito da irrealidade da doença; estas são repetidas muitas vezes até que as sugestões calem na mente subconsciente do paciente. No final da sessão, alguns pacientes sugestionáveis sentem que encontram algum alívio, e outros se sentem completamente recuperados. Se a sessão de cura for bem-sucedida, o praticante é considerado responsável pela cura; se ele falhar, o paciente é responsabilizado por não ter se apegado com firmeza suficiente à ideia de negar a doença.

Existem outras contradições na ideologia de Mary Baker Eddy que exigiriam um livro inteiro para que fossem explicadas em detalhe. Por exemplo, o compêndio da Ciência Cristã, *Science and Health with Key to the Scriptures*, indica que, para que a cura ocorra, é necessária uma completa passividade da parte do paciente e do praticante. Eddy também escreveu que a cura aconteceria por si só, sem nenhuma intervenção humana, que Deus faria todo o trabalho. Por que então ela ordenou milhares de praticantes da Ciência Cristã a praticar a cura quando a recuperação poderia acontecer espontaneamente? Eis um trecho do seu livro que corrobora esta última afirmação: "Não existe nenhuma condição no corpo a ser reconstruída, corrigida ou curada. Não há nada a ser mudado. A única coisa necessária é vermos Deus. Permaneça em silêncio e veja a salvação do Senhor".[41] Nós nos perguntamos que explicação ela daria para os pais de crianças nascidas com deformidades orgânicas congênitas. Ela mesmo assim afirmaria que não há nada "a ser reconstruído, corrigido ou curado. Que não há nada a ser mudado"?

Até mesmo nos seus textos posteriores, Eddy insistiu na irrealidade da matéria.[42] Ela aderia à antiga concepção religiosa da dualidade da realidade. A ideia principal do seu sistema é o antagonismo entre o bem e o mal, o espírito e a matéria, o demônio e o Redentor, etc. Ela equiparava a matéria ao mal e o espírito ao bem. Escreveu o seguinte: "Se Deus é Espírito, e Deus é Tudo, certamente não pode haver uma Matéria; para o divino Tudo precisa ser espírito".[43] Mesmo seguindo a linha de raciocínio dela, pode ser inferido que tudo o que existe é espírito, então o espírito também se manifesta na matéria como energia condensada. A Bíblia registrou Deus dizendo no final da criação que tudo "era muito bom" (Gênesis 1:31). Deus não encontrou nada errado ou maligno na sua criação.

Indubitavelmente, qualquer sistema de pensamento promovido e praticado com seriedade sempre encontrará muitos seguidores, independentemente do quanto as suas afirmações possam ser ilógicas. Por exemplo, várias seitas religiosas que se originaram no norte do estado de Nova York no século XIX, entre elas os Shakers e os Mórmons. Todas têm ou tiveram seguidores que acreditam nos seus ensinamentos do modo como foram transmitidos pelos fundadores dessas organizações. No caso da Ciência Cristã, no final do século XIX, a afiliação estava crescendo de uma maneira constante e exponencial; as igrejas estavam se espalhando para países estrangeiros. Hudson, um observador contemporâneo desse fenômeno, relatou o seguinte:

> Existe, contudo, uma grande e crescente classe de pessoas, que chamam a si mesmos de cientistas cristãos, que desconsideram as absurdidades fundamentais da teoria da fundadora da seita, e se satisfazem com o conhecimento de que a prática produz bons resultados.[44]

A biógrafa de Eddy, Fleta Campbell Springer, documentou no livro *According to the Flesh: A Biography of Mary Baker Eddy* (1930) que Eddy era viciada em morfina. Essa alegação foi corroborada nas obras *The Healing Revelations of Mary Baker Eddy: Rise and Fall of Christian Science* (1993), de Martin Gardner, e *The Kingdom of the Cults* (2003), de Walter Martin. Springer e Gardner escreveram amplamente a respeito do vício em morfina de Eddy e da sua dependência permanente de pílulas e injeções de morfina; isso é constatado em um diário mantido por Calvin Frye, o secretário pessoal de Eddy. Além disso, Miranda Rice, amiga íntima e ex-aluna de Eddy, afirmou tê-la tratado muitas vezes com morfina. Rice declarou o seguinte: "Eu sei que a senhora Eddy era viciada em morfina na década de 1870. Ela me implorou que conseguisse um pouco da substância para ela. Enviou o marido, o senhor Eddy, para obter um pouco, e quando ele deixou de obtê-la, ela mesma a conseguiu. Trancou-se no seu quarto e durante dois dias manteve todas as pessoas afastadas. Ela era escrava da morfina".[45] Além disso, o filho adotivo de Eddy, Ebenezer Foster, declarou em uma entrevista publicada no *World* de Nova York, em 12 de março de 1907, que Calvin Frye pegou com ele um comprimido de morfina e "ele acompanhou Frye ao quarto da senhora Eddy, onde ela estava deitada gritando, histérica, e viu Frye "empurrar, à força, o comprimido na boca da senhora Eddy enquanto a segurava com firmeza entre os travesseiros".[46]

Consta que a Ciência Cristã usa um método coercivo de doutrinação nos seus membros e pacientes para que acreditem no seu sistema absurdo como um pré-requisito para a cura; isso pode ser considerado uma espécie de hipnose no estado de vigília. Além disso, a eficácia da Ciência Cristã nos seus primeiros anos se deveu, em grande parte, ao fato de gerar expectativas entre pessoas ingênuas e de produzir uma espécie de sugestão em massa. Ao longo dos anos, algumas igrejas, como a Plainfield Christian Science, Church Independent, de New Jersey, se separaram da igreja matriz, a First Church of Christ, Scientist, de Boston, devido às regras ditatoriais e dogmáticas impostas pelos líderes da igreja. Hoje em dia, a redução do número de igrejas e da afiliação nessa organização é evidente. De acordo com o médico Stephan Barrett:

> A afiliação na Igreja da Ciência Cristã [Christian Science Church] vem declinando regularmente. O número de praticantes e professores relacionados no *Christian Science Journal* caiu de cerca de 5 mil em 1971 para cerca de 1.800 em 1996; e o número de igrejas caiu de cerca de 1.800 em 1971 para cerca de 1.100 em 2003.[47]

A Ciência Cristã desenvolveu um método de cura à distância aplicado de forma telepática. O procedimento é mais ou menos o seguinte: o praticante ou agente de cura se senta sozinho e visualiza com clareza o paciente, o qual está distante, e depois sugere ideias a respeito da saúde para o subconsciente desse último. Na maioria dos casos, o praticante recorre a preces que invocam o bem-estar, além de ler trechos da Bíblia e de *Science and Health*. Os proponentes desse tratamento argumentam que sugestões telepáticas são feitas diretamente à mente subjetiva do paciente, passando ao largo da sua mente consciente. Não existe nenhuma evidência efetiva da eficácia desse tratamento. Entretanto, Thomson Jay Hudson era a favor dele. Ele declarou que havia aplicado o método do tratamento à distância com grande eficácia. Ele argumentou que a vantagem desse procedimento é que o paciente está na condição ideal para receber sugestões positivas e não é capaz de contradizê-las por meio de convicções antagônicas originárias da sua própria mente consciente. Acredito que as pessoas que estejam subconscientemente determinadas a ficar doentes não responderiam a esse tratamento, embora precisemos ter em mente que qualquer cura será eficaz desde que o paciente se mostre receptivo e esteja disposto a aceitá-la.

Uma séria desvantagem da Ciência Cristã é que a igreja proíbe que os seus pacientes recorram a cuidados médicos ou utilizem qualquer tipo de remédio. Essa é uma recomendação perigosa que pode colocar uma pessoa doente em uma séria desvantagem. Consta que, no passado, crianças morreram devido à proibição das imunizações regulares e do tratamento médico para as crianças. Como observou Hudson: "Eles insistem em que o médico da família seja dispensado e que todos os medicamentos da casa sejam destruídos".[48] Stephen Barrett relata o seguinte:

> Matthew, de 16 meses de idade, filho de Rita e Douglas Swan, morreu de meningite em 1977 quando estava aos cuidados de dois praticantes da Ciência Cristã (...) [Rita] fundou a CHILD, Inc., para trabalhar em prol de reformas legais que possam proteger as crianças do tratamento inapropriado dos agentes de cura pela fé. Ela e um colega coletaram e analisaram os casos de 172 crianças que morreram entre 1975 e 1995 quando os seus pais se negaram a procurar cuidados médicos devido à confiança em rituais religiosos. Eles chegaram à seguinte conclusão:
> - 140 das mortes foram causadas por problemas médicos para os quais a taxa de sobrevivência na presença de cuidados médicos teria sido superior a 90%. Entre eles estavam 22 casos de pneumonia em crianças com menos de 2 anos de idade, 15 casos de meningite e 12 casos de diabetes insulinodependente.
> - Outros 18 casos tinham taxas esperadas de sobrevivência superiores a 50%.[49]

Embora Eddy desse instruções aos membros da Ciência Cristã para que evitassem os médicos e a medicina, e ensinasse a irrealidade da dor, do sofrimento e da doença, ela própria era frequentemente atendida por médicos, particularmente nos seus últimos anos de vida. Esse comportamento estava em contradição direta com os princípios da sua religião. Na realidade, Eddy reconheceu o uso de drogas: "Experimentei tomar grandes doses de morfina, para ver se a Ciência Cristã seria incapaz de evitar os seus efeitos, e eu digo com uma gratidão lacrimosa que 'a droga não teve nenhum efeito em mim'".[50] Devemos entender que essa última frase significa que ela poderia ter precisado de doses mais elevadas para sentir os efeitos?

Seria insensato negar o poder das drogas medicamentosas e dos remédios de causar mudanças no corpo físico; eles são composições que têm a capacidade de alterar ou liberar propriedades químicas no corpo que podem aumentar a eficácia da cura mental. Os praticantes modernos do Novo Pensamento não desencorajam os seus pacientes de usar os medicamentos adequados. O problema surge quando ocorre uma excessiva dependência de substâncias químicas que podem prejudicar outras partes do corpo, causando mais danos do que benefícios. Por outro lado, as pessoas típicas estão profundamente convencidas do poder dos remédios e, em alguns casos, a sua recuperação pode ser devido a um efeito placebo. Não podemos negar os tremendos avanços científicos ocorridos na área médica relacionados com o diagnóstico e o tratamento de problemas graves de saúde ou de acidentes com graves danos físicos. Nos casos de doenças orgânicas e atrofias físicas, a cura mental deve ser considerada complementar ao tratamento médico.

A cura mental tem sido criticada porque os pacientes tendem a ter recaídas. Hudson indicou que em qualquer tipo de cura, tenha ela ocorrido por meio de um tratamento mental ou de drogas e medicamentos, o paciente em geral corre o risco de ter uma recaída. Em uma atmosfera social de dúvida e incredulidade, um paciente que tenha sido curado por meios mentais têm poucas chances de obter um sucesso permanente. Todas as dúvidas existentes na mente daqueles que o cercam seriam transmitidas telepaticamente para o subconsciente. Desse modo, o reforço e o apoio são extremamente importantes para que o processo de cura seja concluído com êxito.

Nesse aspecto, a Ciência Cristã criou uma rede de apoio e reforço eficiente. Em primeiro lugar, ela fornece ao paciente "afirmações de cura" extraídas da Bíblia ou de *Science and Health*. Essas afirmações devem ser repetidas como mantras o dia inteiro. Segundo, ela organizou um poderoso sistema de apoio por meio de uma rede de praticantes que estão disponíveis o tempo todo. No caso de os pacientes sentirem quaisquer sintomas de recaída, eles são instruídos a telefonar imediatamente para o praticante para receber uma "afirmação de cura" adequada ao problema de saúde deles. Terceiro, é pedido ao paciente que frequente serviços dominicais e reuniões de depoimentos às quartas-feiras em uma igreja da Ciência Cristã local. As reuniões das quartas-feiras são explicitamente dedicadas ao compartilhamento de "depoimentos de cura" de membros da igreja que foram curados por esse método. Esses encontros são poderosas sugestões que aumentam a confiança do paciente; eles constituem potentes sugestões verbais que intensificam o processo de cura; eles podem ser definidos como uma forma eficaz de hipnose no estado desperto. Se uma pessoa não participar ou não se identificar com o ambiente mental dessa "festividade de gratidão", ela provavelmente se sentirá inadequada. Em alguns casos, a pressão mental do ambiente do grupo acaba levando os recém-chegados a se levantar e apresentar falsos depoimentos a fim de fazer parte da comunidade.

Alguns acreditam que as afirmações extraídas do manual da Ciência Cristã ou da Bíblia funcionem como narcóticos mentais para ajudar o paciente a suportar a doença e as dificuldades da vida. Se os pacientes se virem em situações difíceis, eles devem entrar imediatamente em contato com o praticante por telefone. Esse último "corrige" o pensamento da pessoa com afirmações extraídas do manual ou da Bíblia, o que funciona como um novo "remédio mental". O paciente paga honorários ao praticante por essas consultas.

Nos seus primeiros anos, a Ciência Cristã cresceu rapidamente, graças ao ímpeto de uma imensa sugestão coletiva, o qual foi aproveitado pelos líderes do movimento. Eles organizaram os recém-chegados em turmas, deram palestras, designaram praticantes para pacientes e deram instruções sobre como estes poderiam tratar a si mesmos com afirmações e preces. Consciente ou inconscientemente, os praticantes estavam treinando os seus pacientes nos métodos da autossugestão sem ter um conceito claro dos princípios da cura mental. Não obstante, os praticantes os estavam usando de uma maneira eficaz.

Embora o método de cura proposto pela Ciência Cristã seja ilógico, milhares foram beneficiados por ele. Algumas dessas curas foram confirmadas pela medicina. No entanto, a cura foi realizada principalmente por uma sugestão coletiva e autossugestão (o efeito placebo). Em muitos casos, a cura foi resultado de uma remissão espontânea; não devemos nunca subestimar o tremendo poder de recuperação do corpo para recobrar a saúde. Na maioria dos casos, a cura resultou do que eu chamo de *benefício derivativo*, que é uma forma de cura indireta, resultante de uma autossugestão produzida pelo fato de a pessoa ter testemunhado a cura de outras. Depois da morte de Eddy em 1910, e do consequente declínio do fervor, a egrégora (energia psíquica coletiva) dessa instituição foi enfraquecida; desse modo, os relatos atuais de cura mental por praticantes da Ciência Cristã são poucos. (Discutirei a egrégora mais adiante em um capítulo intitulado "O Conceito da Egrégora".)

No final, temos que reconhecer Mary Baker Eddy como uma das primeiras líderes religiosas americanas com envergadura nacional e internacional. Em 1910, ela fundou o *Christian Science Monitor*, um jornal que é respeitado no mundo inteiro pela sua integridade editorial e notícias criteriosas. (Embora ele fosse inicialmente um jornal diário, dificuldades financeiras reduziram a sua frequência para semanal como publicação impressa.) Por fim, Eddy deve ser reconhecida pelas suas habilidades organizacionais ao criar uma igreja que se expandiu internacionalmente. Ela morreu de pneumonia no dia 3 de dezembro de 1910.

Eddy exibiu características semelhantes às de Freud, além do fato de que as teorias de ambos são imperfeitas. Ambos eram extremamente obstinados e tinham uma mentalidade fixa no que dizia respeito às suas "descobertas". Eddy encarava a doença como uma ilusão; Freud considerava a religião uma ilusão — uma "neurose obsessiva universal". Embora ambos fossem alvo de uma grave crítica e refutação da parte dos seus contemporâneos, eles se ativeram firmemente às suas teorias. Freud nunca retratou o seu ponto de vista da gênese sexual da neurose ou a sua tese de que a religião se originava da morte de um pai primordial e da sensação de culpa resultante. Eddy se agarrou firmemente à sua convicção de que a doença era irreal e que o mal era apenas uma mentira. Por fim, Eddy era viciada em morfina, e Freud era viciado em cocaína, embora essas drogas fossem legalmente usadas na época para fins medicinais.

Capítulo 6

Emma Curtis Hopkins

Mestre dos Mestres

Enquanto Quimby é o pai do Novo Pensamento, Emma Curtis Hopkins é geralmente considerada a mestre dos mestres do movimento. Ela nasceu em Killingly, Connecticut, em 1849 e faleceu em 1925. Tendo tido problemas de saúde na infância, ela se interessou pela Ciência Cristã, que estava florescendo na época. Em dezembro de 1883, depois de uma sessão de cura com Mary Baker Eddy, ela se matriculou em aulas da Ciência Cristã. Para poder pagar pelas aulas, ela trabalhou no *Christian Science Journal*, a publicação oficial da igreja da Ciência Cristã. Em setembro de 1884, tornou-se editora da publicação. No entanto, como já tinha um grande conhecimento de metafísica, ela nunca frequentou as aulas avançadas.

Em 1886, Hopkins foi ordenada praticante da Ciência Cristã e começou a ensinar e aplicar o tratamento mental em Chicago. Entretanto, em 1888, Eddy excomungou Hopkins porque esta estava mencionando outras fontes além do manual da Ciência Cristã nos seus ensinamentos. Eddy costumava excomungar os seus rivais, como ela dizia, "por serem charlatães que estavam disseminando pelo público livros improvisados, falsos compêndios do meu sistema atribuindo a algumas pessoas ignorantes ou infiéis um ensinamento que roubaram de mim. A criança de peito que ainda não desmamou choraminga enquanto cospe

83

o leite materno que a sustentava".[1] Ironicamente, essa avaliação também poderia ser aplicada a ela.

Altamente instruída em metafísica, Hopkins estava familiarizada com a filosofia do idealismo alemão, o transcendentalismo e o Vedanta hindu. Além de reconhecer os pioneiros do Novo Pensamento, ela estava tentando encontrar uma base teórica e metafísica para validar métodos da cura mental que não fossem aqueles encontrados no manual da Ciência Cristã. Nessa época, o Novo Pensamento, enquanto movimento, ainda estava engatinhando, e as ideias de Quimby eram um conteúdo rudimentar que precisava de uma base ideológica e filosófica para ser apresentado como um sistema coerente para o público instruído.

Depois da sua excomunhão em 1888, Hopkins fundou a sua própria escola, que se chamou Faculdade de Ciência Metafísica de Emma Curtis Hopkins [Emma Curtis Hopkins College of Metaphysical Science]. É preciso ter em mente que, naquela época, todos os ensinamentos que posteriormente vieram a ser parte do movimento do Novo Pensamento foram inicialmente chamados de "Ciência Cristã" porque Quimby usava os termos "Cristão" e "Ciência" nos seus tratamentos mentais e manuscritos. Depois que Mary Baker Eddy obteve a reserva dos direitos autorais do nome "Ciência Cristã", outros líderes do Novo Pensamento tiveram que encontrar novos nomes para as suas organizações.

Hopkins era uma professora carismática, além de excelente oradora e líder espiritual. Ela inspirou e motivou futuros fundadores de igrejas e organizações do Novo Pensamento. Entre eles, estavam Charles e Myrtle Fillmore, fundadores da Unity, atualmente a maior denominação do movimento do Novo Pensamento. Hopkins também serviu de inspiração para Malinda Cramer, cofundadora da Igreja da Ciência Divina [Divine Science Church], e para a doutora H. Emilie Cady, autora do influente livro *Lessons in Truth*. Ela também foi a mentora espiritual de Ernest Holmes, fundador do movimento da Ciência Religiosa. É inegável a sua influência no futuro do Novo Pensamento.

Charles Fillmore, que conheceu Hopkins pessoalmente, retratou-a como tendo uma poderosa personalidade cuja presença inspirava o bem-estar, assim como Mesmer e Quimby antes dela.

> Ela é indubitavelmente a professora mais bem-sucedida do mundo. Em muitos casos, aqueles que se matriculam nas suas aulas como inválidos comprovados terminam o curso completamente curados. A sua própria presença

cura, e aqueles que a escutam são preenchidos por uma nova vida. Nunca antes neste planeta palavras de uma Verdade tão ardente foram pronunciadas tão eloquentemente por uma mulher.²

Essencialmente, o ensinamento de Hopkins é semelhante à doutrina esotérica que declara a unicidade da humanidade. O seu postulado básico era que uma verdade subjacente permeia todas as principais religiões. Nas palavras dela:

Existe uma substância indestrutível que permeia todas as coisas, desde a estrela mais remota à mais próxima partícula de poeira (...) Ela só pode ser reconhecida pela mente (...) e somente o poder de entendimento da mente é capaz de torná-la útil. A pessoa que de alguma maneira (...) lida com essa substância e compreende a sua natureza logo dá consigo vivenciando uma renovação vital em todo o corpo e a mente.³ (O grifo é de Hopkins.)

A obra-prima de Hopkins é *High Mysticism*, uma série de doze lições sobre a sabedoria das eras. No livro *Scientific Christian Mental Practice*, ela anteviu o advento da mulher nos assuntos espirituais e públicos. Essa avaliação parece apropriada, tendo em vista a presença emergente da mulher na liderança filosófica e religiosa de meados do século XIX nos Estados Unidos. Entre essas personalidades estavam Jemima Wilkinson, a primeira mulher a fundar um movimento religioso; Margaret Fuller, a primeira autêntica feminista nos Estados Unidos e membro do movimento transcendentalista; e, é claro, Mary Baker Eddy. Elas seriam seguidas por Malinda Cramer e as irmãs Brooks, fundadoras da Igreja da Ciência Divina [Divine Science Church], que iremos examinar no próximo capítulo.

CAPÍTULO 7

Malinda Cramer e as Irmãs Brooks
Fundadoras da Igreja da Ciência Divina

Malinda E. Cramer (1844-1906) foi a cofundadora da Igreja da Ciência Divina; ela também é considerada uma figura importante do movimento do Novo Pensamento. Cramer, que nasceu em Greensboro, Indiana, e se mudou para São Francisco em 1870, se parecia com Mary Baker Eddy em três aspectos: (1) ambas eram inválidas de longa data, Cramer durante cerca de 25 anos,[1] Eddy durante mais ou menos quarenta anos; (2) ambas tiveram remissões espontâneas depois de uma grave crise de saúde; e (3) cada uma delas recorreu a métodos espirituais como o último recurso para a recuperação da saúde. Em ambos os casos, a cura teve lugar como resultado de preces fervorosas e da autossugestão em meio a uma situação desesperadora. Como já vimos, uma característica comum dos líderes do Novo Pensamento é que eles buscaram a cura mental e espiritual *como* a última alternativa, depois de terem exaurido todos os métodos convencionais de tratamento.

Esse também foi o caso de Cramer. Após se tratar durante muitos anos, sem sucesso, pela medicina convencional da época, ela tomou certo dia a audaciosa decisão de não buscar mais cuidados médicos. Nessa ocasião, 1885, o seu processo de recuperação foi independente do Novo Pensamento e da influência da Ciência Cristã. A sua decisão marcou o início de uma aventura espiritual que a levou a recobrar a saúde a partir de um estado "incurável". A própria Cramer explica o ponto crucial na sua vida em um artigo de 1894 intitulado "Experiência Espiritual". O seu relato mostra como uma forte resolução de recuperar a saúde pode desencadear a remissão espontânea. Ela também fornece o fundamento lógico por trás da sua cura.

Era cedo, certa manhã, no ano de 1885, durante um momento de fervorosa meditação e busca compenetrada, que fiz as seguintes perguntas, com fé, acreditando que elas seriam respondidas, e disposta a me conformar com a decisão, fosse ela qual fosse. "Existe uma maneira de eu me libertar deste estado? Existe algum poder no vasto universo capaz de me curar?" A resposta imediata e convincente não foi uma voz audível, e sim uma resposta intuitiva do espírito vivificante, que penetrou completamente o corpo e iluminou e vivificou cada átomo dele com uma nova vida. A partir das profundezas da percepção e entendimento Divinos fui levada a saber e compreender que, se eu ficasse boa, seria pelo poder do Espírito Infinito. Levantei-me da cadeira e, dando alguns passos eu disse: "Se, se, se eu ficar boa, então existe *uma* maneira de sair desses estados; preciso então *procurar* essa maneira (...)

A resposta para a minha fervorosa busca por saber se havia algum poder capaz de me curar foi uma percepção absorvente de uma presença até então não percebida. *Essa presença era mais do que pessoal; ela era uma onipresença, e era tão real e tão vivificante e iluminadora, que eu me tornei Ela. Compreendi que Ela era a minha Vida, o meu Ser, a minha saúde, conhecimento e poder. Ela era uma "chama ardente"*, visto que todas as coisas se tornam Ela, e eram essa Presença manifestada. Ao mesmo tempo que me encontrei em Deus, vivenciei a retração de todas as coisas; ou seja, que todas estão abarcadas por um Deus e Pai eterno, ou Uma Fonte e Causa Infinita, e enquanto eu observava a Criação do Infinito, contemplei o que, para mim, era "um novo céu e uma nova terra".[2] (Os grifos são meus.)

Portanto, a meditação e a prece, respaldadas por um firme desejo de recuperação, levaram-na a perceber a presença do Espírito Divino e compreender que, se ela um dia ficasse boa, seria pelo poder desse Espírito. Essa é uma experiência mística que Carl Jung chamava de encontro com o *numinoso* — a percepção da presença da divindade. Assim como muitos sábios espirituais, Cramer se conscientizou da onipresença do Espírito Divino. Essa presença "era real e permanente. Era tão vivificante e iluminadora que eu soube que eu era uma unidade com ela (...) Era uma "chama ardente" porque todas as coisas se tornavam ela, e eram essa Presença Una manifestada".³

Nos círculos metafísicos, o princípio da causação afirma que nada acontece por acaso; que tudo tem a sua causa e efeito. A ideia de que os eventos ocorrem no momento certo é semelhante ao ditado: "Quando o discípulo está pronto, o mestre aparece". Esse princípio se aplica a Malinda Cramer: ela estava intelectualmente preparada para compreender os princípios metafísicos bem como o fundamento lógico da sua cura por meio da experiência "numinosa".

Incidentalmente, é preciso mencionar que a meditação e a prece também poderiam ser consideradas uma forma de autossugestão eficaz. Na realidade, o ministro da Ciência Divina Joseph Murphy considera a prece científica um ato que transmite uma imagem específica à mente subconsciente.⁴

Depois de ficar curada, Cramer frequentou as aulas de metafísica de Emma Curtis Hopkins em São Francisco. Os ensinamentos de Hopkins forneceram o fundamento lógico e a sólida formação metafísica para a sua própria experiência espiritual e cura. Como resultado, Cramer começou a ensinar. Em 1888, ela e o marido, Charles, fundaram o Home College of Divine Science em São Francisco, para fornecer instruções sobre a Ciência Divina e a sua aplicação terapêutica, que eles descreviam como o "método de cura de Jesus Cristo".⁵

Uma revelação semelhante teve lugar em Pueblo, Colorado, com Nona Brooks (1861-1945). Brooks contraíra uma grave doença na garganta e fora a Chicago para uma consulta médica. O médico lhe disse que ela precisava de uma operação. Em vez de se submeter à cirurgia, Brooks foi convencida por uma amiga a frequentar as aulas de Hopkins sobre "Alto Misticismo". Depois de várias sessões com Hopkins, Nona se viu, de repente, curada e voltou para casa em Pueblo.

Depois disso, uma agente de cura mental chamada Kate Bingham começou a dar aulas informais sobre ensinamentos do Novo Pensamento. Entre as pessoas que frequentaram as aulas estavam as irmãs Brooks: Nona, Fannie Brooks James (1854-1914) e Althea Brooks Small (1848-1906). No terceiro dia em que estava comparecendo às palestras de Bingham, Nona Brooks, que tivera uma recaída do seu problema de garganta, ficou novamente curada.⁶ Essas experiências lhe conferiram fé no tratamento mental e espiritual. A sua fé se tornou sólida quando ela observou outras pessoas sendo curadas por esses métodos; como resultado, ela iniciou o seu ministério de cura, baseado nos princípios do Novo Pensamento.

Nona Brooks e as suas duas irmãs, que residiam em Denver, Colorado, se depararam com os ensinamentos de Cramer em São Francisco. Em consequência disso, elas começaram a se corresponder e, com o tempo, fundaram a mais antiga denominação do Novo Pensamento, a Igreja da Ciência Divina. A metafísica dessa escola enfatiza que Deus existe em todas as pessoas como uma centelha divina; por meio do entendimento e da concentração nessa presença divina, podemos ficar curados e ser transformados.[7]

Além de ser influenciada por Hopkins, Malinda Cramer estava bem familiarizada com os livros de Warren Felt Evans. As suas memórias indicam que ela também lera o *Bhagavad-Gita*, trabalhos sobre a Cabala, um sistema de misticismo judaico, e os textos do visionário alemão do século XVII Jacob Boehme. Os autores C. Alan Anderson e Deborah G. Whitehouse sintetizam com competência os ensinamentos da Ciência Divina da seguinte maneira:

> A ênfase principal da Ciência Divina é na onipresença de Deus, ou simplesmente Onipresença. Tudo se segue a partir disso. A Ciência Divina proclama o seguinte para aqueles que seguem uma crença mais cautelosa: "Temos a mesma ideia da substância; vocês a chamam de matéria; nós a chamamos de Espírito".[8]

Duas outras figuras significativas surgiram da organização da Ciência Divina: Emmet Fox (1886-1951) e Joseph Murphy (1898-1981). Ambos foram oradores influentes e prolíficos autores do Novo Pensamento. Fox, nascido na Irlanda, praticou a maior parte do seu ministério espiritual nos Estados Unidos. Ele era famoso pelos seus serviços na igreja da Ciência Divina realizados em Nova York. Murphy foi ministro-diretor da Igreja da Ciência Divina em Los Angeles durante 28 anos. Além disso, ao longo de muitos anos, ele foi orador motivacional e deu palestras sobre a prosperidade.

Capítulo 8

Charles e Myrtle Fillmore
Fundadores da Unity

Assim como muitas das figuras que examinamos até aqui, tanto Charles Fillmore quanto a sua esposa, Mary Caroline Page Fillmore, conhecida como "Myrtle", foram curados de doenças de que sofriam havia muito tempo por meio do ensinamento do Novo Pensamento, antes de se tornarem defensores ativos da filosofia. Charles nasceu em St. Cloud, Minnesota. Aos 10 anos de idade, ele sofreu um acidente enquanto patinava no gelo que deslocou o seu quadril e o deixou com uma perna deformada e mais curta. Myrtle contraiu tuberculose bem cedo na infância e, para se recuperar, ela passou os anos de 1877 e 1878 em Denison, no Texas, onde conheceu Charles. Eles se casaram em 1881 e se mudaram para Kansas City, Missouri. Em 1886, Charles foi atingido por uma crise financeira depois de ter tido uma firma imobiliária bem-sucedida. Ao mesmo tempo, Myrtle estava sofrendo de tuberculose.

Nessas circunstâncias, um amigo recomendou que eles fossem a uma palestra de um proponente do Novo Pensamento chamado Eugene B. Weeks. O impacto dos ensinamentos de Weeks sobre o casal Fillmore seria profundo. Eles passaram a seguir o novo modo de pensar e, como resultado, Myrtle recuperou progressivamente a saúde e a situação financeira de Charles melhorou significativamente. Anderson e Whitehouse descrevem como o casal Fillmore começou a se interessar pelo Novo Pensamento:

Uma mulher que está morrendo de tuberculose hereditária comparece a uma palestra em 1886, apoiando-se fortemente no braço do marido, o qual, por sua vez, mancava bastante por ter lesionado o quadril na infância em um acidente de patinação que o deixara com uma perna deformada e mais curta. A mulher deixa a palestra com uma nova e poderosa convicção: *Sou filha de Deus e não herdo nenhuma doença.*

Dois anos depois, sem nenhuma intervenção médica adicional, a mulher está completamente curada. A perna do marido, que não está mais deformada, cresceu quase oito centímetros, e a constante dor que ele sentia desapareceu. Marido e mulher iniciam um ministério que se expande mundialmente, curando e levando prosperidade para muitos milhares de pessoas.[1] (O grifo é meu.)

Enquanto os ensinamentos do Novo Pensamento estavam ajudando Myrtle a se recuperar da tuberculose, Charles usou o ensinamento de prosperidade do Novo Pensamento para sanar as suas dificuldades financeiras. Surpreendentemente, ele foi bem-sucedido nas suas especulações; a pequena quantia que investiu em ações da falida Missouri Pacific Railroad se multiplicou exponencialmente. Eles atribuíram esses eventos às preces de Myrtle e ao envolvimento deles com o Novo Pensamento. Esses eventos foram o ponto crucial da vida do casal Fillmore.

A cura de Charles e Myrtle Fillmore pareceu resultar de uma compreensão consciente da essência espiritual dos seres humanos, que nunca está doente. Essa compreensão envolve afastar o foco da mente de condições como a doença e a pobreza e direcioná-lo para ideias de sanidade física e prosperidade. No caso de Myrtle, antes de ela tomar conhecimento da ideologia do Novo Pensamento, a sua mente subconsciente estava presa à ideia de que ela herdara tuberculose. Por meio de um ato de autossugestão involuntária, ela própria promoveu a manifestação dessa doença. No entanto, usando a poderosa declaração neutralizante "*Sou filha de Deus e não herdo nenhuma doença*", ela aos poucos recobrou a saúde. Essa afirmação atuou como uma poderosa sugestão para a sua mente subconsciente. Do mesmo modo, Charles usou o mesmo princípio em seu próprio benefício, conduzindo o foco da sua mente para a prosperidade em vez de permanecer hipnotizado por uma convicção de falta de dinheiro e saúde debilitada. Em ambos os casos, o envolvimento deles em preces de grupo e com a filosofia do Novo Pensamento representaram um poderoso reforço para a sua cura física e recuperação financeira.

Em 1889, Charles abandonou o seu empreendimento comercial para se dedicar em tempo integral à organização de grupos de prece; esse movimento seria mais tarde chamado de "Silent Unity". Além disso, no mesmo ano, ele começou a publicar a revista intitulada *Modern Thought*. Os ensinamentos de Fillmore eram essencialmente cristãos, embora ele tivesse lido amplamente sobre a filosofia oriental, o pensamento esotérico e o ocultismo.[2] Talvez tenha sido por isso que ele aceitou os textos do esotérico e pioneiro do Novo Pensamento William Walker Atkinson (1862-1932) para que fossem publicados na *Modern Thought*.

É apropriado fazer aqui uma pequena digressão para mencionar a influência de Atkinson no movimento do Novo Pensamento, bem como nas organizações esotéricas americanas. Ele fundou o seu próprio periódico, chamado *New Thought*, e era um escritor prolífico, sendo autor de mais de cem livros sobre temas religiosos, espirituais e da área do ocultismo. Uma atenção especial deve ser concedida aos seus livros sobre a filosofia oriental, escritos sob o pseudônimo Yogi Ramacharaka. O livro *Fourteen Lessons in Yogi Philosophy and Oriental Occultism*,* publicado inicialmente em Chicago em 1904, é altamente recomendado. Esse foi o primeiro livro no qual ele tentou conciliar as suas convicções religiosas com a ciência e a filosofia contemporânea e despertar a sua busca metafísica por um entendimento espiritual do papel da humanidade no universo.

Em 1889, Charles e Myrtle Fillmore fundaram o movimento conhecido como Unity (informalmente, Igreja Unity [Unity Church]) em Kansas City, Missouri. Ao longo da vida, Charles escreveu amplamente sobre assuntos metafísicos e se tornou conhecido como um místico americano devido às suas contribuições para a interpretação da Escritura bíblica. Em 1891, a revista *Unity* foi criada como um órgão da igreja. Foi nessa revista que Harriet Emilie Cady (1848-1941) publicou os seus famosos artigos em série intitulados *Lessons in Truth*. Esses artigos foram compilados postumamente e impressos como um livro com o mesmo nome, e são considerados como tendo sido influentes no movimento Unity. Depois da morte de Myrtle e Charles Fillmore, a Unity continuou a crescer e se tornou uma organização internacional.[3]

---

* *Catorze Lições de Filosofia Yogue*, publicado pela Editora Pensamento, SP, 1953. [fora de catálogo] (N. dos T.)

Charles Fillmore se apoiava fortemente no poder da prece para a obtenção da saúde e da prosperidade. Os seus livros *Christian Healing, The Science of Being, Mysteries of Genesis* e *Mysteries of John* fornecem uma ideia precisa da qualidade e lucidez do seu pensamento. No início do segundo capítulo de *Christian Healing*, ele expõe o princípio básico da sua filosofia:

1. A base da nossa religião é o Espírito, e precisa haver uma ciência da Verdade. A ciência da Verdade é Deus cogitando a criação. Deus é a Mente original na qual existem todas as ideias reais. A única Mente original cria por meio do pensamento. Isso é afirmado no primeiro capítulo de João:
2. No princípio era o Verbo [Logos – palavra-pensamento], e o Verbo estava com Deus, e o Verbo era Deus. Ele estava no princípio com Deus. Todas as coisas foram feitas por ele; e sem ele nada do que foi feito se fez.
3. A Enciclopédia bíblica de Eadie diz o seguinte: "O Termo Logos significa pensamento expressado, seja como uma ideia na mente ou como uma palavra".
4. Um entendimento do Logos nos revela a lei segundo a qual todas as coisas são geradas – a lei da ação mental. A criação tem lugar por meio da operação do Logos. Deus está pensando a manifestação do universo neste momento. Nem mesmo Ele pode criar sem uma lei. A lei da criação divina é a ordem e a harmonia do pensamento perfeito.

Capítulo 9

Ernest Holmes

Fundador da Ciência Religiosa

Ernest Holmes, fundador da Igreja da Ciência Religiosa [Church of Religious Science], é um dos últimos teóricos importantes do movimento do Novo Pensamento. Nascido no Maine, o mais novo de nove filhos, aos 18 anos ele deixou a escola e iniciou a sua busca espiritual que durou a vida inteira. Ele foi para Boston, trabalhou em uma mercearia e empreendeu sozinho os seus estudos. Mais tarde, descobriu os textos de Emerson, que exerceram grande influência sobre ele.

O trabalho de Ernest Holmes representa o auge das ideias seminais dos autores anteriores do Novo Pensamento. Na sua obra-prima *Science of Mind*, ele resumiu o melhor dos conceitos metafísicos e religiosos do mundo inteiro e harmonizou-os com o Novo Pensamento. Nas palavras dele:

> A Ciência da Mente não é uma revelação especial de nenhuma pessoa; ela é, mais exatamente, a culminância de todas as revelações. Aceitamos o bem onde quer que o encontremos, tornando-o nosso na medida em que o compreendemos. A compreensão de que o Bem é Universal, e a quantidade do bem que qualquer pessoa é capaz de incorporar à sua vida é dela para utilizá-la, é o que constitui a Ciência da Mente e do Espírito.

Discutimos a natureza de A Coisa como sendo Energia, Mente, Inteligência e Espírito Universais — encontrando um centro de expressão consciente e individualizado através de nós — e que a inteligência do homem é a sua Mente Universal, funcionando no nível do conceito dela do homem. Essa é a essência de todo o ensinamento.[1]

Todo o livro *Science of Mind* é o desenvolvimento das ideias fundamentais expressas aqui. Repetidamente, Holmes enfatizava o princípio básico de que estamos cercados pela Mente Universal, que é Inteligência pura, que reage e responde aos nossos pensamentos. Aqui, nesta única frase, está a essência da concepção metafísica do mundo e da filosofia do Novo Pensamento: intencionalmente ou não, os nossos pensamentos criam as nossas circunstâncias externas. Esse princípio metafísico afirma que todo o universo e tudo o que ele contém é a manifestação de Uma Mente. Essa Mente Universal é conhecida por diferentes nomes, como energia da força vital, Consciência Universal, Espírito e prana. Jesus Cristo a chamava de "Nosso Pai". Existem apenas diferentes nomes para o que tem sido às vezes chamado de "Coisa Una".

Para Holmes, "A premissa na qual todo trabalho mental se baseia é Deus perfeito, homem perfeito, ser perfeito".[2] Um praticante mental precisa reconhecer primeiro que ele é um ser perfeito e depois encarar o paciente como uma entidade perfeita que vive em um universo perfeito governado por uma lei perfeita. Daí em diante, o praticante precisa começar a mudar os pensamentos e convicções negativos que estão ligando o homem doente ao seu sofrimento.

Holmes, que inventou a expressão *cura mental espiritual*, também foi profundamente influenciado pelo metafísico inglês Thomas Troward (que examinaremos no capítulo 13), e frequentemente reconhecia a sua dívida para com Troward. O doutor Donald Curtis, amigo íntimo e associado de Holmes, se lembrou de Holmes ter dito: "Sessenta por cento de *Science of Mind* é Troward".[3]

Outra influência, como mencionamos, foi Emerson, que propôs o conceito da autossuficiência, que foi importante para os intelectuais americanos emergentes que precisavam romper a sua dependência cultural e ideológica da influência europeia. Os ensinamentos de Emerson influenciaram diretamente o desenvolvimento do movimento do Novo Pensamento no início do século XX. Na realidade, o jovem Holmes adotou o conceito de autossuficiência de Emerson como o princípio norteador na sua vida. Dizem que Holmes até mesmo cogitou a ideia de que ele poderia ser a reencarnação de Emerson.[4]

A mente inquiridora de Holmes e a sua busca da verdade o conduziram a diferentes áreas de conhecimento, entre elas a literatura, a ciência, a filosofia e a religião. Um doloroso e duradouro problema na garganta ficou curado quando ele aplicou os princípios do Novo Pensamento em si próprio. Nessa ocasião, ele começou a frequentar a "Igreja Mãe" da Ciência Cristã em Boston e começou a realizar as suas primeiras curas mentais. Mas Holmes se concentrava no conceito da mente como o elemento de cura operante, o que representava um claro afastamento da negação da Ciência Cristã da realidade física.

Holmes não dependia exclusivamente de informações externas fornecidas por livros, buscando também a confirmação por meio de informações recebidas durante as suas sessões de meditação. Na realidade, poderíamos dizer que a sabedoria recolhida a partir do Mestre Interior é mais confiável do que aquela obtida de fontes mais familiares. Esse é o método praticado regularmente por místicos, sábios e mestres de sabedoria. Aqui, o conceito de "autossuficiência" de Emerson entra novamente em jogo, exortando-nos a confiar no conhecimento adquirido por meios interiores. Com relação a esse aspecto, Curtis escreve o seguinte:

> Ele [Holmes] aprendia simultaneamente nos níveis externo e interno, porque além de prestar atenção ao mundo à sua volta, ele também estava desenvolvendo uma rica vida interior devido à prática da meditação. Na meditação, ele ouvia atentamente as instruções interiores e as considerava a autoridade do seu desenvolvimento espiritual. Quando ele lia as obras de mestres, filósofos e cientistas antigos e modernos, ficava encantado ao descobrir a confirmação dos ensinamentos que recebera diretamente durante a sua silenciosa contemplação.[5]

A ideologia de Holmes também foi influenciada por figuras do Novo Pensamento como Christian D. Larson, Ralph Waldo Trine, Horatio Dresser e Phineas Quimby. Dentre estes, Holmes ficou particularmente impressionado com os textos de Christian D. Larson (1874-1962), que era um autor prolífico em assuntos metafísicos. Holmes também teve o privilégio de ter aulas durante um breve período com Emma Curtis Hopkins.

Podemos dizer que a obra-prima de Holmes, *Science of Mind*, é um resumo dos ensinamentos de Emerson, Troward e Larson, com conotações da filosofia vedântica. Consta que Holmes não era um pensador original, mas foi um grande sintetizador que extraiu muita inspiração do melhor de muitas filosofias e religiões do mundo. Isso é confirmado por Curtis, que declarou que Holmes nunca afirmou ser um inovador.

Ele [Holmes] aprendia, copiava e absorvia ideias de todas as pessoas e coisas. Ele era um ávido aprendiz, porém não exatamente um erudito. Ele era capaz de compreender intuitivamente grandes conceitos e tinha a excepcional habilidade de sintetizar o conhecimento que recebia na meditação.[6]

Science of Mind é o manual da Ciência Religiosa, sendo também usado por outras organizações do Novo Pensamento. Embora a filosofia da Ciência Religiosa se baseie nos ensinamentos de Jesus Cristo e na Bíblia cristã, alguns líderes dessa organização não se consideram cristãos tradicionais, porque os ensinamentos da Ciência Religiosa também são fortemente influenciados pela filosofia hindu e outras religiões do mundo inteiro.

Hopkins, influenciada pelo Vedanta, postulou a existência de uma força vital universal que permeia todo o universo. A percepção consciente dessa energia universal na nossa vida pode se manifestar na renovação da vitalidade na mente e no corpo. Em contrapartida, Malinda Cramer recobrou a saúde usando a meditação e a prece para vivenciar a onipresença do Espírito Divino. Charles Fillmore se apoiava fortemente na prece, na fé e no discernimento espiritual para a cura e a prosperidade. Holmes, reunindo esses elementos, ensinava a existência de uma energia de força vital que permeava o nosso universo e respondia aos nossos pensamentos. Ele também considerava um *sine qua non* para qualquer cura considerar a pessoa doente como um ser humano, um filho perfeito de Deus, não importa qual pudesse ser o estado dela no momento. O postulado metafísico por trás dessa concepção é "Deus perfeito, homem perfeito e ser perfeito". Em outras palavras, a chave para qualquer cura mental é encarar a pessoa, em primeiro lugar, como uma entidade espiritual, perfeita, aqui e agora.

Neste ponto, é proveitoso detalhar mais a conexão entre a cura e as experiências religiosas. Historicamente, a cura e a religião sempre estiveram interligadas; desde o início da civilização humana, os xamãs invocaram espíritos e se comunicaram com o mundo espiritual para fins medicinais. É comum que uma pessoa doente recorra a um poder superior ou à divindade para pedir ajuda para o alívio do seu problema, porque ela se sente impotente. Do mesmo modo, desde o início do movimento do Novo Pensamento, a cura mental nos

Estados Unidos tem estado estreitamente ligada à religião. Quimby achava que tinha descoberto como Jesus Cristo curava as pessoas — por meio da fé — e Quimby e seus sucessores recorriam aos ensinamentos de Cristo e da Bíblia como respaldo espiritual para os seus métodos de cura. Além disso, os líderes mais proeminentes do Novo Pensamento fundaram as suas organizações particulares baseados em princípios espirituais. Consequentemente, o movimento do Novo Pensamento é uma forma autêntica de espiritualidade americana prática que incorpora os ensinamentos das escrituras cristãs e o que há de melhor nas religiões do mundo.

TERCEIRA PARTE

Os pioneiros da Cura Mental

Capítulo 10

Ambroise-Auguste Liébeault e Hippolyte Bernheim

A Escola de Hipnose de Nancy

Antes de analisar o estudo da hipnose e da cura por meio da sugestão, é proveitoso examinar o estudo do sonambulismo, que foi o prelúdio da descoberta da Lei da Sugestão e da mente subconsciente.

Os primeiros experimentos nessa área foram conduzidos pelo Marquês de Puységur. Ex-discípulo de Mesmer, Puységur foi a primeira pessoa a estudar o estado de transe chamado de sonambulismo.

Um exemplo típico de sonambulismo pode ser descrito da seguinte maneira: uma pessoa adormecida se levanta da cama e, de olhos fechados, caminha pelos aposentos da casa e, às vezes, executa algumas tarefas simples. Depois de executar essas tarefas, ela retorna tranquilamente à sua cama e continua a dormir como se nada tivesse acontecido. No dia seguinte, a pessoa não tem a menor lembrança do que fez enquanto estava no estado de sonambulismo.

Naquela época, na década de 1780, o sonambulismo era considerado inexplicável. No entanto, em 1784, Puységur acidentalmente se deparou com o fenômeno do sonambulismo enquanto praticava o mesmerismo com um jovem pastor chamado Victor. Quando Puységur passou de leve a mão nos dedos do rapaz, este, de repente, caiu em sono profundo. Alarmado, Puységur tentou acordá-lo chamando o nome dele e sacudindo-lhe os braços, mas o jovem não reagiu e continuou profundamente adormecido. No entanto, Puységur notou que o sono do rapaz não era do tipo comum: quando ele lhe ordenava que fizesse alguma coisa como se levantar ou andar um pouco, ele obedecia sem hesitar, como se estivesse acordado.

Como podemos explicar um incidente de sonambulismo, uma pessoa que, adormecida e em transe, executa proezas que não executaria acordada? Quem ou o que leva o sonâmbulo a praticar essas ações? Essas são perguntas legítimas, e a explicação lógica é que, quando a mente consciente está ausente, o subconsciente dirige as nossas ações. Nessas condições, uma pessoa não pode ser responsabilizada pelos seus atos.

Puységur descobriu que uma pessoa executa as sugestões dadas no estado de hipnose. Por conseguinte, torna-se óbvio, a partir do que acaba de ser exposto, que a mente humana é composta por dois eus [selves]: ao contrário do que dizia a sabedoria convencional da época, foi comprovado, além de qualquer dúvida razoável, que a mente subconsciente desempenha um papel ativo na vida humana. Esses experimentos também mostraram que a maioria dos fenômenos mentais "inaturais" e dos comportamentos inexplicáveis podiam ser associados à mente subconsciente. Até esse momento, o subconsciente era considerado uma espécie de sótão mental onde residiam as memórias das experiências passadas, não tendo nenhuma influência sobre as pessoas. No entanto, como sabemos hoje, a mente subconsciente é a fonte dos sonhos, dos pensamentos automáticos, do raciocínio habitual, além de ser o repositório de memórias que podem ser trazidas à consciência em circunstâncias especiais. Existe na mente subconsciente uma interação de forças mentais e impulsos instintivos que se expressam quando a censura da mente consciente é removida. Similarmente, o subconsciente é a fonte da inspiração, da inventividade e do conhecimento.

Essa descoberta da estrutura dupla da mente serviu para desmascarar os falsos profetas, charlatães, pseudo-ocultistas, necromantes e espiritualistas que supostamente praticavam a comunicação com o espírito dos mortos. Na verdade, eles estavam empregando o poder do subconsciente para enganar as pessoas, fazendo com que elas acreditassem que algo sobrenatural estava acontecendo. A propósito, Carl Jung argumentou que os espíritos desencarnados "a partir do ângulo psicológico, são complexos autônomos inconscientes que surgem como projeções porque não têm nenhuma associação direta com o ego".[1]

Por sinal, também devemos mencionar o médico inglês James Braid (1795-1860), que desenvolveu e demonstrou cientificamente o fenômeno da hipnose para círculos acadêmicos de toda a Europa. Braid, que baseou a sua teoria nas ideias de Mesmer, inventou a palavra *hipnose*, que deriva do vocábulo grego *hypnos*, que significa "sono".

Na França de meados do século XIX, surgiu a escola de terapias sugestivas, representada pela escola de hipnose de Nancy, fundada em 1866 (coincidentemente, o ano da morte de Quimby) pelo doutor Ambroise-Auguste Liébeault (1823-1904). Ela é chamada assim para distingui-la da escola de Charcot, também conhecida como escola de Paris, dirigida pelo famoso neurologista francês Jean-Martin Charcot, do Hospital Salpêtrière de Paris. Charcot usou o hipnotismo para investigar as causas da histeria, e a escola de Paris considerava a hipnose uma forma particular de histeria induzida.

Liébeault é considerado por muitos o pai da hipnoterapia moderna. Ele detalhou e expandiu as ideias de Puységur e Faria, que estavam entre os primeiros a argumentar que a sugestão, e não o fluido magnético, era a causa operante do sucesso no mesmerismo. Assim como Puységur e Faria, ele sustentava que a hipnose era um fenômeno normal induzido pela sugestão, ao contrário do mesmerismo, que retratava os transes hipnóticos como manifestações de magnetismo. Liébeault se formou em medicina em 1850, mas, em vez de exercer a profissão de médico, dedicou-se ao estudo do hipnotismo. Ele se estabeleceu em Nancy, onde abriu uma clínica para tratar gratuitamente pacientes pobres por meio da sugestão. Os resultados das suas pesquisas foram publicados no seu trabalho seminal de 1866, *Sleep and Certain Analogous States*.[2]

Hippolyte Bernheim (1840-1919) também foi um médico e neurologista francês. Nascido na Alsácia, posteriormente mudou-se para Nancy, onde conheceu e depois colaborou com Liébeault na universidade local. Bernheim era uma conhecida autoridade no campo da hipnose e publicou vários livros sobre o assunto. Tendo sido a primeira pessoa a introduzir a terapia sugestiva ao mundo científico na Europa, ele descreveu o seu método de tratamento da seguinte maneira:

> Tentamos fazer com que ele [o paciente] acredite que esses sintomas não existem mais, ou que vão sumir, que a dor vai desaparecer; que ele voltará a sentir os membros; que a força muscular vai aumentar e que ele voltará a ter apetite. Somos beneficiados pela receptividade psíquica especial criada

pela hipnose, pela docilidade cerebral, pela atividade reflexa ideomotora, ideossensitiva, ideossensorial, que nos permite provocar reflexos proveitosos, convencer o cérebro a fazer o que ele pode para transformar a ideia aceita em realidade.[3]

Desse modo, a escola de Nancy caracterizava a hipnose como um estado de sugestibilidade intensificado, semelhante ao sono, que possibilita que sugestões sejam gravadas na mente do paciente. A propósito, Freud, nos primeiros estágios da sua vida profissional, visitou a escola de Nancy para aprender a terapia de hipnose sugestiva. Ele estava de tal forma interessado nesse método de cura que levou com ele uma das suas pacientes para que fosse tratada com hipnose. Em uma carta dirigida ao seu amigo e confidente Wilhelm Fliess, Freud declarou a sua intenção de "traduzir o livro de Bernheim sobre sugestão".[4]

Capítulo 11

William James

O Pai da Psicologia Americana

Sem sombra de dúvida, William James e Thomson Jay Hudson são os principais pioneiros da psicologia americana. Embora James tenha nascido na cidade de Nova York, ele viveu a maior parte da vida e fez as suas contribuições intelectuais na Nova Inglaterra. O interessante é que Ralph Waldo Emerson era seu padrinho. James estudou medicina em Harvard, mas nunca exerceu a profissão, dedicando-se a maior parte do tempo a lecionar, escrever e fazer conferências sobre psicologia, filosofia e religião. Ele tentou concatenar as diferenças entre a ciência e a religião. "Tanto a ciência quanto a religião são chaves genuínas para destravar a casa do tesouro do mundo", escreveu ele.[1] James foi o primeiro filósofo e psicólogo americano a compreender plenamente a estreita conexão entre o corpo, a mente e o espírito.

Estranhamente, como ele próprio admitiu, embora James nunca a tivesse assistido a uma única aula de psicologia, ele se tornou um professor famoso do assunto e escreveu o manual pioneiro *The Principles of Psychology* [Os Princípios de Psicologia], que exerceu uma profunda influência em todos os Estados Unidos e na Europa, e que se tornou o livro didático mais influente na história da psicologia americana. Os dois volumes de *The Principles of Psychology* expuseram muitas das bases para o futuro desenvolvimento dessa disciplina, que estava então nos seus primeiros estágios. James foi um estudioso com vasta erudição, a qual abrangia muitas disciplinas, entre elas a psicologia, a filosofia, a experiência religiosa e o misticismo. Ele também foi o fundador da filosofia do pragmatismo americano.

Lamentavelmente, James tende, em uma certa medida, a ser negligenciado. Ele precisa ser restabelecido na sua posição adequada na história pelas suas contribuições nessa área, o que inclui a teoria do funcionalismo. Em psicologia, o funcionalismo é o oposto do estruturalismo: o primeiro está interessado em explicar como o processo mental opera enquanto está em ação, ao passo que o último visa descrever a estrutura de um processo mental em um estado de passividade. Paradoxalmente, a teoria do funcionalismo, cuja base é racional e teórica, é menos conhecida e popular do que a teoria freudiana materialista da psicanálise, que contém muitas falhas teóricas, como veremos mais adiante.

A contribuição mais importante de James para a religião e a espiritualidade é *The Varieties of Religious Experience*,* um estudo abrangente de experiências religiosas e místicas publicado em 1902. Nele, o interesse de James não era pelas instituições religiosas, e sim pelas emoções e sentimentos gerados pelas experiências místicas. James era cuidadoso com relação a revelar as suas convicções religiosas nos seus textos, talvez porque os círculos acadêmicos da época estivessem se tornando cada vez mais materialistas. Ludwig Feuerbach, por exemplo, havia publicado a sua obra altamente crítica *A Essência do Cristianismo* em 1841; *A Origem das Espécies*, de Charles Darwin, saiu do prelo em 1859 e a obra-prima de Karl Marx, *O Capital*, foi publicada em 1867. Essas obras eram o alimento intelectual predileto dos círculos acadêmicos da época de James.

A partir do diário de James, podemos inferir que ele tinha um profundo conhecimento das escrituras cristãs e usava trechos bíblicos para superar e curar crises mentais e a depressão:

> Enquanto eu estava nesse estado de pessimismo filosófico e depressão geral a respeito do meu futuro, fui certo dia, no início da noite, a um quarto de vestir buscar um artigo, quando, de repente, sem nenhum aviso, fui tomado naquela escuridão por um medo terrível da minha existência (...) Sempre achei que essa minha experiência de melancolia *tinha um aspecto religioso*. Quero dizer que o medo era tão invasivo e poderoso que, *se eu não tivesse me agarrado a textos como os da escritura do tipo "O Deus eterno é meu refúgio,"* etc.,

---

* *As Variedades da Experiência Religiosa*, publicado pela Editora Cultrix, 1992. [fora de catálogo] (Nota dos T.)

"Venham a mim, todos vocês que labutam e estão sobrecarregados de preocupações, etc.", "Sou a ressurreição e a vida," etc., creio que teria ficado verdadeiramente insano.[2] (Os grifos são meus.)

Esse trecho revela claramente a inclinação religiosa de James e a sua utilização de trechos bíblicos como afirmações de cura, semelhantes às de Myrtle Fillmore e outros líderes do Novo Pensamento. Ele também indica que James usava a prece na sua vida particular. De acordo com o estudioso John C. Durham, em *As Variedades da Experiência Religiosa*, James sugere que a "energia espiritual" é transferida do mundo sobrenatural para o mundo natural durante o que ele chama de "prece genuína".[3]

James foi um dos poucos filósofos que via com bons olhos e apoiava intelectualmente o movimento do Novo Pensamento, que ele caracterizava como a "religião com uma mentalidade saudável". Ele reconheceu a importância do Novo Pensamento quando declarou: "A maior descoberta da minha geração é que o ser humano pode alterar a sua vida alterando a sua atitude mental", o que é um dos principais princípios do movimento. Ele também enfatizou que o Novo Pensamento era um movimento genuinamente religioso. James apresentou alguns casos de dramáticas "curas mentais" e sugeriu que a medicina e a psicologia deveriam prestar mais atenção a esses fenômenos.

Em *As Variedades da Experiência Religiosa*, James estabelece uma distinção entre a pessoa que se caracteriza pelo otimismo ou "mentalidade saudável" e a pessoa pessimista ou que tem a "alma doente". Segundo ele, a disposição de ânimo de uma pessoa exerce um poderoso efeito no seu bem-estar físico. Desse modo, a pessoa religiosa com uma "mentalidade saudável" tem um profundo sentimento da benevolência da vida e está predisposta a ver os outros como pessoas fundamentalmente boas; a pessoa soturna, por outro lado, tende a enxergar o lado negativo da realidade e encontrar a infelicidade em qualquer situação na vida, por mais protegida que ela possa estar.

A parte mais fascinante de *As Variedades da Experiência Religiosa* é o capítulo intitulado "Misticismo". Na realidade, a introdução à edição da Barnes and Noble de 2004 indica que "o capítulo sobre misticismo é mais lido do que qualquer outro porque é frequentemente incluído em antologias sobre a experiência religiosa e o misticismo".[4] De acordo com James, a experiência mística encerra quatro características: (1) inefabilidade, querendo dizer que resiste à expressão — a sua qualidade é diretamente vivenciada, e não pode ser transmitida ou transferida para outras pessoas; (2) tem uma "qualidade noética", ou seja, incorpora uma sensação mística que se apresenta como um estado de conhecimento; (3) é transiente; e (4) a pessoa que tem a experiência não é capaz de controlar as idas e vindas dela.[5]

À semelhança de Jung, para quem a "psique humana é 'por natureza religiosa'",[6] James constata que a experiência religiosa é proveitosa para a humanidade e considera a religião como sendo "*os sentimentos, atos e experiências dos homens particulares na sua solitude, na medida em que concebem a si mesmos como se situando em relação ao que quer que possam considerar como o divino*" (o grifo é de James).[7] Além disso, ele assinala que as experiências religiosas *conectam os seres humanos com uma dimensão inefável e maior*, uma realidade que não está acessível às nossas faculdades cognitivas normais. Isso indica claramente que ele reconhecia a existência de uma dimensão espiritual que está além da sensação física. Também reforça a convicção de que ele tinha uma experiência transcendental na sua vida, o que é demonstrado no seguinte trecho, que descreve uma experiência pela qual ele passou nas regiões agrestes das montanhas Adirondack, no Estado de Nova York:

> A temperatura estava perfeita tanto dentro quanto fora da cabana, a lua subiu e pairou sobre o cenário antes da meia-noite, deixando visíveis apenas algumas das grandes estrelas, e eu entrei em um estado de vigilância espiritual [do tipo] mais vital (...) Passei boa parte da [noite] (...) na floresta, onde o fluxo do luar iluminou as coisas de uma maneira variada, e parecia que os Deuses de todas as mitologias da natureza estavam participando de uma reunião indescritível no meu peito com os Deuses virtuosos da vida interior (...) Foi uma das mais felizes (...) noites da minha existência.[8]

James sofreu de muitas doenças durante a vida, o que talvez tenha sido uma das razões pelas quais ele se interessou pelo Novo Pensamento. Existem indicações de que James usou os princípios dessa "religião de mentalidade saudável" em si mesmo. Ele fez referências positivas a autores do Novo Pensamento, como Horatio Dresser, Ralph Waldo Trine e Henry Wood. Ele defendia o movimento do Novo Pensamento e criticava a religião ortodoxa por ser bitolada. Com relação à Ciência Cristã, ele escreveu o seguinte: "A Ciência Cristã, assim chamada, a seita da senhora Eddy, é a ramificação mais radical da cura mental na maneira como lida com o mal. Para ela, 'o mal é simplesmente uma mentira, e qualquer pessoa que o mencione é mentirosa'".[9]

James também era o principal proponente americano do pragmatismo na filosofia e do funcionalismo na psicologia. Eis dois aspectos interessantes do pragmatismo: ele define as verdadeiras crenças como "aquelas que se revelam proveitosas para o crente" — ou seja, o valor de qualquer verdade depende da maneira como ela é utilizada pela pessoa que acredita nela. A outra afirmação é: "escolho acreditar no livre-arbítrio". Com essa simples declaração, James também tentou lidar com o argumento filosófico, consagrado pelo tempo, do livre-arbítrio. Reduzindo a questão do livre-arbítrio ao nível da crença, ele escreveu o seguinte: "O meu primeiro ato de livre-arbítrio será acreditar no livre-arbítrio".[10] Em outras palavras, a pessoa precisa primeiro ter consciência do seu livre-arbítrio e acreditar nele.

James passou quase toda a sua carreira acadêmica em Harvard; ele foi professor de várias matérias, entre elas fisiologia, anatomia, psicologia e filosofia. Nos seus últimos anos de vida, ele sofreu progressivamente de dores no coração, que pioraram em 1909. Ele morreu de um ataque cardíaco no dia 26 de agosto de 1910, na sua casa em New Hampshire.

A propósito, devemos mencionar outro proeminente psicólogo americano: John B. Watson (1878-1958), fundador da escola do behaviorismo. Essa escola se opõe tanto à metafísica do Novo Pensamento quanto ao funcionalismo na psicologia. Na virada do século XX, Watson postulou que a psicologia não tinha um tema de estudo; ele queria uma coisa mensurável, concreta e observável. Ele propôs o conceito de "comportamento" [*behavior*] como tema de estudo para a disciplina. A sua tese foi expandida e aperfeiçoada por B. F. Skinner (1904-90). Skinner sustentava que os fenômenos do comportamento são externos à pessoa e não têm nada a ver com o mundo interior dela. Parece que esses dois homens observavam o tema de estudo da psicologia de cabeça para baixo. Eles não levavam em conta as motivações ou convicções da pessoa. De acordo com a escola behaviorista, a pessoa é como um autômato, reagindo apenas às circunstâncias externas.

Sociologicamente, o behaviorismo, que tem sido altamente influente, é uma expressão típica de uma sociedade capitalista-consumista. A psicologia behaviorista inclui os conceitos do "comportamento condicionado", da "gratificação" e do "reforço" como elementos integrantes do seu sistema. As corporações podem usar de modo manipulativo esses conceitos para maximizar a sua produtividade. Além disso, essa teoria se concentra nas consequências e nos efeitos do comportamento e não nas motivações originais dele, que são os pensamentos ou as convicções. O tema de estudo da psicologia *deveria* ser pensamentos e convicções. São os pensamentos e convicções que determinam o comportamento humano, e não o contrário. No entanto, essa discussão está além do âmbito deste livro.

Capítulo 12

Thomson Jay Hudson
A Hipótese de Trabalho Científica

A verdade liberta e cura.
— Erich Fromm

No final do século XIX, a psicologia estava engatinhando. Ela ainda não era considerada uma ciência porque carecia de uma teoria científica que pudesse explicar satisfatoriamente a variedade de distúrbios e fenômenos psicológicos. Nessa época, surgiu um americano obscuro, um advogado e jornalista que trabalhava no Registro de Patentes dos Estados Unidos e se chamava Thomson Jay Hudson. Ele publicou o seu livro memorável, *The Law of Psychic Phenomena* [A Lei dos Fenômenos Psíquicos], em 1893, com a nobre intenção de "elevar a psicologia ao domínio das ciências exatas". Ele é, de fato, um dos precursores da psicologia profunda nos Estados Unidos.

Qualquer disciplina que afirme ter um *status* científico precisa de um arcabouço teórico que funcione e seja capaz de passar no teste de verificação, como as teorias heliocêntrica e gravitacional que explicam as leis naturais do universo. Embora James tivesse exposto a base para um método científico capaz de estudar a psicologia nos círculos acadêmicos, ainda não havia uma teoria abrangente que pudesse explicar toda a gama de fenômenos psicológicos que eram considerados paranormais ou sobrenaturais, entre eles a cura pela fé, os métodos mentais, a magia, as bruxas, os xamãs, a intervenção divina, os milagres e assim por diante. Antes de Hudson, ninguém havia proposto uma hipótese de trabalho satisfatória para explicar esses fenômenos psicológicos.

Antes de Liébeault e seu discípulo Bernheim terem descoberto a Lei da Sugestão, era difícil estabelecer uma diferença entre a mente consciente e a mente subconsciente. No entanto, experimentos relacionados à hipnose estabeleceram que a mente subconsciente é incapaz de fazer diferenciações: ela não tem a capacidade de formular as suas próprias premissas, e o seu papel é seguir o que lhe é comunicado pela mente consciente. Assim sendo, de um modo geral, a mente subconsciente é subordinada à mente consciente, porque ela sempre põe em prática as sugestões apresentadas pela mente consciente. Hoje em dia, essa teoria é aceita como verdadeira nos círculos metafísicos, na psicologia esotérica e no pensamento da Nova Era.

Antes dos estudos de Liébeault e Bernheim, o entendimento da estrutura da mente e a diferenciação entre o consciente e o subconsciente estavam além da esfera de ação da ciência. A mente subconsciente era chamada de "inconsciente" porque era encarada como completamente inerte e adormecida, um reservatório passivo de memórias esquecidas na mente humana. No entanto, o oposto é verdadeiro: o subconsciente, longe de ser um sótão para experiências passadas, é o fator primordial a partir do qual o comportamento e a vida humanos são moldados. É da mente subconsciente que surgem os pensamentos automáticos, os medos irracionais, os comportamentos condicionados, os preconceitos e as emoções. Essa teoria foi posteriormente confirmada por estudos independentes conduzidos por Hudson, Freud, Jung e Thomas Troward, que estão de acordo com relação ao papel ativo que a mente subconsciente desempenha na vida humana.

Mais ou menos na mesma época que o livro de Hudson foi publicado, as primeiras tentativas de explicar cientificamente os fenômenos ocultos estavam sendo feitas por Jung na Europa e por James nos Estados Unidos. No início do século XX, Jung obteve o título de doutor com uma tese intitulada *The Psychology and Pathology of So-Called Occult Phenomena* [A Psicologia e a Patologia dos Fenômenos Chamados Ocultos], publicada em 1902, na qual ele descreveu casos de dupla consciência, estados crepusculares e o sonambulismo, o estado de sonho patológico, a mentira patológica e outros fenômenos.[1] Esse foi o mesmo ano no qual *As Variedades da Experiência Religiosa* foi publicado, no qual James também examina um vasto leque de experiências místicas, como o transe, a mediunidade, os fenômenos fantasmagóricos e a cura mental. Entretanto, estava faltando uma hipótese de trabalho que explicasse esses fenômenos.

O livro de Hudson *The Law of Psychic Phenomena* foi um *best-seller* tanto nos Estados Unidos quanto na Europa. De acordo com a editora, até 1925, tinham sido publicadas 47 edições do livro. Esse fato indica que a teoria psicológica de Hudson exerceu uma profunda influência desde o início. Ela influenciou especialmente a metafísica e autores esotéricos como Thomas Troward, Paul Foster Case, William Walker Atkinson, Christian D. Larson, H. Spencer Lewis (fundador da Antiga e Mística Ordem Rosae Crucis, ou AMORC), Norman Vincent Peale, Ernest Holmes e outros líderes proeminentes do Novo Pensamento.

O fato de *Principles of Psychology* (1890), de James, e *Law of Psychic Phenomena* (1893), de Hudson, terem sido publicados antes das publicações de Freud é uma clara evidência da liderança americana na área da psicologia naquela época.[2] Ironicamente, os círculos acadêmicos e científicos dos Estados Unidos "veneravam e idolatravam" Freud pelo seu papel na descoberta da estrutura dupla da mente humana e da função do subconsciente no comportamento humano. Mas eles não reconheceram as contribuições de Hudson, que postulara a existência da mente subconsciente muito antes de Freud. Parece que a comunidade acadêmica mundial estava mesmerizada pelas teorias da repressão sexual e do complexo de Édipo, que eram assuntos que causavam uma enorme sensação naquela época. Talvez outra razão fosse o fato de os Estados Unidos serem uma nação jovem, e os eruditos europeus não estivessem dispostos a prestar muita atenção aos pensadores do novo continente.

É importante assinalar que, em 1896, o livro de Hudson *The Laws of Psychic Phenomena* tomou o rumo de Viena, o lugar de origem do mesmerismo e da psicanálise. Na Introdução à edição de 1968 de Samuel Weiser, Erwin Seale diz que o escritor americano Arthur Abell estava em Viena reunindo informações para o seu livro *Talks with Great Composers*. Abell fora apresentado por um amigo ao grande compositor alemão Johannes Brahms. Durante o encontro, Brahms confiou a Abell que recebera inspiração por intermédio da mente subjetiva e mostrou a ele o livro de Hudson, que estava em cima do seu piano.[3] Lembre-se de que isso aconteceu em 1896, o que significa que esse livro já era conhecido na mesma cidade na qual a psicanálise estava em plena gestação. Só podemos nos perguntar, se um grande músico possuíra e valorizara o livro de Hudson, por que Freud, os seus colegas e os seus discípulos não tinham conhecimento dele? Ou será que tinham, mas simplesmente não fizeram caso do livro?

Desde a publicação de *The Law of Psychic Phenomena*, o espectro psíquico, que inclui o espiritualismo, a magia, o mesmerismo, o sonambulismo, os milagres, a cura mental e a cura pela fé, a loucura, a mediunidade, a escrita automática, o distúrbio da múltipla personalidade e a percepção extrassensorial, não era mais relegado ao domínio do paranormal ou do sobrenatural, porque agora esses fenômenos podiam ser explicados como expressões incomuns ou extraordinárias da mente subconsciente. Hudson os desmistificou e apresentou uma explicação racional para eles.

Por essas razões, Hudson deveria ser considerado um genuíno precursor da psicologia moderna, da metafísica e da psicologia esotérica. A maioria dos especialistas só reconhece Freud, desconsiderando Hudson e também a escola de Nancy. Por exemplo, o famoso sociólogo e psicoterapeuta Erich Fromm escreve o seguinte: "Freud foi a primeira pessoa a tornar essa descoberta o centro do seu sistema psicológico e ele investigou os fenômenos inconscientes de uma maneira extremamente detalhada, com resultados surpreendentes".[4] Stefan Zweig também sustenta que foi Freud que descobriu o subconsciente, afirmando que a "fundamental transformação e vasta expansão da área na qual sabemos que as nossas energias operam foi o supremo ato genial de Freud".[5]

No entanto, na verdade, não foi Freud quem descobriu a mente inconsciente e a sua importância para o entendimento do pensamento e comportamento conscientes. James já havia mencionado os termos "inconsciente" e "subconsciente" em *The Principles of Psychology*. Além disso, Boris Sidis, aluno de James, publicou *The Psychology of Suggestion: A Research into the Subconscious Nature of Man and Society* em 1898, um ano antes da publicação de *A Interpretação dos Sonhos*. (A introdução de James ao livro está datada de 1º de novembro de 1897.) No capítulo 12 do seu livro, intitulado "O Self Duplo", Sidis já havia postulado a estrutura dupla da mente e o fato de que o subconsciente é um elemento ativo e inteligente da mente.

As abordagens de Hudson e Freud da teoria da estrutura dupla da mente são provenientes de diferentes perspectivas. A de Freud se baseava na interpretação dos sonhos, ao passo que a Hudson se fundamentava na teoria da hipnose e da sugestão. Existem ainda outras maneiras de entrar em contato com a mente subconsciente. Uma delas é por meio de rituais cerimoniais e símbolos especiais usados em grupos esotéricos e de ocultismo como a Ordem Hermética da Aurora Dourada, que floresceu na Grã-Bretanha na última década do século XIX.[6] Além disso, o cabalista americano Paul Foster Case propõe uma meditação sistemática sobre o simbolismo das cartas do Tarô para a purificação de características negativas no subconsciente e o entendimento dos processos mentais. (Consulte as obras dele citadas na bibliografia.)

A concepção de homem de Freud era decididamente materialista; ele se identificava como ateu, ao passo que a perspectiva de Hudson era metafísica e espiritual. Assim como os adeptos do Novo Pensamento, Hudson acreditava que a principal questão era a natureza das crenças e ideias armazenadas na mente subconsciente, e louvava os benefícios da hipnose na obtenção do bem-estar mental. Freud tinha consciência dos benefícios da hipnose na cura das doenças mentais, mas ficou desapontado com esse método, já que era incapaz de hipnotizar adequadamente os pacientes.

Hudson acreditava que a escola de Nancy havia conduzido um vasto conjunto de pesquisas e sistematizou as informações em um sistema coerente, começando então a trilhar um caminho fácil e direto para o entendimento de todo o campo de fenômenos psicológicos. Isso tornou possível a formulação de uma hipótese coerente. Desse modo, ele chegou à conclusão de que *a sugestão e o subconsciente eram os elementos primordiais na explicação da maioria dos fenômenos psicológicos*. Esse princípio foi posteriormente confirmado por Troward e autores subsequentes de psicologia esotérica, de metafísica e do Novo Pensamento. Hudson apresentou a sua hipótese revolucionária nos seguintes termos:

1. O ser humano tem duas mentes: a *mente objetiva* (consciente) e a *mente subjetiva* (subconsciente). Cada uma delas é dotada de poderes separados e distintos; cada uma é capaz, em determinadas condições, de praticar uma ação independente.
2. A mente subjetiva é constantemente receptiva ao controle da sugestão.
3. A mente subjetiva é incapaz de ter um raciocínio indutivo.

Desse modo, Hudson estabeleceu uma base científica para o entendimento de muitos tipos de fenômenos psíquicos que, naquela época, não tinham nenhuma explicação. Ele também propôs a teoria básica subjacente à base metafísica e psicológica da cura mental. Esses princípios, que guarneceram a psicologia com uma teoria proveitosa e exequível para o entendimento de muitas doenças mentais e físicas, elevaram a disciplina da psicologia ao nível de ciência.

Uma hipótese resultante é que a mente consciente tem a capacidade de ter domínio sobre as funções e sensações do corpo físico, "e que esse poder pode ser invocado à vontade e aplicado para o alívio do sofrimento humano".[7] Essa afirmação é extremamente importante para a compreensão da teoria metafísica de que a humanidade tem o poder de influenciar de uma maneira positiva as funções do corpo, e que isso pode ser feito à vontade. Essa também é uma premissa fundamental para o entendimento da dinâmica da interação da mente consciente com a mente subconsciente. Por conseguinte, Hudson não exagerou quando declarou o seguinte: "Essas proposições reunidas fornecem a chave para toda a ciência da psicologia".[8]

Os cientistas mentais e behavioristas modernos concordam com o ponto de vista esotérico de que o subconsciente é responsável por todas as funções do nosso corpo. Ele controla o batimento cardíaco, o processo respiratório, a circulação do sangue através do corpo, a produção de açúcar pelo fígado, a assimilação dos alimentos e a sua conversão em energia, a reprodução das células, os mecanismos instintivos de autopreservação e assim por diante. Nenhuma dessas funções depende da nossa percepção consciente. Nesse sentido, a psicologia esotérica postula que o subconsciente é o agente que leva a cabo o processo de cura, e a medicina apenas gera uma reação química à qual o verdadeiro poder de cura do corpo reage em resposta.

Um antigo aforismo do ocultismo apregoa o seguinte: "A natureza desassistida fracassa". A natureza, neste caso, é o corpo físico, que precisa da intervenção da mente para manter a saúde ideal e melhorar a si mesmo. Além disso, a chave para qualquer cura é um *firme desejo* de recobrar a saúde. Essa atitude implica uma *expectativa* positiva e disposição da parte do paciente no sentido de *modificar* o seu modo habitual de pensar. Essas são as condições favoráveis para que o praticante implante uma poderosa *sugestão de cura* na mente subconsciente do paciente.

Embora, como mencionamos, a mente subconsciente seja incapaz de ter um raciocínio indutivo, ela é capaz de ter um *raciocínio dedutivo*. Este é outro ponto fundamental a ser considerado na cura mental e espiritual. O subconsciente organiza e trabalha nas informações (convicções, presunções, tendências, concepções não declaradas, etc.) aceitas intencional ou não intencionalmente pela mente consciente. O subconsciente tira conclusões a partir das informações que já estão nele. Ele fará as suas deduções tanto a partir de convicções irracionais ou equivocadas quanto a partir daquelas que são verdadeiras. Se a mente fomentar suposições erradas e falsas crenças a respeito da humanidade e da vida, o subconsciente trabalhará com base nessas premissas.

O processo de raciocínio do subconsciente se assemelha ao silogismo aristotélico, uma forma de raciocínio dedutivo no qual uma conclusão é extraída de duas premissas declaradas. Um exemplo clássico, apresentado pelo próprio Aristóteles, é o seguinte:

Primeira premissa: Todos os homens são mortais.
Segunda premissa: Sócrates é um homem.
Conclusão: Portanto, Sócrates é mortal.

No entanto, se as premissas estiverem erradas, a conclusão estará incorreta, porque o subconsciente não é capaz de diferenciar entre o que está errado e certo ou entre o que é falso e verdadeiro; ele aceita qualquer informação fornecida pela mente consciente como sendo absolutamente verdadeira. Ele infere as suas conclusões baseado nas informações já aceitas pela mente consciente, independentemente da exatidão dessas informações. Por conseguinte, se alguém alimenta a falsa crença de que os latino-americanos são preguiçosos, o subconsciente raciocinará de seguinte maneira:

Primeira premissa: Todos os latino-americanos são preguiçosos.
Segunda premissa: Juan é latino-americano.
Conclusão: Portanto, Juan é preguiçoso.

A mente subconsciente não está equipada com a faculdade de discernir que ideias são boas ou más para o bem-estar da pessoa. Por exemplo, se alguém acredita que o câncer é hereditário, então o pensamento subconsciente raciocinaria da seguinte maneira:

Primeira premissa: Todos os tipos de câncer são hereditários.
Segunda premissa: O pai de John morreu de câncer.
Conclusão: É bastante provável que John vá morrer de câncer.

Nessas premissas, John involuntariamente terá a tendência subconsciente de criar uma profecia autorrealizável. Esta será reforçada pelos meios de comunicação de massa e pelo ambiente social, que frequentemente apoiam essa opinião, e também pela medicina convencional, que diz que se os pais tiveram uma determinada doença, os filhos terão uma propensão para desenvolver a mesma doença. Na presença dessas poderosas sugestões, que são "falsas evidências", o subconsciente de John fará o possível para criar essa enfermidade. Nas suas conversas do dia a dia, John poderá falar para os amigos e parentes que os seus pais morreram de câncer, que a doença é comum na família e assim por diante. Infelizmente, muitas pessoas que acreditam que as doenças são hereditárias mais cedo ou mais tarde as manifestarão como profecias autorrealizáveis.

As crenças não declaradas ou ocultas também podem se originar no ambiente social. Se as pessoas habitualmente acreditam que o tempo de vida do ser humano é de apenas sessenta anos, a pessoa programará a sua mente para viver mais ou menos até essa idade. A experiência coletiva acumulada da raça humana também é um fator: Ernest Holmes chamava isso de "sugestão da raça", definida como "a tendência de reproduzir o que a raça [humana] pensou e experimentou".[9]

Se uma pessoa depositou a sua fé em uma crença particular, por mais absurda ou ilógica que ela possa ser, a sua mente subconsciente fará o possível para manifestá-la apropriadamente. Se essa crença for reforçada pelo pensamento coletivo, por exemplo, em um encontro de pessoas como em uma reunião cristã de despertar religioso [*revival*] ou em uma cura na tenda [*tent healing*] evangélica, a atmosfera da reunião poderia ativar a imaginação criativa de uma pessoa e é bastante provável que ela fique curada em seguida. Do mesmo modo, se uma pessoa acreditar firmemente que uma erva ou medicamento especial realizará a cura, este fato aumentará a sua capacidade de recobrar a saúde. O que acaba de ser exposto oferece algumas dicas para o entendimento tanto da cura mental quanto de todos os sistemas conhecidos como cura pela fé, mesmerismo, Ciência Cristã e outras terapias sugestivas. O denominador comum é a *crença* e a *sugestão*; elas são os agentes que ativam os poderes de cura do corpo. Curiosamente, Paracelso sintetizou esse princípio nas seguintes palavras:

> Quer o objeto da sua fé seja verdadeiro ou falso, você obterá os mesmos resultados. Portanto, se eu acredito na estátua de São Pedro como eu deveria ter acreditado no próprio São Pedro, obterei os mesmos resultados que eu deveria ter obtido de São Pedro. Mas isso é superstição. A fé, contudo, produz milagres; quer ela seja uma fé verdadeira ou falsa, ela sempre produzirá as mesmas maravilhas.[10]

Isso explica claramente as crenças absurdas das seitas religiosas dogmáticas, das organizações políticas e dos grupos sociais fanáticos. E como disse Voltaire: "Aquele que acredita em absurdidades cometerá atrocidades". Se uma pessoa aceita aberta ou secretamente a sugestão de uma premissa errada, a conclusão lógica estará incorreta. Uma vez que essa sugestão ou convicção se estabeleça na mente subconsciente, a pessoa automaticamente rechaçará qualquer evidência que a contradiga. Ela por instinto buscará uma confirmação das suas ideias preconcebidas. Ela mecanicamente procurará eventos e experiências que confirmem as suas predisposições e pressupostos, e permanecerá alheia a todos os fatos ou ideias que entrem em conflito com eles. Desse modo, a sua visão pessoal da realidade estará organizada de acordo com o que ela deseja ver e ouvir.

Chegamos aqui outra vez a um fator extremamente importante – o *sistema de crenças*. As crenças ou convicções e as atitudes alimentadas por uma pessoa, consciente ou inconscientemente, com o tempo se expressarão no seu corpo ou nas suas circunstâncias externas. Esse princípio se aplica a todas as áreas da vida, como os relacionamentos, o sucesso e o potencial humano. As crenças preparam o terreno para a futura manifestação das coisas esperadas. Os pensamentos e as palavras são energia, e consequentemente são poderosos instrumentos de manifestação, porque representam a expressão de convicções internas. Primeiro surgem os pensamentos, depois as palavras e depois as ações; as palavras e as ações são uma extensão dos pensamentos.

Como o subconsciente controla as funções automáticas do corpo, a inferência lógica é que o subconsciente também pode devolver a ele a saúde e mantê-lo bem-disposto. O seu poder pode ser despertado por meios mentais, ou seja, por *sugestões*. Além disso, vivemos em um ambiente social no qual recebemos sugestões de múltiplas fontes. O tipo de saúde e as circunstâncias externas em que nos encontramos neste momento resultam de sugestões que estivemos submetendo a vida inteira à mente subconsciente. Além do mais, o poder de cura do subconsciente não está limitado às doenças psicossomáticas e nervosas, estendendo-se a cada órgão do nosso corpo, até mesmo à reconstrução de ossos e tecidos danificados, como vimos no caso de Charles e Myrtle Fillmore. A neurociência até mesmo demonstrou que o corpo tem a capacidade de reestruturar graves lesões cerebrais em resposta ao que ele pensa e imagina. Essa questão será discutida mais adiante.

Hudson foi um dos primeiros que, acompanhando as pesquisas da escola de hipnose de Nancy, demonstrou cientificamente que a estrutura da mente é dupla; em outras palavras, as pessoas funcionam como dois eus [*selves*] distintos — o consciente e o subconsciente — cada um aparentemente funcionando independentemente um do outro. Isso explicaria o sonambulismo. Neste caso, a consciência do sonâmbulo está ausente e ele executa algumas ações sob a orientação da mente subconsciente.

A partir disso, podemos inferir adicionalmente que as pessoas possuem uma estrutura tripla: o consciente, o subconsciente e o corpo físico. A mente consciente apreende a realidade por intermédio dos cinco sentidos físicos, e a sua principal função é a diferenciação. Em contrapartida, o subconsciente opera com base em informações que lhe são fornecidas pela mente consciente, sem discernir a exatidão das informações apresentadas. O subconsciente não questiona nenhuma informação que lhe é entregue pela mente consciente; ele aceita, sem hesitar, todas as declarações, por mais absurdas que sejam.

O trabalho da mente subconsciente é percebido quando os sentidos físicos estão relaxados; por exemplo, durante o sono natural, o subconsciente continua a executar as suas funções, mantendo e restaurando o corpo físico depois do desgaste do dia. Para Hudson, a mente consciente é meramente uma função do cérebro, enquanto a mente subconsciente vai além do domínio da realidade física onde o tempo e o espaço não têm nenhuma influência; ela armazena a sabedoria e as experiências da memória da raça.

Outra contribuição feita por Hudson à área da cura mental é a sua classificação dos tipos de cura não medicinais. Ele encontrou seis categorias: (1) a prece e a fé religiosa, (2) a "Cura Mental", (3) a Ciência Cristã, (4) o espiritismo, (5) o mesmerismo e (6) o hipnotismo sugestivo.[11] A maioria desses elementos já foi discutida em páginas anteriores, de modo que um maior esclarecimento não se faz necessário, exceto no caso do espiritismo. Ele se baseia na crença de que o espírito de uma pessoa morta se comunica através de um médium.[12] Devemos acrescentar outro item a essa codificação, a cura mental espiritual, que é uma forma moderna de cura praticada pelos praticantes do Novo Pensamento.

Esses diferentes métodos de cura se baseiam em diferentes perspectivas, e cada um deles se encaixa em um tipo diferente de pessoa de acordo com as suas idiossincrasias. Em outras palavras, um método funcionará para algumas pessoas e não para outras. No entanto, o denominador comum em todos esses tratamentos é que eles não usam nenhum tipo de medicamento, e todos têm como o seu único propósito implantar no subconsciente do paciente a ideia da cura.

Com relação ao efeito duradouro da cura mental, Hudson reconhece que alguns pacientes têm a tendência de ter recaídas. No entanto, ele argumenta que um paciente tratado com a medicina tradicional também tem o risco de ter uma recaída e, em alguns casos, os efeitos secundários das drogas e dos remédios podem causar mais mal do que bem. Consequentemente, a medicina convencional pode, às vezes, curar uma parte do corpo e danificar outra. A verdade é que, com qualquer tipo de tratamento, o paciente pode ter uma recaída. O sucesso dos métodos mentais depende da capacidade do paciente de se agarrar firmemente à ideia da recuperação e não permitir que a negatividade do ambiente social neutralize os efeitos da cura. Por conseguinte, o paciente não deve discutir a sua cura com pessoas que possam induzir a dúvida.

Alguns alunos de ocultismo abordam os estudos metafísicos com a ideia de subordinar a sua vontade e a mente consciente à orientação do subconsciente. Isso é perigoso, porque o subconsciente não pode dirigir a si mesmo. A pessoa que permite que o seu subconsciente a controle corre o risco de que forças adormecidas, anárquicas e destrutivas na psique se manifestem nos momentos mais inesperados de maneiras devastadoras. Quando a mente consciente subordina o seu domínio ao subconsciente, a pessoa fica à mercê de instintos primordiais indomados, o que pode resultar em uma doença mental. Como escreveu Hudson, o "subconsciente não dirige a si mesmo, e tampouco pode nos dirigir. Os seus maravilhosos poderes precisam sempre estar claramente limitados para que possam nos causar um verdadeiro bem. A manifestação irrestrita do subconsciente é insanidade".[13]

Hudson também recomenda àqueles que buscam se comunicar com os mortos ou com espíritos desencarnados que eles correm o risco de se colocar à mercê de influências negativas ou debaixo do controle de forças nocivas que poderiam ameaçar a sua saúde mental.[14]

CAPÍTULO 13

Thomas Troward

Fundador da Ciência Mental

Thomas Troward exerceu uma enorme influência nos autores americanos do Novo Pensamento, especialmente, como vimos, em Ernest Holmes. Troward nasceu de pais britânicos em Punjab, na Índia, que na época estava sob o domínio britânico. Ele foi criado e educado na Inglaterra. Aos 22 anos, em 1869, ele voltou para a Índia e foi aprovado na prova do serviço público do país. Tornou-se comissário assistente e rapidamente foi promovido a juiz de divisão no Punjab, onde serviu durante os 25 anos seguintes. Depois de se aposentar em 1896, dedicou-se ao estudo da Bíblia, escrevendo ensaios metafísicos, e à pintura. Troward também aprofundou os seus estudos de metafísica, filosofia e religião. Ele já tinha um profundo conhecimento da Bíblia, do Alcorão e das escrituras hindus. Aprendeu hebraico para poder ler a Bíblia no idioma original.

Quando Troward voltou à Europa, parece que o seu destino já estava traçado para a missão que tinha que cumprir. De acordo com o autor do Novo Pensamento Harry Gaze, Troward foi descoberto em Londres em 1902 pela senhora Alice Callow, que era secretária honorária do Higher Thought Centre (uma organização que se inspirou nas ideias dos autores do Novo Pensamento americano). Troward estava, por acaso, em uma sala de chá em Londres. Gaze, que era amigo íntimo de Troward, presenciou o seu primeiro encontro com Callow, e narra vividamente esse encontro casual da seguinte maneira:

> Um homem baixo, bastante calvo, e talvez, diríamos, despretensioso, estava sentado em um canto (...) Um dama, que se aproximava daquele período da vida habitualmente designado como "meia-idade", entrou na sala (...) Dirigindo-se ao absorto escritor, ela disse, desculpando-se, "Imagino que o senhor não se importe (...)" e aceitou o silêncio calculado dele como um consentimento para que ela se sentasse na mesa que ele ocupava. Ela fez o seu pedido à garçonete. Ocupado demais para notar o surgimento dela na cena, o cavalheiro continuou a trabalhar no manuscrito, escrevendo em uma letra muito grande, talvez para poder enxergar melhor na luz um tanto mortiça.
>
> Ele foi despertado da sua absorção por uma exclamação de surpresa da recém-chegada à mesa: "O senhor realmente precisa perdoar a minha aparente incivilidade, mas o senhor está escrevendo com letras tão grandes e tão perto de mim que não pude deixar de ler as suas palavras. O senhor está escrevendo sobre o Higher Thought ou a Ciência Divina, não está?
>
> O escritor não pareceu ficar de modo nenhum perturbado, mas, por outro lado, se mostrou bastante entretido e interessado. "Ora, minha senhora", declarou ele, "acredito que seja realmente um pensamento *superior*,* e certamente não é um pensamento inferior. Mas o que a senhora quer dizer com Higher Thought?"
>
> "Bem," disse ela, "preciso explicar a minha desatenciosa interrupção do seu trabalho. Sou a secretária de uma nova organização em Kensington, chamada Higher Thought Centre, onde estudamos e ouvimos palestras sobre a Verdade metafísica aplicada à saúde, ao desenvolvimento espiritual e à vida bem-sucedida". Como era de se esperar, o filósofo ficou bastante impressionado.[1]

Em decorrência desse encontro informal, Troward aceitou um convite para visitar o Higher Thought Centre e comparecer a algumas das suas reuniões. Gaze, que conhecia o centro, descreve-o como um lugar com salas interligadas mobiliadas com cadeiras dobráveis e uma plataforma para palestras e aulas.

---

* *Higher Thought* significa "pensamento superior". (N. dos T.)

Além disso, o centro tinha uma biblioteca de livros metafísicos e uma sala de leitura. Na mesa da biblioteca, havia um abundante material do Novo Pensamento dos Estados Unidos, inclusive exemplares de publicações como *Mind*, *The Arena*, *Boston Ideas*, *Positive Thought*, *Unity*, *Universal Truth*, *Nautilus* e o *Exodus*. As prateleiras exibiam livros de pioneiros do Novo Pensamento e da Ciência Cristã como Henry Wood, Charles Brodie Patterson, Elizabeth Towne, Julius Dresser, Emma Curtis Hopkins, Malinda Cramer, Warren Felt Evans, Ralph Waldo Trine e Emilie Cady. A ideologia do Novo Pensamento estava praticamente invadindo a Inglaterra na época.[2]

De acordo com o prefácio do livro *Thomas Troward: An Intimate Memoir of the Teacher and Man*, foi Gaze que forneceu a Troward o elo perdido entre a mente consciente e a mente inconsciente, ao oferecer a Troward um exemplar da obra *Law of Psychic Phenomena*, de Hudson.[3]

O Higher Thought Centre era um dos principais grupos metafísicos de Londres. Os seus membros realizavam regularmente reuniões para estudar e ouvir palestras sobre questões metafísicas relacionadas com a saúde e o desenvolvimento espiritual, baseadas nos ensinamentos do movimento do Novo Pensamento. Troward se viu entre pessoas que pensavam como ele, em um ambiente mental e espiritual onde ele podia expressar em segurança as suas ideias metafísicas. Os membros do Centro, por sua vez, consideravam-no um homem culto e agradável. Ele visitava esse lugar todas as vezes que ia a Londres.

O encontro de Troward com Callow certamente não foi uma coincidência. Os membros do Centro reconheceram nele uma pessoa instruída e o convidaram para falar. Como resultado, em 1904, Troward apresentou uma série de palestras no Queen Street Hall em Edimburgo, na Escócia. Essas palestras são conhecidas hoje como *Conferências de Edimburgo sobre a Ciência Mental*, sendo seguidas depois pelas *Conferências de Dore*, em 1909. Durante essas palestras, Troward formulou a base metafísica do movimento moderno do Novo Pensamento.

Troward adotou a hipótese de trabalho de Hudson sobre a natureza dupla da mente humana. Na realidade, essa ideia foi a base das palestras de Troward. Nelas, Troward também corroborou a descoberta de Quimby a respeito da cura mental. Troward constatou, como Quimby o fizera meio século antes, que a base de toda a cura residia em modificar a atitude mental do paciente. Troward também afirmou que *em todo ser humano, o subconsciente é a faculdade criativa*. Ele entendia que o subconsciente tem a tendência natural de construir, manter e reconstruir o corpo humano, bem como de mantê-lo em boa forma.

Troward sustentava que *o subconsciente humano cria qualquer coisa que a consciência inculque nele*. Por conseguinte, a posição de Troward é semelhante à de Quimby: a cura é uma questão de modificar convicções erradas, mas na maioria das vezes a pessoa não consegue fazer isso sem uma sólida convicção da falsidade das antigas convicções. Ao sintetizar as ideias de Quimby, Troward disse que as convicções erradas se exteriorizam como doença. Embora as pessoas achem, erroneamente, que a doença é a causa principal a ser curada, na realidade a causa principal é a crença que se instalou na mente subconsciente. A doença é simplesmente a consequência de ideias erradas.

O poder das convicções de criar as doenças e de curá-las é magistralmente explicado por Troward:

Seja qual for a personalidade[4] que a mente objetiva implante nele [o subconsciente], ele assume essa personalidade e age de acordo com ela; e como ele [o subconsciente] é o edificador do corpo, ele formará um corpo que corresponda à personalidade que foi fixada nele. Essas duas leis da mente subjetiva formam a base do axioma segundo o qual o *nosso corpo representa o agregado das nossas convicções*. Se a nossa firme convicção é que o corpo está sujeito a todos os tipos de influências além do nosso controle, e que este ou aquele sintoma demonstra que essa influência incontrolável está agindo sobre nós, essa convicção é impregnada na mente subjetiva, a qual, em virtude da lei da sua natureza a aceita sem discutir e passa a criar condições físicas de acordo com essa convicção. Por outro lado, *se a nossa firme convicção for a de que certos remédios materiais são a única forma de cura, encontraremos nessa convicção a base de toda a medicina*. Não existe nada defeituoso na teoria da medicina; ela é a correspondência estritamente lógica com o grau de conhecimento que aqueles que se apoiam nela são até agora capazes de assimilar, e ela funciona com precisão de acordo com a convicção deles de que em um grande número de casos a medicina obterá resultados, mas que também, em muitos casos, ela será inadequada. Por conseguinte, para aqueles que ainda não alcançaram uma percepção mais interior da lei da Natureza, o elemento de cura operante da medicina representa uma ajuda extremamente valiosa para o alívio das enfermidades físicas. O erro a ser combatido não é a crença de que, da sua maneira, a medicina é capaz de obter resultados, e sim a crença de que não existe nenhuma maneira melhor ou superior.[5] (Os grifos são meus.)

Para Troward, existe uma diferença crucial entre manter uma ideia na mente consciente e manter uma ideia na mente subconsciente. A mente consciente percebe as coisas como estando relacionadas com o tempo e o espaço, ao passo que o subconsciente não tem nenhuma relação com o tempo e o espaço. Troward diz ainda que o espírito do homem é incondicionado; por conseguinte "ele não está sujeito à doença; e, quando essa ideia estiver firmemente inculcada na mente subconsciente, ele a exteriorizará".[6]

Quanto à pergunta de por que muitas pessoas não ficam curadas rapidamente com o tratamento mental, Troward responde que elas vêm alimentando desde a infância a ideia de que a doença é uma condição natural, de modo que um único tratamento não pode erradicar uma convicção que a pessoa tem há tantos anos. A nova crença precisa de tempo para penetrar nas profundezas mais recônditas da mente subconsciente. Por conseguinte, é importante que o agente de cura fortaleça a nova convicção até que a cura tenha lugar.

Podemos acrescentar a essa resposta o fato que, em muitos casos, a doença se incorporou ao corpo durante muitos anos sem que a pessoa tivesse consciência disso; por conseguinte, o corpo também precisa de tempo para curar a si mesmo, desde que obtenha o descanso necessário e os nutrientes adequados. O problema é que algumas pessoas ficam impacientes e querem ficar curadas logo. Quando a cura não acontece rápido, elas interferem no processo de cura natural do corpo ingerindo substâncias químicas nocivas ou forçando-o a executar atividades para as quais ele ainda não está preparado. Em consequência disso, elas agravam a situação. A impaciência também pode se manifestar como um sentimento de ansiedade e insegurança com relação ao resultado. Essa atitude é uma poderosa sugestão contraproducente para a mente subconsciente. O segredo, na maioria dos casos, é conceder ao corpo tempo para se purificar dos elementos nocivos que criaram a doença.

Nos casos em que o paciente é incapaz de praticar a autocura, Troward recomenda que ele recorra a um praticante competente do tratamento mental ou espiritual. Um dos obstáculos que Troward encontrou para o sucesso do tratamento da cura mental é o conceito errôneo da separação dos seres humanos. Alguns praticantes se consideram entidades completamente separadas do paciente. Eles podem também alimentar um certo sentimento de superioridade. Tudo isso é errado. No nível subconsciente coletivo não existem demarcações ou limites pessoais entre os seres humanos. Essas crenças equivocadas perturbam o entrosamento positivo entre as duas mentes subconscientes que é necessário para a cura, porque, durante esse processo, elas estão se comunicando no nível subconsciente.

O processo de remover a barreira mental entre o praticante ou agente de cura e o paciente envolve estabelecer um entrosamento. Isso é possível porque o subconsciente universal está presente em todos os pontos do espaço e do tempo. Por esse motivo, quando o praticante percebe que as barreiras da personalidade externa entre ele e o paciente foram removidas, ele é capaz de implantar ideias de cura na mente subconsciente do paciente.

Eis uma coisa extremamente importante que deve ser mantida em mente em uma sessão de cura: o praticante não alcançará muito sucesso se voltar a mente para o estado insalubre do paciente, porque estará se concentrando na doença e não no efeito de uma situação saudável. Além disso, para obter uma cura permanente, o praticante precisa considerar e reconhecer o ser espiritual do paciente em vez de se identificar com a personalidade exterior dele. Troward adverte o seguinte:

> Precisamos, portanto, afastar o pensamento da contemplação dos sintomas; na verdade, precisamos afastá-lo da personalidade física dele como um todo. Temos que pensar nele como uma individualidade puramente espiritual, como tal inteiramente livre da sujeição a quaisquer condições, e consequentemente como exteriorizando voluntariamente as condições mais indicativas da vitalidade e inteligência que é o espírito puro.[7]

Troward adverte ainda que, para obter a cooperação consciente do paciente, o praticante precisa ensinar a ele os princípios gerais da Ciência Mental. Em alguns casos, isso poderá não ser aconselhável, porque os princípios poderão ser contestados pelos preconceitos do paciente. Nesses casos, o tratamento à distância parece ser o mais eficaz. Neste caso, é irrelevante se o paciente está na presença do praticante ou em um local distante. De acordo com Troward, foi constatado que o tratamento durante o sono é eficaz porque todo o sistema do paciente encontra-se naturalmente em estado de relaxamento, o que o impede de oferecer qualquer oposição consciente ao tratamento.

Essas ideias já haviam sido estabelecidas por Hudson em *The Law of Psychic Phenomena*. Troward concorda com Hudson em que a melhor hora para implantar no subconsciente pensamentos de cura é imediatamente antes de o paciente adormecer e logo depois de ele acordar pela manhã. Ele adverte que o estudante deve ficar prevenido contra uma crença errônea comum alimentada por alguns autores e professores de metafísica, que acham que estão usando a sua força de vontade pessoal para praticar curas ou outras maravilhas. O autêntico praticante da cura mental deve ter em mente a seguinte advertência:

> Não há dúvida de que a força de vontade pode produzir certos resultados externos, mas, à semelhança de outros métodos de compulsão, ela carece da permanência do desenvolvimento natural. As aparências, formas e condições produzidas pela mera intensidade da força de vontade só permanecerão unidas enquanto a força coerciva continuar; no entanto, se ela se exaurir ou se recolher, os elementos que foram forçados a assumir uma combinação inatural imediatamente voltarão para as suas afinidades adequadas; a forma criada pela compulsão nunca em si teve o germe da vitalidade e é, portanto, dissipada tão logo a energia externa que a apoiava é recolhida.[8]

A cura realizada pelo carisma ou influência pessoal por meio de métodos mentais não tem efeitos duradouros. De acordo com Troward, o praticante que cura apenas por meio de poderes mentais está em sintonia com o corpo físico do paciente, mas não com o ser espiritual dele. Essa declaração poderia ser aplicada a Mesmer, cujo tipo de tratamento envolvia transmitir uma energia fluídica do praticante para o corpo físico do paciente, negligenciando o lado espiritual. Para Troward, a cura genuína e integral deveria consistir nos seguintes passos:

1. Considerar todo paciente um ser espiritual. Na esfera espiritual, toda alma é completa e perfeita em todos os momentos e lugares.
2. Capacitar a pessoa doente a despertar as suas capacidades interiores para o processo da cura.
3. Inculcar uma sugestão de cura na mente subconsciente do paciente.

Autores e críticos metafísicos escreveram abundantes textos a respeito de Troward, mas poucos se deram conta de que ele era um genuíno membro da ordem Rosa-Cruz. A ordem Rosa-Cruz foi supostamente fundada na Alemanha por Christian Rosenkreutz (Rosa Cruz Cristão, no nosso idioma), que provavelmente é uma figura alegórica. Essa organização chegou ao conhecimento do público no início do século XVII. Nos seus textos, Troward fornece indícios da sua profunda admiração pelo rosacrucianismo; as suas conferências de Edimburgo, por exemplo, contêm, no final, um impressionante comentário no qual ele apresenta um breve relato do fundador da fraternidade. Ele indica que Christian Rosenkreutz havia resumido "*todo o conhecimento nas seguintes palavras: JESUS MIHI OMNIA*".[9] Essas palavras, que literalmente significam "Jesus representa para mim todas as coisas", estavam escritas no centro da cripta de Christian Rosenkreutz, de acordo com o tratado rosa-cruz do século XVII *Fama fraternitatis* ("A Fama da Fraternidade"). Isso mostra claramente as raízes cristãs da fraternidade.

Jesus Cristo definiu o padrão para mensurar um cristão genuíno quando disse o seguinte: "Pelos seus frutos os conhecereis" (Mateus 7:20). Troward demonstrou possuir um conhecimento penetrante das questões metafísicas e místicas, e compartilhou abertamente o seu conhecimento nas conferências de Edimburgo e de Dore. Troward escreveu o seguinte nas conferências de Edimburgo: "E agora os seus seguidores aguardam a chegada do 'Artista Elias', que concluirá a Magnum Opus. 'Que aquele que lê compreenda'".[10]

"O artista Elias", segundo Paul Foster Case, é uma referência à autoliberação a ser realizada pelo indivíduo. O "artista Elias", o qual dizem que vai retornar e "restabelecer todas as coisas" (Mateus 17:11), consuma o que é conhecido como a Magnum Opus, ou a "A Grande Obra". Por conseguinte, Troward está se referindo à Grande Obra, que é a "criação de um novo homem por ele mesmo". Essa é a meta suprema de um verdadeiro buscador espiritual. A Grande Obra, também conhecida como a Grande Arte dos rosa-cruzes, é, de acordo com Case, o trabalho daqueles que conhecem "o segredo da regeneração. Desse modo, eles são capazes de usar a lei que levou o homem a evoluir a partir do reino inferior para conduzi-lo para mais longe, para fora das limitações do seu estado natural".[11]

Na mesma série de palestras, Troward também afirmou o seguinte:

> Entre os registros que explicam os mistérios supremos, três se destacam proeminentemente, todos prestando testemunho à mesma Verdade UNA,

e cada um deles lançando luz sobre os outros; e esses três são a Bíblia, a Grande Pirâmide e o Baralho de Cartas.[12]

Aqueles que estão familiarizados com a literatura esotérica reconhecerão, de imediato, que, quando Troward menciona o "Baralho de Cartas", ele não está se referindo às cartas comuns, e sim às cartas do Tarô, que também são conhecidas como chaves do Tarô. Essas chaves são poderosas ferramentas mentais para a meditação e a transformação pessoal. O interessante é que Troward está colocando o Tarô no mesmo nível da Bíblia e dos mistérios da Grande Pirâmide.

Neste ponto, é uma boa ideia advertir os neófitos e todos os estudantes que abordam os estudos esotéricos e das ciências ocultas em busca de vantagens pessoais que as autênticas escolas de mistério ocidentais, como a Cabala Hermética, a alquimia e a maioria das ramificações das disciplinas metafísicas, estão radicadas nos ensinamentos da Bíblia Sagrada e de Jesus Cristo. Como vimos, a ordem Rosa-Cruz original era fundamentalmente uma organização cristã. Do mesmo modo, nos tempos medievais, os Cavaleiros do Templo tornaram-se uma ordem estabelecida, a Ordem dos Templários, para proteger os peregrinos católicos que se dirigiam à cidade santa de Jerusalém. A Maçonaria também está radicada em ensinamentos cristãos, assim como a Ordem Hermética da Aurora Dourada, que floresceu no final no século XIX. Esse grupo, que influenciou indelevelmente todas as áreas da metafísica ocidental, da filosofia oculta e da magia cerimonial, afirmava ser um sucessor direto da Fraternidade Rosa-Cruz.[13] É aconselhável que o iniciante preste atenção a essa consideração para evitar futuras desilusões.

Capítulo 14

Émile Coué

A Autossugestão e o Efeito Placebo

A autossugestão é um instrumento que possuímos ao nascer e, nesse instrumento, ou melhor, nessa força, reside um poder maravilhoso e incalculável.
— Émile Coué

O farmacêutico e psicólogo francês Émile Coué (1857-1926) é considerado o pai do condicionamento aplicado ou psicologia aplicada. Ele popularizou o conceito da autossugestão e explicou metodicamente o efeito placebo para os círculos científicos da sua época. Hoje em dia, o efeito placebo é comumente usado em testes clínicos e ambientes médicos; ele até mesmo se tornou um clichê nos tratamentos psicológicos e nas estratégias de marketing.

Embora Coué fosse farmacêutico, ele estava interessado na hipnose. Visitou a escola de hipnose de Nancy e estudou amplamente com Liébeault e Bernheim. Como vimos, essa escola promovia o método de cura conhecido como *terapias sugestivas*. Coué, munido do conhecimento que adquiriu na escola de Nancy, desenvolveu a sua própria técnica terapêutica baseada no trabalho de Faria, que postulava a importância da sugestão e da autossugestão no processo de cura. Coué achava que a hipnose era desnecessária desde que o paciente repetisse sistematicamente afirmações construtivas semelhantes a mantras. Consta que ele curou milhares de pessoas por meio desse método.

A origem do efeito placebo remonta às experimentações de Bernheim com as terapias sugestivas. Ele narra a história de um homem com paralisia na língua, que era considerada incurável devido à sua resistência a vários métodos de tratamento. Por fim, quando o homem foi a uma consulta com um médico, este lhe disse que iria experimentar um novo instrumento que ele mesmo inventara para curá-lo. O médico afirmou ainda que esse instrumento obtivera excelentes resultados na cura de outras pessoas. Em seguida, o médico pediu ao paciente que fechasse os olhos e abrisse a boca. Enquanto o homem estava de olhos fechados, o médico introduziu um termômetro de bolso na boca do paciente. Este acreditou no que o médico lhe disse, porque, quando recebeu instruções para abrir os olhos ele exclamou, com grande alegria, que era capaz de mover livremente a língua.[1] Ao dizer que *este instrumento obtivera excelentes resultados na cura de outras pessoas*, o médico transmitiu uma poderosa sugestão para o paciente. Este acreditou nela, e a cura aconteceu.

Coué teve uma experiência semelhante quando trabalhava como farmacêutico. Certo dia, quando estava na sua farmácia, entrou um cliente que desejava comprar um determinado remédio que precisava de uma receita médica, mas o cliente não dispunha de uma. Mesmo assim, o cliente insistiu em querer o medicamento. Coué, que não podia vender o remédio sem uma receita, improvisou uma solução inspirado no que aprendera na escola de Nancy. Ele recomendou um produto diferente para o comprador, dizendo que se tratava de um novo remédio tão eficaz quanto aquele que o cliente desejava comprar, mas que poderia ser vendido sem receita. O cliente comprou o medicamento alternativo e foi embora. O produto vendido foram pílulas de açúcar sem nenhum valor medicinal.

Alguns dias depois, o cliente voltou e informou, com grande alegria, que o remédio vendido por Coué o deixara completamente curado, acrescentando que essa nova droga milagrosa era fantástica. Depois que o cliente foi embora, Coué ficou perplexo com a eficácia da terapia sugestiva. Ele acabara de comprovar o que é hoje conhecido como o efeito placebo. No entanto, como profissional, ele se perguntou o seguinte: o que realmente curou o cliente? Teria sido a crença no "remédio" falso ou a determinação dele de recobrar a saúde? Por que um produto completamente desprovido de propriedades terapêuticas tinha curado o homem?[2] A resposta é que a sugestão oculta feita por Coué fez com que o paciente acreditasse no falso remédio; a sugestão foi intensificada pelo desejo do paciente de recuperar o bem-estar.

Esse incidente foi o ponto decisivo na vida profissional de Coué. Ele compreendeu a importância dessa experiência e desenvolveu o seu método de curar as pessoas por meio do que é chamado de *autossugestão consciente*, ou seja, usando afirmações positivas, que precisam ser constantemente repetidas. A teoria de Coué teria um impacto positivo na vida de milhões de pessoas no mundo inteiro. Os seus ensinamentos ficaram em voga nos Estados Unidos e na Europa, e consta que foram responsáveis por milhares de curas extraordinárias no início do século XX.

Coué logo chegou à conclusão de que não havia necessidade de um intermediário entre o paciente e a doença: o paciente poderia aplicar as suas próprias sugestões e curar a si mesmo. A teoria por trás da ideia da autossugestão é que as afirmações positivas, desde que penetrem no subconsciente, têm a capacidade de modificar a atitude mental e a imaginação da pessoa e, pouco a pouco, aliviá-la do seu problema físico.

Coué acreditava que toda pessoa é capaz de curar a si mesma por meio do método da autossugestão. Assim sendo, de fato, *toda cura é autocura*. Ele postulava o seguinte: "De qualquer modo, o paciente sempre faz a sua própria sugestão. A necessidade de um praticante externo é apenas um auxílio para a aceitação de uma sugestão". Como vimos, o método da Ciência Cristã — que nega a existência da doença — é outra forma de sugestão, por mais irracional que seja. O ponto crucial é fazer o paciente *acreditar* na possibilidade de recuperação da saúde e inculcar essa convicção na mente subconsciente dele. No método de Coué, as afirmações positivas eram a ferramenta essencial para que a mente subconsciente pudesse ser alcançada e influenciada. Com essa finalidade, ele elaborou uma série de afirmações que ficaram famosas no mundo inteiro, entre elas a mais conhecida: *A cada dia, em todos os aspectos, estou cada vez melhor*.

A ciência está hoje verificando a profunda influência dos pensamentos e das emoções no restabelecimento do bem-estar do corpo. Atualmente, o princípio da autossugestão está se tornando reconhecido na comunidade médica, embora muitos deixem de admitir a sua eficácia como agente terapêutico. Quando adequadamente compreendida e aplicada, a autossugestão por meio de afirmações positivas possibilita que todas as pessoas tratem de si mesmas, ou pelo menos mantenham uma atitude mental positiva com relação a obter bons efeitos. Por exemplo, afirmações feitas no estado mental conhecido como nível alfa (o estado meditativo) tendem a ser mais poderosas do que aquelas feitas no nível beta, que é o estado da mente desperta. Muitas dores e incômodos menores podem ser aliviados pela autossugestão adequada. Depois das sessões hipnóticas, os hipnotistas profissionais geralmente ensinam aos pacientes afirmações e técnicas de auto-hipnose para que eles possam continuar o tratamento em casa e evitar as recaídas. É claro que as afirmações precisam ser criadas especialmente para as idiossincrasias e necessidades específicas do paciente.

A obra-prima de Coué, *Self Mastery through Conscious Autosuggestion* [O Domínio de Si Mesmo pela Autossugestão Consciente], tornou-se muito popular tanto nos Estados Unidos quanto na Europa. Coué, assim como os agentes de cura mental que o precederam, encarava a mente subconsciente como o fator mais poderoso da personalidade humana. Para demonstrar o poder da imaginação e da mente subconsciente, ele apresentou o seguinte exemplo:

> Suponhamos que coloquemos no chão uma tábua com 10 metros de comprimento por 30 centímetros de largura. É evidente que todo mundo será capaz de andar de uma ponta a outra na tábua sem pisar fora da borda. Mas mudemos então as condições do experimento, e imagine essa tábua colocada no topo de grandes edifícios. [Uma pessoa] não seria capaz de andar nem um metro ao longo desse estreito caminho se não fosse um acrobata ou não tivesse prática em caminhar em situações desse tipo; antes de dar dois passos, ela começaria a tremer e é extremamente provável que despencasse lá de cima. Por que então uma pessoa não pisaria fora da tábua se esta estivesse no chão, e por que cairia se ela estivesse colocada nas alturas? Simplesmente porque, no primeiro caso, a pessoa imagina que é fácil caminhar sobre a tábua, ao passo que, no segundo caso, o medo se apodera da imaginação. A tontura é inteiramente causada pela imagem que ela forma na mente com relação ao medo de cair. Vamos examinar agora o caso de uma pessoa que sofra de insônia. Se ela não fizer nenhum esforço para dormir, pegará tranquilamente no sono; no entanto se, pelo contrário, ela tentar se obrigar a dormir por meio da sua vontade, quanto mais se esforçar, mas agitada ela ficará.[3]

Essa ilustração demonstra a influência do subconsciente e da imaginação sobre o comportamento humano. Eis outro exemplo que mostra o poder da imaginação: feche os olhos e imagine que você tem nas mãos uma laranja madura e suculenta. Imagine agora que está colocando a fruta sobre a mesa da cozinha, pegando uma faca e cortando a laranja em duas metades; veja com o seu olho mental o sumo saindo da laranja. Nesse ponto, é provável que você esteja salivando.

Esses dois exemplos mostram que a mente subconsciente não distingue se o objeto da imaginação é real ou não. Em ambos os casos, a reação física corresponderá às imagens mentais que a pessoa está fornecendo à mente subconsciente. Do mesmo modo, se uma pessoa alimenta ideias negativas e emoções amargas durante muitos anos, mais cedo ou mais tarde estas se manifestarão na condição física dela. (Examinarei este ponto mais adiante no capítulo intitulado "O Papel das Imagens na Cura".)

Dizem que Coué era maçom e membro de uma escola esotérica que praticava a hipnose e o mesmerismo. Embora não haja nenhuma prova conclusiva desse fato, podemos inferir a veracidade dele a partir dos seus ensinamentos. Por exemplo, Coué escreveu que os seres humanos possuem dentro de si uma força de poder incalculável. Essa força é controlada por meio do pensamento e do sentimento; quando não é adequadamente direcionada e controlada, ela pode ser prejudicial ao nosso bem-estar. Em contrapartida, quando as pessoas têm o domínio de si mesmas, elas podem dirigir essa força universal de uma maneira consciente para se libertar da sujeição das limitações físicas e das doenças. Esse tipo de conhecimento é decididamente o que chamaríamos de *metafísico*.

A contribuição mais relevante de Coué para a psicologia aplicada é a sua tese de que as pessoas podem controlar o seu corpo e as circunstâncias externas com afirmações positivas por meio da autossugestão. Isso confirma o segundo princípio da hipótese de trabalho de Hudson. Além disso, Coué propôs aplicar a autossugestão ao desenvolvimento do potencial humano, modificando características de comportamento negativas e curando a nós mesmos de doenças menores. Ele também recomendou que permanecêssemos conscientes do nosso modo de pensar. De acordo com Coué, uma vez que a autossugestão tenha sido dominada por meio da prática, ela pode ser uma maneira eficaz de eliminar hábitos e comportamentos negativos bem como de melhorar a nossa qualidade de vida. Coué recomenda os seguintes passos para uma aplicação prática da autossugestão para a autocura. Por exemplo, na presença da dor, é preciso fazer primeiro a sugestão de que *a dor está prestes a desaparecer*; em seguida, que *ela está quase desaparecendo* e, finalmente, que *ela sumiu*. Essas sugestões devem ser feitas na forma de palavras e reforçadas por uma clara visualização e o sentimento do resultado final. A intenção da autocura deve persistir até que o efeito desejado se produza. A constante afirmação de que a dor desapareceu, sem uma clara visualização do resultado desejado, invalidará o efeito.

Na nossa sociedade, somos constantemente bombardeados pelos mais diferentes tipos de sugestões. Recebemos essas sugestões dos nossos amigos, mentores e dos meios de comunicação de massa, todos os quais estão além do nosso controle. Os grandes laboratórios farmacêuticos gastam bilhões de dólares em propaganda, criando doenças fictícias e promovendo os seus remédios para essas enfermidades. Esse ambiente social negativo precisa ser combatido com persistentes afirmações positivas. Uma sugestão muito poderosa é a maneira como as pessoas interpretam as experiências da vida do dia a dia, porque a mente subconsciente irá elaborar as suas deduções a partir dessa interpretação.

O processo de autocura deve ser executado com plena confiança de que os sintomas não voltarão. Aos primeiros sintomas de uma doença, a pessoa deve iniciar um vigoroso processo de autossugestão. O corpo tem uma tremenda capacidade de curar a si mesmo, e a autocura natural ocorre quando a mente consciente está em repouso e não interfere com o processo de cura. Embora os momentos mais poderosos para a sugestão sejam pouco antes de a pessoa adormecer e logo depois de ela despertar, a sugestão será eficaz desde que exista um relacionamento harmonioso entre a mente consciente e a mente subconsciente. Nenhuma cura jamais foi alcançada ou poderá sê-lo se a crença na eficácia da recuperação não tiver sido implantada na mente subconsciente do paciente.

Neste ponto, podemos afirmar com segurança que a maioria dos casos de cura por métodos mentais resultam da *sugestão e da autossugestão*. Essa declaração foi confirmada por pesquisas científicas, que demonstraram que a mente é quem comanda o corpo físico e não ao contrário.

CAPÍTULO 15

Sigmund Freud
O Pai da Psicanálise

Os mais famosos representantes da psicologia profunda e da cura mental são William James, Sigmund Freud e Carl Gustav Jung. Eles exerceram uma grande influência no campo da terapêutica mental nos Estados Unidos que merece a nossa atenção especial. Além disso, existem algumas características comuns entre as suas filosofias e as do Novo Pensamento. Todas encaravam a mente subconsciente como o fator mais importante no bem-estar humano. A abordagem de Freud era tornar conscientes os impulsos sexuais e agressivos da mente subconsciente por meio da terapia pela fala (ou terapia por meio da palavra) e de uma livre associação de ideias. A teoria de Jung visa revelar os elementos negativos da mente subconsciente, que ele chama de a *Sombra*, por intermédio da interpretação dos sonhos, do folclore e dos símbolos coletivos que ele chamava de *arquétipos*, e integrá-los conscientemente à personalidade. Freud e Jung compartilham outra característica comum com muitos líderes do Novo Pensamento americano. A primeira é que eles curavam a si mesmos por meio de métodos mentais. Para Freud e Jung, a cura não envolvia doenças físicas e sim conflitos psicológicos e interiores. A segunda é que eles criaram sistemas de cura sem remédios.

Há muitos anos, uma revista publicou um artigo interessante que discutia os resultados de uma pesquisa conduzida por algumas universidades americanas. Pesquisadores descobriram que muitos estudantes de psicologia ingressavam na faculdade para resolver os seus próprios problemas interiores. Pesquisas mais recentes revelaram informações impressionantes sobre a taxa de suicídios de psiquiatras, um indício de que muitos profissionais da área da saúde mental também têm intensos problemas psicológicos não resolvidos. De acordo com uma das pesquisas, entre 18.730 mortes de médicos durante um período de cinco anos, 1967-1972, houve 953 suicídios. O mesmo artigo declara adicionalmente que "os suicídios de psiquiatras [aumentam] regularmente, ano a ano, a uma razão que é mais ou menos o dobro da esperada; e essas diferenças são estatisticamente significativas".[1]

Sigmund Freud nasceu em Freiberg, na Morávia, no que é hoje a República Tcheca, no dia 6 de maio de 1856, de pais judeus. A sua família se mudou para Viena poucos anos depois de ele nascer, e Freud passou lá a maior parte da sua vida profissional. Em 1881, ele se formou em medicina e trabalhou no Hospital Geral de Viena durante alguns anos. Lá ele foi supervisionado pelo famoso fisiologista Ernst Wilhelm von Brücke, cuja influência sobre Freud conduziu ao futuro desenvolvimento da psicodinâmica, que descreve os processos da mente pelos quais as emoções reprimidas alojadas na subconsciência afloram na consciência do paciente. Esses conflitos interiores reprimidos criam problemas psicológicos. Esse conceito foi a pedra angular do desenvolvimento da psicanálise.

Antes que Freud fundasse a sua escola psicanalítica, a hipnose era mais ou menos um sinônimo de psicoterapia. O tratamento mental era feito por hipnose. Na realidade, depois de se formar na faculdade, Freud visitou tanto a escola de Paris quanto a escola de hipnose de Nancy. Freud aprendeu hipnose nesses locais, especialmente sob a orientação de Jean-Martin Charcot (1825-93), proeminente neurologista francês que conduziu pesquisas pioneiras em histeria. Freud permaneceu com Charcot durante quatro meses em 1885-86.[2] Ele estava fortemente interessado em hipnose na época, e até mesmo pensou a respeito de aprimorar a técnica do seu mentor. O seguinte parágrafo, extraído de uma introdução biográfica ao livro de Freud O Ego e o Id, corrobora essa afirmação:

> De outubro de 1885 a fevereiro de 1886, Freud trabalhou em Paris com o célebre neurologista francês Jean-Martin Charcot, que impressionou Freud com a sua arrojada defesa da hipnose como instrumento para a cura de distúrbios médicos, e a não menos arrojada defesa da tese (na época bastante fora de moda) de que a histeria é uma doença que os homens são

tão susceptíveis de contrair quanto as mulheres. Charcot, um incomparável observador, estimulou o crescente interesse de Freud pelo aspecto teórico e terapêutico da cura mental.[3]

Subsequentemente, Freud foi influenciado por Josef Breuer (1842-1925), um médico austríaco que acidentalmente descobriu o tratamento terapêutico conhecido como a "cura pela fala". Freud aperfeiçoou essa técnica com a interpretação dos sonhos e a desenvolveu, transformando-a no que é hoje conhecido como tratamento psicanalítico. Freud considerava a interpretação dos sonhos "o caminho fácil e direto para o entendimento dos processos mentais inconscientes".

Breuer descobriu a cura pela fala da seguinte maneira: descobriu que uma das suas pacientes, Bertha Pappenheim (posteriormente conhecida em um famoso estudo de caso como "Anna O."), se recuperou de sintomas de histeria falando com ele durante as sessões terapêuticas a respeito dos seus problemas da vida do dia a dia, de experiências traumáticas do passado e de emoções. Essas sessões de fala funcionaram como uma "limpeza de chaminé" para ela, como ela própria as descreveu mais tarde para seus amigos.

Antes de procurar Breuer, Anna O. estava se tratando com outros neurologistas sem obter muito sucesso. Ela fora acusada de simular os seus sintomas, e os seus médicos se recusaram a dar seguimento à sua terapia. No entanto, ao ser tratada por Breuer, que a tratava com compaixão e a ouvia atentamente, ela obteve um alívio parcial de uma paralisia, alucinações e medos infundados. Em conversas que teve com os seus amigos a respeito da sua recuperação, ela afirmou que o doutor Breuer havia descoberto a "cura pela fala", implicando que toda a sessão terapêutica, a limpeza da chaminé", consistia apenas em falar a respeito dos seus problemas. Desse modo, foi ela que, efetivamente, inventou o nome desse tipo de tratamento mental.

Breuer discutiu essa experiência com o jovem Freud, que por sua vez teorizou que os distúrbios mentais poderiam ser superados por meio da investigação do mundo interior do paciente. Esse foi o início da teoria psicanalítica. Freud abandonou os métodos hipnóticos e se dedicou à cura pela fala como um método terapêutico de tratamento. Ele incluiu no seu sistema a técnica da livre associação e a análise dos sonhos para descobrir eventos traumáticos do passado enterrados na mente subconsciente. Freud teorizou que as origens da neurose (fobias, medos, ataques de pânico e outros distúrbios mentais) eram experiências traumáticas que tinham acontecido na infância. Esses eventos traumáticos eram geralmente esquecidos e habitavam as profundezas da mente subconsciente, ocultos da percepção consciente, em geral como forças conflitantes. A chave para a cura era fazer com que o conteúdo inconsciente se tornasse consciente.

Assim sendo, o propósito do tratamento psicanalítico é ajudar o paciente a descobrir experiências traumáticas do passado por meio de uma longa sessão de terapia pela fala, da interpretação de sonhos e da livre associação. Desse modo, as preocupações e ansiedades pessoais são expostas à percepção consciente, assim como as causas originais dos distúrbios. Uma vez que o conflito esquecido tenha emergido da mente subconsciente, o terapeuta ajuda o paciente ao controlá-lo e, ao fazer isso, produz um fenômeno conhecido como *catarse* ("purificação" em grego). Na psicologia, a catarse é um processo que envolve expelir a energia emocional represada e, consequentemente, facilitar a liberação dos conflitos emocionais interiores. Esse processo ajuda a eliminar conflitos interiores subjacentes, possibilitando que o paciente progressivamente restabeleça o seu bem-estar mental.

A energia emocional aprisionada na mente subconsciente geralmente não está presente na consciência da pessoa e age nos bastidores. Freud chamava isso de *repressão*. Quando essa energia é canalizada em uma direção criativa como um subterfúgio, ela é chamada de *sublimação*. Por meio da cura pela fala e da interpretação dos sonhos, espera-se que o terapeuta reinterprete o significado do evento traumático e gere a liberação da energia emocional, libertando os distúrbios emocionais. Não obstante, *o paciente cura a si mesmo*; o papel do terapeuta é facilitar essa cura.

A propósito, o processo de liberar a energia emocional negativa reprimida foi redescoberto nos Estados Unidos na década de 1970 por meio dos sistemas conhecidos como *psicologia energética* ou *medicina energética*. Um conceito fundamental aqui é que quase todas as doenças físicas estão relacionadas com a supressão ou repressão emocional. Esse sistema lança mão dos conceitos chineses da acupuntura e dos meridianos. A medicina oriental associa emoções inadaptadas específicas a distúrbios no fluxo de energia que percorre o corpo físico.[4] A psicologia energética está ganhando grande aceitação nos círculos médicos e psicológicos para o tratamento de doenças psicológicas, emocionais e físicas. Eu a examinarei mais detalhadamente no capítulo 27.

A noção inicial de Freud de que histeria era causada por memórias reprimidas de abuso sexual faz mais sentido do que a sua ideia posterior de que a histeria era causada por memórias reprimidas de desejos incestuosos.[5] Consta que Charcot foi o primeiro a mencionar que a fonte do comportamento neurótico de um paciente reside nas peculiaridades da sua vida sexual. Essa observação impressionou Freud profundamente e foi a ideia central no desenvolvimento da psicanálise.[6] Essa hipótese foi reforçada quando Freud descobriu que a maioria das suas pacientes tinha sido vítima de abuso sexual em tenra idade. A ideia dos impulsos sexuais e da sua repressão tornou-se o mecanismo fundamental do comportamento humano na filosofia de Freud.

A técnica terapêutica de Freud da interpretação e reconstrução da linguagem simbólica do subconsciente pode se tornar tendenciosa e arbitrária, porque o paciente está sujeito aos preconceitos do próprio terapeuta. Este interpreta e manipula a associação de ideias e sintomas do paciente de acordo com o seu próprio nível de habilidade. O paciente encara o clínico como um médico, um profissional treinado para curar a pessoa doente; uma palavra, uma frase pronunciada pelo clínico, bem como quaisquer declarações de aprovação ou rejeição, causarão inevitavelmente um poderoso impacto no bem-estar do paciente. Por conseguinte, existe o risco de que falsas memórias sejam inadvertidamente implantadas na mente do paciente. Nesse sentido, não há muita diferença entre as intervenções de um psicanalista e as do terapeuta hipnótico. Na realidade, o tratamento psicanalítico de Freud pode ser considerado tecnicamente semelhante a uma hipnose parcial. A sessão, como é praticada por Freud, consiste em fazer com que o paciente se sinta calmo e relaxado. Este fica reclinado em um divã especial, confortável, em um estado receptivo; ele pode até mesmo fechar os olhos. O paciente não vê o terapeuta, que fica sentado atrás dele, ouvindo apenas uma voz que vem "de um outro lugar".

Esse método de liberar conteúdos emocionais negativos da mente subconsciente é uma espécie de autoinvestigação e autodescoberta que pode durar muitos anos, e a sua eficácia depende da capacidade de discernimento do paciente e do sincero desejo dele de enfrentar os seus "demônios e bruxas". O tratamento psicanalítico tem sido criticado por não ir além da exploração mental ou psicologia dos eventos traumáticos da vida da pessoa; ele se limita a examinar e trazer à luz traumas psicológicos do passado, reformulando-os e esperando o alívio. Consequentemente, na maioria dos casos, esse tipo de terapia não é conducente à cura integral porque não leva em consideração a dimensão espiritual do ser humano. Outro inconveniente do tratamento psicanalítico é que ele pode durar muitos anos com resultados incertos. Como indicaram alguns autores, esse tratamento pode consumir enormes quantias e uma grande quantidade de tempo.

Nas últimas décadas, os princípios fundamentais da psicanálise como método científico de tratamento têm sido seriamente questionados.[7] Atualmente, a teoria da repressão de Freud está sendo seriamente questionada por autoridades na área da psicologia.[8] Depois de passar vários anos investigando a teoria, o professor israelense Yacov Rofe concluiu que ela não é amparada por nenhuma confirmação empírica. Em um artigo publicado na *Review of General Psychology*, da American Psychological Association, Rofe audaciosamente concluiu que a teoria da repressão de Freud "deve ser descartada".[9]

O escritor Stefan Zweig, grande admirador de Sigmund Freud, já reconhecera as limitações da psicanálise como método de cura abrangente devido ao seu ponto de vista fortemente materialista. Zweig escreveu o seguinte:

> A psicanálise pode lançar luz sobre os fatos mentais, mas não pode aquecer a alma humana. A única coisa que ela pode oferecer é saúde, mas a saúde por si só não é suficiente. Para ser feliz, para ser criativo, o homem precisa ser sempre fortalecido pela fé no significado da sua própria existência. A psicanálise, contudo, não tem nenhum tranquilizante a oferecer como o tem a Ciência Cristã; ela não pode oferecer nenhum êxtase de inebriação (...) Ela não faz nenhuma promessa; não oferece nenhum consolo.
>
> Inquestionavelmente, a psicanálise tende a privar o homem do seu deus, lembrando-lhe perpetuamente que ele é uma criatura perecível ligada para sempre a este planeta um tanto inóspito, e isso dificilmente pode ser encarado como uma perspectiva alegre. A franqueza pode enriquecer a inteligência, mas não pode nunca satisfazer os sentimentos, não pode nunca nos fazer ansiar por sobrepujar a nós mesmos — o mais louco e ao mesmo tempo o mais necessário dos nossos desejos. Mesmo como um organismo físico, o homem não é capaz de viver sem sonhos.

Zweig afirma ainda que uma teoria materialista, neste caso a psicanálise, não pode proporcionar, como faz a religião, o senso de significado que possibilita que os seres humanos suportem as adversidades da vida.

Essa sede de fé que a alma tem não consegue ser saciada na sobriedade inóspita, fria, rigorosa e prática da psicanálise. A análise pode oferecer conhecimento e nada mais. Exatamente pelo motivo que ela não tem lugar para a fé, ela só pode nos fornecer fatos; com realidades, porém nunca com uma filosofia. Essa é a limitação. Nenhum outro método psicológico é capaz de conduzir com tanto sucesso o homem aos recessos do seu próprio ego; no entanto, por ser uma disciplina intelectual e não afetiva, ela nunca poderá levá-lo de volta a altitudes que transcendem o seu ego. Ela dissolve, subdivide e separa; ela mostra a cada vida o seu próprio significado; mas é incompetente para reunir esses elementos separados em um significado comum.[10]

Consequentemente, Zweig propõe o termo *psicossíntese* em vez de "psicanálise" como um conceito mais abrangente.

O termo *psicoespiritualidade* poderia ser até mesmo mais apropriado do que psicossíntese, já que vai além da visão de mundo freudiana materialista. A propósito, o psiquiatra Viktor Emil Frankl (1905-1997), sobrevivente do Holocausto, propôs o termo *análise existencial* ou *logoterapia*. Esse tratamento visa ser um sistema psicoterapêutico integral, que inclui a dimensão espiritual do ser humano.

Outro admirador de Freud, o sociólogo e psicanalista Erich Fromm, apresentou o termo *humanismo* como uma solução para a alienação do homem nas sociedades modernas. O livro de Fromm *Greatness and Limitations of Freud's Thought* [Grandeza e Limitações do Pensamento de Freud] examina detalhadamente a vida e o trabalho de Freud. Fromm questiona o pensamento dualista de Freud quando ele descreve a consciência humana como uma luta entre dois extremos; ele também encontra uma discrepância entre a teoria freudiana inicial e a teoria dos anos posteriores. No trabalho inicial, Freud descreveu os impulsos humanos como uma tensão entre o desejo e a repressão, mas no seu trabalho posterior, ele distinguiu os impulsos humanos como uma luta entre a vontade de viver e a vontade de morrer – os instintos *eros* e *thanatos*.

Uma outra limitação da teoria psicanalítica é que ela está voltada apenas para a cura dos distúrbios emocionais e mentais, enquanto os praticantes do Novo Pensamento são capazes não apenas de curar doenças físicas e emocionais, como também de conferir ao paciente um sentimento de significado espiritual. A teoria de Freud foi fortemente influenciada pela teoria da evolução de Charles Darwin e pelos professores de Freud na universidade, que tinham a reputação de ser positivistas frios e calculistas que desprezavam qualquer especulação metafísica ou espiritual. Os psicólogos modernos questionam fortemente o método de Freud, e até mesmo argumentam que a teoria da psicanálise não se qualifica como científica.[11] O autor Frederick Crews vai mais além, considerando Freud o "principal vilão responsável pelos males da psicoterapia contemporânea".[12] No mesmo espírito, Thomas Szasz, no livro *The Myth of Psychotherapy*, argumenta que "a psicoterapia como tratamento médico é uma prática ilógica e imoral que tem tido desastrosas consequências econômicas e existenciais".

Usando o linguajar psicanalítico freudiano, podemos sugerir que o sistema teórico de Freud é, em grande parte, uma forma de *transferência*, uma projeção das suas sombras e conflitos interiores sobre a sua teoria psicológica. Como ocorre com qualquer ser humano, os traumáticos incidentes de Freud na infância foram os principais componentes do seu ponto de vista pessoal com relação à vida. Ele encontrou no passado dos seus pacientes algumas características que eram semelhantes às suas, e a partir destas generalizou um padrão difundido para a humanidade — por exemplo, considerando os impulsos sexuais reprimidos como o mecanismo para toda a atividade humana.

As informações biográficas de Freud lançaram alguma luz nas suas "descobertas" psicológicas, como a etiologia sexual da neurose, as repressões sexuais e o seu famoso complexo de Édipo, no qual repousa todo o paradigma da sua teoria psicanalítica. (Freud extraiu esse nome da antiga tragédia de Sófocles Édipo Rei, na qual Édipo, sem ter essa intenção, mata o seu pai biológico.) De acordo com a teoria do complexo de Édipo, as crianças sentem atração sexual pelo pai ou pela mãe (o do sexo oposto ao seu) e alimentam sentimentos de hostilidade para com aquele do mesmo sexo que o seu. Esse complexo, quando não resolvido, conduziria à gênese de diferentes distúrbios psicológicos e mentais.

Freud afirmou que os seus clientes geralmente relatavam memórias reprimidas de abuso sexual no início da infância. Ele postulou originalmente o abuso sexual como uma explicação geral para a origem das neuroses e da histeria, porém mais tarde abandonou essa suposta "teoria da sedução" para enfatizar o complexo de Édipo como a principal causa da histeria e de outros sintomas neuróticos. Paradoxalmente, o complexo de Édipo aparenta estar relacionado com os próprios conflitos psicológicos de Freud. Parece que o próprio Freud pode ter tido um sério "complexo de pai", o qual influenciou fortemente as suas teorias psicológicas. A sua teoria de Édipo se baseia na ideia de que a criança tem ciúmes do pai. Além disso, em *O Futuro de uma Ilusão*, ele teorizou que o homem inventou a religião por ter necessidade de um pai protetor. Em *Totem e Tabu*, ele argumentou que os primeiros seres humanos (a "horda primitiva") matavam o seu pai tribal, usurpando a sua posição hierárquica. Em *Moisés e o Monoteísmo*, Freud afirmou que Moisés, que ele considerava o pai primordial hebraico, foi assassinado pelos israelitas, e assim por diante. O seu trabalho oferece muitas indicações de um profundo conflito subjacente com a figura do pai.

Essa tese tem um respaldo adicional: depois da morte do pai, Freud passou por um período de profunda crise pessoal; como resultado, ele se dedicou a explorar os seus próprios sonhos, memórias da infância e a dinâmica do desenvolvimento da sua personalidade. Durante essa autoanálise, ele se lembrou da hostilidade que sentia com relação ao pai e a atração sexual que nutria pela mãe. Freud generalizou essa questão e aplicou-a a toda a humanidade. Desse modo, um evento que aconteceu a ele foi generalizado como um evento universal. Essa afirmação é corroborada por uma carta que ele escreveu para um amigo íntimo e confidente, Wilhelm Fliess, no dia 15 de outubro de 1897:

> Ocorreu-me uma ideia de valor genérico. Descobri, também no meu caso, [o fenômeno de] estar apaixonado pela minha mãe e com ciúmes do meu pai, e *agora considero isso um evento universal no início da infância*, embora não tão no início quanto no caso de crianças que se tornaram histéricas.[13] (O grifo é meu.)

Freud chegou ao extremo de tentar impor a sua teoria sexual ao seu pupilo Carl Jung como um dogma consagrado. Durante algum tempo, Freud considerou Jung uma espécie de príncipe herdeiro da sua herança psicanalítica e queria que Jung seguisse os seus princípios psicológicos materialistas. Jung recorda uma conversa relacionada com essa questão:

> Ainda consigo me lembrar vividamente de Freud ter me dito o seguinte: "Meu caro Jung, prometa-me que nunca abandonará a teoria sexual. Essa é a coisa mais essencial de todas. Fazemos disso um dogma, um baluarte inabalável". (...) Um tanto surpreso, perguntei a ele: "Um baluarte — contra o quê?" Ao que ele respondeu: "Contra a maré negra do lodo" — e aqui ele hesitou por um momento, e em seguida acrescentou — "do ocultismo". Ele me disse isso com grande emoção, em um tom paternal (...) Foram as palavras "baluarte" e "dogma" que me alarmaram (...) isso não tem mais nada a ver com o julgamento científico; apenas com um impulso de poder pessoal.[14]

A tendência de Freud para ideias fixas também foi notada por William James. Ele conheceu Freud em 1909 na Clark University, em Worcester, Massachusetts, onde estava ocorrendo uma conferência para a qual tanto Freud quanto Jung haviam sido convidados. Freud apresentou algumas palestras a respeito da sua teoria dos sonhos e da psicanálise para seus colegas americanos. Em uma carta dirigida a um amigo, James relatou que, em um determinado momento, ele e Freud tinham ido dar um breve passeio, o qual foi interrompido porque James se sentiu mal e precisou partir de imediato. James disse que a teoria dos sonhos de Freud não o convenceu nem um pouco e que ele achava que Freud era "um homem obcecado por ideias fixas".[15] O entusiasmo inicial de James por Freud se transformou em uma desilusão.

Freud era produto da sua época e ambiente social, uma sociedade vienense com fortes valores católicos e vitorianos (ao que consta, na época dele, a sociedade vienense era oitenta por cento católica). Ele vivia em um ambiente social caracterizado por princípios religiosos e morais radicais e por uma sociedade patriarcal na qual as mulheres e as crianças eram consideradas propriedade do chefe da unidade familiar. Naquela época, a igreja considerava pecaminoso manter até mesmo uma conversa inocente com uma mulher a respeito de um tema sexual. As mulheres não deveriam falar de jeito nenhum a respeito de sexo, e era incomum até mesmo reconhecer que as mulheres pudessem sentir desejo sexual. Pensar sobre sexo nesse ambiente era um pecado a ser punido com a condenação eterna no inferno. Sem dúvida esse ambiente, com a sua extrema repressão moral, gerava problemas emocionais para muitas pessoas. Aqui reside a grandeza de Freud: sob a fachada de uma descoberta científica, ele expôs a intolerância e o cinismo dos falsos valores morais vitorianos. Indiretamente, ele também denunciou o abuso sexual infantil, assunto que não era abordado naquela época na sociedade europeia. Inicialmente, Freud permaneceu sozinho na sua missão, embora posteriormente tenha obtido o apoio de colegas como Jung, Otto Rank, Alfred Adler e outros.

A contribuição mais importante de Freud para a psicologia foi a ideia de que a sexualidade humana é uma necessidade biológica natural. Ele descobriu um padrão nos seus pacientes: as pessoas que desenvolviam neuroses e graves problemas emocionais na vida adulta eram frequentemente mulheres com uma história de abuso sexual na infância.[16] Ele foi suficientemente corajoso para propor a sua teoria da repressão sexual, o complexo de Édipo e o abuso sexual das crianças em uma sociedade caracterizada pela intolerância e pelo puritanismo.

Podemos imaginar a enorme diferença entre os tempos vitorianos e a sociedade moderna. Naquela época, era tabu falar a respeito do abuso sexual, e os direitos das crianças eram inexistentes. Até mesmo na nossa sociedade contemporânea, com as suas leis e educação rígidas, os episódios de abuso sexual infantil ainda são comuns. Na virada do século XX, era comum que homens adultos, entre eles pais, irmãos e até mesmo representantes religiosos, cometessem abuso sexual contra crianças, e esses incidentes eram guardados como segredos de família. As pessoas viviam em dois mundos diferentes: um de valores religiosos radicais, e o outro de absoluto sigilo a respeito das suas necessidades sexuais. É um fato bastante conhecido na psicologia infantil que as vítimas se culpam por essas ocorrências. Esse tipo de abuso sem dúvida criava graves distúrbios emocionais na vida adulta das vítimas.

Embora as teorias de Freud fossem defeituosas, elas exerceram um tremendo impacto sobre todas as áreas da atividade moderna, entre elas a arte, o direito, a música e a escultura, bem como a psicologia e a psiquiatria.

Também está bem documentado que desde os seus tempos de estudante, Freud tinha a tendência de fazer experimentos com cocaína (naquela época, o uso da droga para fins medicinais não era ilegal). Na realidade, ele se tornou viciado em cocaína. Freud escreveu trabalhos sobre a coca, explicando as suas virtudes e promovendo o seu uso tanto como analgésico quanto como estimulante.[17] Além de escrever artigos sobre as qualidades antidepressivas da droga, Freud foi influenciado pelo seu amigo Wilhelm Fliess, que recomendava cocaína para o tratamento da "neurose nasal reflexa".[18] Freud acreditava sinceramente que a cocaína podia funcionar como uma panaceia para muitos distúrbios e a recomendava para os seus parentes e amigos mais próximos. Alguns críticos até mesmo aventaram que a maior parte da teoria psicanalítica de Freud era um subproduto do seu vício em cocaína.[19] E. M. Thornton escreveu um livro intitulado *The Freudian Fallacy: An Alternative View of Freudian Theory*, cujo objetivo era apresentar provas de que Freud era viciado em cocaína, o que de fato ela fez. Ela audaciosamente declara que as "teorias de Freud eram um resultado direto desse uso [de cocaína]".[20]

O autor Frank Cioffi, que investigou o legado de Freud durante muitos anos, publicou os resultados da sua investigação no livro *Freud and the Question of Pseudoscience*. Ele examina o legado e a legitimidade da psicanálise como uma disciplina psicológica, demonstrando que os relatos de Freud e o desenvolvimento das suas teorias psicanalíticas não têm nenhuma base científica.

O psiquiatra americano Thomas Szasz, conhecido como crítico antifreudiano da psiquiatria e psicoterapia e autor de *The Myth of Mental Illness* e *The Myth of Psychotherapy*, chega ao ponto de argumentar que a doença mental não existe; ela é apenas uma metáfora.[21] A psicoterapia corresponde a pouco mais do que a cura pela fala, a influência pessoal e a sugestão. Seria interessante que o leitor interessado no assunto consultasse os livros que acabam de ser citados.

Capítulo 16

Carl Gustav Jung

O Médico da Alma

Carl Gustav Jung foi um psiquiatra suíço e fundador da psicologia analítica, também conhecida como psicologia junguiana. Embora as raízes do que veio a ser chamado de psicologia profunda possam ser remontadas à escola de hipnose de Nancy e a Thompson Jay Hudson, as contribuições teóricas de Freud e Jung também foram influentes. Jung e James foram mais adiante, pois levaram a psicologia para a esfera da metafísica e da religião. Uma das maiores contribuições de Jung foi o fato de ele ter demonstrado as bases míticas da nossa vida cotidiana.

Existem semelhanças entre Carl Jung e William James. Além do interesse que nutriam pela paranormalidade, pela cura mental, pelo misticismo e pelas experiências religiosas, ambos eram espiritualmente independentes e não frequentavam cerimônias religiosas organizadas. Eles respeitavam todas as religiões e as consideravam importantes mecanismos para o funcionamento e bem-estar das sociedades. James estava convencido da existência de experiências religiosas autênticas, ao passo que Jung proclamava que a psique humana é "por natureza religiosa". Tanto Jung quanto James estudaram as principais religiões da humanidade. Eles são hoje, às vezes, caracterizados como *psicólogos transpessoais*, já que incorporaram a espiritualidade e as experiências religiosas às suas perspectivas psicológicas. Curiosamente, tanto o pai de Jung quanto o de James se interessavam profundamente pela teologia de Emanuel Swedenborg.

Jung foi criado em um ambiente conducente ao estudo das questões ocultas. Desde o início da infância, ele demonstrou ter habilidades psíquicas; brincava com amigos imaginários e tinha visões e experiências psíquicas que eram incomuns para crianças da sua idade. O pai de Jung foi um ministro protestante; a sua mãe se interessava pela paranormalidade e o incentivou a se dedicar ao estudo das ciências ocultas. Helene Preiswerk, prima de Jung, era médium nas sessões espíritas frequentadas pela sua família.[1] O interesse de Jung pelo ocultismo está evidenciado na sua dissertação de doutorado, *Psicologia e Patologia dos Fenômenos ditos Ocultos*, que discute as sessões de Preiswerk.

Jung foi uma criança um tanto solitária; a partir do seu primeiro ano do ginásio em Basel, na Suíça, ele sofreu *bullying* na escola. Ele usava a doença como desculpa para não ir *às aulas*; como resultado, ficou em casa durante seis meses, até que ouviu, por acaso, o seu pai comentando para uma visita, que se preocupava com o futuro do filho e a capacidade deste de prover o próprio sustento.[2] Nesse ponto, ele compreendeu que precisaria ter uma boa educação para poder vencer na vida. Inicialmente, Jung pensou em estudar arqueologia, mas mudou de ideia e optou por estudar medicina na Universidade da Basileia.

Jung se definia como um empírico. A sua missão na vida era compreender como funciona a psique humana, e para fazer isso ele investigou a simbologia dos sonhos, o folclore, a alquimia, a mitologia, a religião e a filosofia. Jung pode ser visto como o psicólogo que inspirou grande parte da Nova Era: ele inventou termos que são hoje familiares, entre eles *arquétipos*, *o inconsciente coletivo*, *introvertido* e *extrovertido*, e sincronicidade. Esses termos são com frequência usados praticamente em todos os livros atuais sobre Tarô, astrologia, alquimia e psicologia esotérica.

Consta que Jung não tinha planos de se dedicar à psiquiatria como profissão, porque ela não tinha uma boa reputação na época. No entanto, ele se interessou muito pelo assunto quando estava estudando um livro de psicologia na Universidade da Basileia. Ele se identificou com algumas das questões psicológicas descritas no livro e desejou encontrar uma explicação para elas, bem como para as questões paranormais que ele havia vivenciado na infância e na adolescência. Com o tempo, ele se convenceu de que essa seria a área que escolheria para a sua carreira.[3]

Em 1906, a psicologia ainda estava nos estágios iniciais de desenvolvimento. Esse foi o ano em que Jung leu *A Interpretação dos Sonhos*, de Freud, e ficou impressionado com a semelhança que o livro tinha com algumas das suas próprias ideias. Nesse mesmo ano, Jung enviou para Freud uma coleção das suas primeiras publicações, intituladas *Studies in Word Association*.[4] Esse evento representou o início de uma intensa correspondência, troca de ideias e colaboração entre os dois homens, que durou mais de seis anos. Eles se encontraram pela primeira vez em março de 1907, quando, a convite de Freud, Jung o visitou na sua casa em Viena. Eles tinham muitas coisas em comum para compartilhar e discutir. Freud cancelou as suas consultas médicas do dia para dedicar tempo ao convidado. O diário de Jung descreve esse encontro:

> Nós nos encontramos a uma hora da tarde e conversamos praticamente sem nenhuma interrupção durante treze horas. Freud foi o primeiro homem realmente importante que eu conhecera; na minha experiência, até aquela ocasião, mais ninguém poderia se comparar a ele.
>
> O que ele disse a respeito da sua teoria sexual me impressionou. Não obstante, as suas palavras não puderam dissipar as minhas hesitações e dúvidas. Tentei expor essas minhas reservas em várias ocasiões, mas ele sempre as atribuía à minha falta de experiência. Freud estava certo; naqueles dias, eu não tinha experiência suficiente para respaldar as minhas objeções.[5]

Freud, vendo em Jung um futuro discípulo, e considerando-o uma espécie de filho (a diferença de idade entre os dois homens era de quase vinte anos), esperava deixar o desenvolvimento das teorias psicanalíticas a cargo de Jung. No entanto, desde o início da amizade deles, Jung discordou da gênese sexual da histeria, algo que ele expressou na primeira carta que escreveu para Freud em 1906. "Parece-me", escreveu Jung, "que embora a gênese da histeria seja predominantemente sexual, ela não o é exclusivamente. Penso da mesma maneira a respeito da sua teoria sexual".[6]

Freud esperava convencer Jung, com o tempo, da origem sexual da histeria e da importância da repressão sexual para o entendimento da histeria e da neurose. Freud respondeu à carta de Jung da seguinte maneira:

> O que você escreve nas suas cartas há muito tempo me levou a suspeitar de que a sua apreciação da minha psicologia não se estende a todas as minhas

opiniões sobre a histeria e os problemas da sexualidade, mas me aventuro a ter a esperança de que, ao longo dos anos, você se aproximará mais de mim do que hoje considera possível.[7]

Freud tinha uma forte ideia preconcebida contra qualquer coisa que se relacionasse com a paranormalidade e a parapsicologia, para as quais Jung tinha uma forte inclinação. Em vários casos, Jung tentou chamar a atenção de Freud para essas questões, mas obteve apenas uma reação adversa. Durante a sua terceira visita à casa de Freud, ele teve a seguinte experiência:

Interessou-me ouvir as opiniões de Freud sobre a precognição e a parapsicologia em geral. Quando o visitei em Viena em 1909, perguntei-lhe o que pensava a respeito desses assuntos. Devido ao seu preconceito materialista, ele rejeitou todo o meu conjunto de perguntas como absurdo, e fez isso baseado em um positivismo tão superficial que tive dificuldade em controlar a réplica ríspida que estava na ponta da minha língua. Alguns anos se passaram até que ele reconhecesse a seriedade da parapsicologia e admitisse a realidade dos fenômenos "ocultos".

Enquanto Freud estava expondo as suas opiniões, tive uma curiosa sensação. Era como se o meu diafragma fosse feito de ferro e estivesse ficando em brasa — uma concavidade incandescente. E nesse momento, ocorreu um estampido tão alto na estante de livros, situada perto de nós, que ambos nos levantamos, alarmados, temendo que ela fosse cair sobre nós. Eu disse para Freud: "Veja, este é um exemplo de um suposto fenômeno de exteriorização catalítico".

— Ora, vamos lá — exclamou ele. — Isso é pura bobagem.

— Não é, não! — retruquei. — Você está enganado, *Herr* professor. E para provar que estou certo, predigo que, em instantes, outro estampido alto acontecerá! — De fato, mal eu acabara de pronunciar essas palavras, o mesmo estouro se repetiu na estante de livros.[8]

Nos primeiros anos da amizade deles, Jung colaborou ativamente com Freud no desenvolvimento da organização psicanalítica, e tornou-se o primeiro presidente da International Psychoanalytic Association. Com o tempo, as teorias de Jung e de Freud divergiram tremendamente por causa das suas perspectivas filosóficas antagônicas. A ideia que Freud tinha da vida era eminentemente materialista e positivista. (O positivismo é uma doutrina que postula que as percepções físicas são a única base admissível do conhecimento humano.) A ideia de Jung, em contrapartida, era metafísica. Ele sustentava que os seres humanos só poderiam ser completamente compreendidos por intermédio da sua dimensão espiritual, ao passo que Freud encarava a espiritualidade e a religião como produtos da neurose.

A publicação do livro de Jung *Psicologia do Inconsciente* em 1912 intensificou as diferenças ideológicas entre eles. Além das diferenças deles com relação à origem da neurose e a respeito da parapsicologia, Freud concebia o inconsciente como sendo exclusivamente um repositório de impulsos sexuais e sentimentos agressivos reprimidos, ao passo que, para Jung, o subconsciente era o depósito não apenas de emoções e sentimentos reprimidos, mas também de todas as forças criativas dos seres humanos, onde residem os arquétipos. Estes são definidos como padrões primordiais ou formas-imagens que habitam a mente subconsciente.

Além disso, Jung postulava que a psique humana era composta por três níveis: a *mente consciente* (ou ego), o *subconsciente pessoal* (ou inconsciente) e o *inconsciente coletivo* (ou subconsciente universal). O subconsciente contém tanto as memórias que são facilmente trazidas à mente quanto aquelas que estão profundamente enterradas nas camadas da mente. O inconsciente coletivo é o depósito de todas as experiências da humanidade; ele é a memória da raça que abarca a história da humanidade desde os seus primeiros estágios de desenvolvimento. O conceito do inconsciente coletivo é semelhante ao conceito hindu de Registros Akáshicos, que é considerado como sendo o receptáculo de todas as experiências humanas. Jung afirmava que as pessoas podem ter acesso a esse inconsciente coletivo por meio do subconsciente pessoal. As pessoas extraordinárias que se destacaram em diferentes áreas da vida, como artistas, poetas, inventores e diferentes tipos de gênios, acessaram direta ou indiretamente esse registro universal, que é uma fonte de inspiração e criatividade. Um exemplo é o fenômeno do surrealismo na arte, no qual o artista recorre ao subconsciente como fonte de inspiração.

Ao contrário da concepção de Freud de que a religião é a expressão da neurose humana,[9] Jung considerava a religião como sendo semelhante às mitologias coletivas, buscando explicar a existência de uma dimensão espiritual mais elevada. Jung encarava a religião como positiva e necessária para o bem-estar humano, ao passo que Freud a considerava um detrimento para a saúde mental. Como escreve Thomas Szasz "No ponto de vista de Jung, as religiões representam um apoio espiritual indispensável, ao passo que no de Freud, elas são muletas ilusórias".[10]

Em decorrência dessas diferenças irreconciliáveis, o relacionamento pessoal e profissional desses dois homens terminou em 1913. Depois da desavença, Jung se retirou das suas atividades profissionais para reexaminar as suas teorias psicológicas. Durante esse período, ele passou por um processo de profunda autoinvestigação. Embora muitos autores considerem esse recolhimento um período de colapso psicológico, a verdade é que ele foi o mais produtivo da vida de Jung. Ele declarou que essa foi a fase de experimentação, uma confrontação voluntária com as sombras da sua mente subconsciente, o que foi um processo completo de transformação pessoal. Durante esse período, ele começou a trabalhar no seu "diário oculto", no qual ele registrava tudo o que pensava, sentia e praticava. O próprio Jung considerava esse volume grande, vermelho, encadernado em couro, hoje conhecido como *O Livro Vermelho*, o trabalho mais importante que ele produziu. Os seus herdeiros mantiveram o original em um cofre e somente em 2009 concordaram em publicá-lo.

Jung descreve da seguinte maneira esse período da sua vida:

> Os anos (...) em que persegui as imagens interiores foram a época mais importante da minha vida. Tudo o mais se originaria dela. Começou naquela época, e os detalhes posteriores praticamente não têm mais importância. A minha vida inteira consistiu em desenvolver o que havia brotado do inconsciente e me inundado como um fluxo enigmático que ameaçava me quebrar. Esse foi o conteúdo e o material para mais de uma vida. Tudo mais tarde foi meramente a classificação externa, a elaboração científica e a integração à vida. Mas o início numinoso, que tudo continha, aconteceu naquela ocasião.[11]

Nessa época, Jung também desenvolveu o seu sistema de psicologia analítica, além da sua mais importante contribuição: a teoria da *individuação*. Esta última, na perspectiva de Jung, é um processo completo de desenvolvimento dentro do ser humano. Ele é semelhante ao que algumas escolas esotéricas costumam chamar de autorrealização da Grande Obra. Esse método envolve um processo psicológico de purgar os conteúdos negativos do subconsciente, transformando-os e integrando-os à personalidade como um todo, a fim de criar uma individualidade equilibrada e harmoniosa. O processo da autorrealização implica um processo profundo de autoanálise, que inclui a confrontação das "bruxas e demônios" que habitam a mente subconsciente, resolvendo os seus antagonismos, e integrando-os a uma identidade completa em vez de ter duplas ou múltiplas personalidades. É nesse ponto que a pessoa alcança um equilíbrio e realiza a sua própria essência.

Durante o seu processo de individuação, Jung traçou muitas mandalas que fazem parte de O Livro Vermelho. (Mandala é uma palavra do sânscrito que significa literalmente "círculo". As mandalas são figuras geométricas usadas como uma forma de focalizar a atenção a fim de alcançar níveis de meditação mais profundos.) Ele compreendeu o significado dessas mandalas e a universalidade da simbologia delas depois de ler um antigo tratado taoísta chamado O Segredo da Flor de Ouro, que foi traduzido do chinês para o alemão pelo grande amigo de Jung, Richard Wilhelm.[12] Jung escreveu uma longa introdução na qual discute o significado e a mensagem desse livro, que alguns autores encaram como o "Santo Graal do yoga chinês".

Nesse sentido, Jung se tornou um médico da alma. Ele foi bem além da cura dos distúrbios mentais, ingressando na esfera metafísica. Para Jung, a cura de uma pessoa não se restringe a aliviar o sofrimento causado por problemas emocionais ou físicos, envolvendo, na verdade, a restauração completa do ser humano. Ao encontrar os arquétipos, a pessoa pode se conectar ao subconsciente coletivo e, com o tempo, vivenciar o numinoso – a presença do divino. Em uma carta dirigida a um amigo, Jung escreveu o seguinte: "O principal interesse do meu trabalho não diz respeito ao tratamento da neurose e sim à abordagem do numinoso (...) [que] é a verdadeira terapia".[13]

Além disso, Jung acreditava que a essência humana é universal e que toda a humanidade compartilha a mesma origem suprema. Os mitos e a religião desempenham um importante papel na explicação, em um sentido metafórico, do processo de reintegração com a fonte espiritual. Ele postulava que o significado da vida pode ser encontrado nos mitos, no folclore, na cultura e na religião. Essa foi uma das razões que o levou a estudar essas disciplinas. Com o seu conceito do inconsciente coletivo, Jung abriu um mundo inteiramente novo para a psicologia. Ela não se restringiria mais apenas ao estudo da psique, das percepções e do comportamento, e estaria agora aberta a uma dimensão completamente nova, a um mundo psíquico e espiritual inexplorado. De acordo com Jung, a principal missão do ser humano na vida é expandir o seu profundo potencial inato, o qual é, essencialmente, espiritual. Cada um de nós precisa vivenciar esse processo de expansão, como a lagarta que se transforma em uma borboleta.

No livro *Psicologia e Alquimia* (1944), Jung analisou os símbolos da alquimia medieval e encontrou um relacionamento direto com o processo da individuação. O processo alquímico é a transformação da personalidade impura (chumbo) em uma alma aperfeiçoada (ouro). Desse modo, ele é semelhante à meta principal da Maçonaria, que é trabalhar a pedra bruta da personalidade da pessoa para que ela se torne a pedra perfeita em forma de cubo.[14] Na alquimia, o processo de individuação é conhecido como VITRIOL, o acrônimo da frase latina *Visita interiora terrae; rectificando invenies occultum lapidem*: "Visite o interior da terra (o subconsciente) e ao retificar (purificar) você encontrará a pedra oculta". A Maçonaria representa esse conceito em forma simbólica com a "Câmara de Reflexão", na qual o candidato ao primeiro grau se senta em uma mesa com um crânio. Ali, ele deve refletir sobre a natureza da morte física e a natureza efêmera da vida.

A expressão latina *solve et coagula*, que significa "dissolve e coagula", é a primeira frase da Magnum Opus, ou Grande Obra, à qual Troward aludiu. Essa prática requer que o aspirante dissolva todos os conceitos errôneos, memórias negativas da raça e sentimento de separação. Ele precisa renascer como uma pessoa regenerada. O conceito é semelhante ao de Jesus Cristo que disse "Aquele que não nascer de novo, não poderá ver o reino de Deus" (João 3:3). Cristo também declarou que o reino de Deus é interior, mas, para poder habitar esse reino, precisamos entrar nele como uma criança recém-nascida.

Jung encontrou grandes semelhanças entre a Magnum Opus do ocultismo e o processo de individuação. O trabalho deveria ser direcionado para a mente subconsciente, que passa por um processo de purificação e integração. Na alquimia, a *massa confusa* escavada da montanha profunda (o subconsciente) precisa passar por um longo processo de tratamento e purificação; ela é repetidamente dissolvida e coagulada, e desse processo emana a matéria-prima para a fabricação do ouro alquímico.

Desse modo, a Grande Obra do ocultista implica em morrer para a velha personalidade e renascer como uma nova pessoa. Esse procedimento é explicado na *Tábua de Esmeralda* hermética, um breve tratado alquímico que revela em palavras enigmáticas o segredo da *prima materia* (matéria-prima) e as suas transmutações. Além disso, os antigos tratados esotéricos indicam que aquele que completa a Grande Obra passa a possuir o Remédio Universal e o Elixir da Vida do alquimista.

Para concluir, é importante mencionar que existe uma grande semelhança entre a psicologia analítica de Jung e a terapia praticada pelo Pathwork Center. O Pathwork Center é uma organização espiritual americana criada por Eva B. Pierrakos e o seu marido, o psiquiatra John Pierrakos; ela se baseia nos ensinamentos de uma entidade desencarnada chamada "o Guia". A premissa básica do Pathwork Center é que o subconsciente é o principal fator na determinação do caráter de um indivíduo e na determinação do destino humano; por conseguinte, a organização encoraja a investigação e liberação dos elementos sombrios e destrutivos do subconsciente a fim de resgatar o ser divino, criativo, original da humanidade. Como declara o Guia: "Quando o homem fala do seu destino, dos acontecimentos significativos e não significativos, o fato é que isso não é, na verdade, nada mais do que a força governante de fatores inconscientes".[15]

Assim como a individuação de Jung, esse trabalho envolve um longo processo de autoanálise e autoinvestigação, no qual identificamos e confrontamos o lado sombrio da alma, aceitamos a nossa natureza inferior e transformamos e purificamos os elementos negativos, de maneira a alcançar a totalidade por meio da integração das forças inconscientes.[16]

QUARTA PARTE

Os Fundamentos da Cura Mental

CAPÍTULO 17

O Novo Pensamento
e a Lei da Atração

O pensamento é uma força – uma manifestação de energia –
que possui um poder de atração semelhante ao de um ímã.
— William Walker Atkinson

A essência da Lei da Atração está condensada na declaração bíblica "Porque como ele pensa no seu coração, assim ele é" (Provérbios 23:7). Ao contrário do que comumente se supõe, postulo *que a pessoa atrai as coisas de acordo com o seu "estado de ser" e não de acordo com o que ela deseja*. Em prol do esclarecimento, esse "estado de ser" é diferente da natureza mais profunda da pessoa, que é o Self ou o "Eu Sou". O estado de ser pode ser considerado como a soma das crenças ou convicções essenciais de uma pessoa mais o seu estado habitual de sentir; em outras palavras, por assim dizer, é o seu "estado de vibração". Por conseguinte, se uma pessoa se concentra constantemente no que deseja ou no que quer evitar, ela vivenciará essas coisas de acordo com o seu estado de ser. *O estado de ser é o ponto de atração.*

Via de regra, as pessoas não têm consciência das crenças que habitam a mente subconsciente. Por exemplo, é extremamente provável que uma pessoa que tenha a tendência de ser intolerante, crítica e cínica também alimente sentimentos de insegurança, inadequação e desmerecimento. Isso de acordo com a Lei da Correspondência: "Assim como dentro, é fora". Uma pessoa pode enviar os seus desejos de sucesso, amor e felicidade para o universo, mas o universo responderá ao estado de ser dela e não aos desejos. Por conseguinte, é preciso que haja uma congruência ou harmonização entre os nossos desejos interiores e o nosso estado de ser.

Os pensamentos e sentimentos, que são maneiras automáticas de reagir a determinadas situações, são verdadeiras forças de atração e repulsão. Os sistemas de crenças, contudo, podem desempenhar um papel seletivo na operação deles. As pessoas tomam decisões de acordo com as suas crenças essenciais e interpretarão as suas experiências e observações de maneiras que reforçam essas crenças. Ao mesmo tempo, elas automaticamente desprezarão ou desconsiderarão as experiências que estão em conflito com essas crenças. Os eventos na nossa vida se desenrolarão de acordo com essas crenças predominantes, embora na maior parte do tempo possamos não estar conscientes disso.

As convicções que estão extremamente arraigadas e racionalizadas na nossa mente constituem a nossa perspectiva "normal" com relação à vida. Elas são crenças ocultas que, na maioria das vezes, controlam a nossa vida e criam as nossas condições externas. O homem é literalmente o que "ele pensa no fundo do seu ser". O seu caráter é a soma de todos os seus pensamentos e atitudes, quer sejam eles corretos ou incorretos. Algumas pessoas estão dispostas a melhorar as suas circunstâncias, porém relutam em investigar sinceramente as suas crenças essenciais. Por conseguinte, permanecem presas a essas falsas crenças, perpetuando e reproduzindo, portanto, repetidamente, as mesmas circunstâncias e situações.

O conceito metafísico da Lei da Atração tem sido intrinsecamente associado ao movimento do Novo Pensamento desde o seu início. O termo foi inventado por William Walker Atkinson, que foi o primeiro a usá-lo para descrever o fenômeno que "os pensamentos atraem as circunstâncias", no livro *Thought Vibration or the Law of Attraction in the Thought World*, publicado em 1906. Ao introduzir esse conceito, Atkinson revelou para o público em geral o que era considerado um ensinamento oculto naquela época. Ele afirmou que *os pensamentos são coisas* na esfera mental, e que o homem atrai pessoas e circunstâncias de acordo com os seus pensamentos predominantes.

Outro que também foi um dos primeiros proponentes americanos da Lei da Atração foi Wallace D. Wattles (1860-1911). No livro *The Science of Getting Rich*

(1910), Wattles afirmou ter usado a Lei da Atração para sair da extrema pobreza para uma vida confortável. O livro de Wattles exerceu uma enorme influência em muitos oradores motivacionais e autores americanos. Ernest Holmes dedica um subcapítulo à Lei da Atração em *The Science of Mind*. No entanto, a aplicação prática da Lei da Atração a todas as áreas da vida foi popularizada por Napoleon Hill (1883-1970) na sua obra-prima *Think and Grow Rich* [Pense e Enriqueça], originalmente publicada em 1937. Esta é uma obra pioneira na área do desenvolvimento pessoal e na esfera motivacional.

Vale a pena descrever como Napoleon Hill se familiarizou com esse tipo de conhecimento. Na virada do século XX, Hill, que era jornalista por profissão, recebeu a atribuição de escrever uma série de histórias de sucesso sobre homens famosos da época. O ponto crucial na sua vida aconteceu quando ele entrevistou o multimilionário americano Andrew Carnegie, que mais tarde se tornou o seu mentor. Carnegie ajudou Hill a formular uma filosofia de sucesso. Ele contratou Hill para entrevistar mais de quinhentos milionários a fim de descobrir uma fórmula de sucesso que pudesse ser usada por pessoas comuns. Hill se dedicou a essa atribuição como uma missão para toda a vida.

Hill entrevistou as pessoas mais abastadas da época e chegou à conclusão de que *"todo ser humano tem o poder de usar a sua mente e dirigi-la para o que quer que deseje alcançar na vida"*. Ele resumiu a fórmula de sucesso em uma frase que pode ser usada por qualquer pessoa: *"Qualquer coisa que a sua mente possa conceber e acreditar, a sua mente pode alcançar, independentemente de quantas vezes você tenha fracassado no passado"*.[1] Em outras palavras, as convicções e pensamentos predominantes que você mantém na mente, consciente ou inconscientemente, moldam o seu sucesso ou fracasso na vida. Essa é a essência da Lei da Atração.

É importante dar mais explicações sobre a Lei da Atração para remover a névoa de sigilo que a envolvia no passado. É por meio da mente subconsciente que somos capazes de alcançar metas na vida, sejam elas materiais ou espirituais. O princípio básico é que o plano astral é habitado por formas-pensamento e imagens (positivas e negativas) criadas pela consciência coletiva. Elas estão suspensas e prontas para se tornar cristalizadas na esfera física. As pessoas atraem as formas-pensamento que se identificam com as suas idiossincrasias. A maioria das que flutuam no plano astral são irracionais e destrutivas, e são atraídas por pessoas com tendências semelhantes. As imagens positivas, respaldadas pelas emoções, atraem pessoas e eventos positivos, ao passo que as imagens negativas atraem pessoas e eventos negativos. Em alguns casos, uma meta desejada pode ser impedida de se manifestar devido à ausência de uma ressonância emocional.

A Lei da Atração tem a sua base na Lei da Afinidade. A ideia é que estamos cercados por um campo eletromagnético, que é magnetizado pelos nossos pensamentos e emoções. Esse campo traz na nossa direção eventos e situações que são semelhantes aos nossos pensamentos e estado de ser predominantes. Ao ter a percepção consciente desse princípio, podemos exercer o controle sobre as nossas circunstâncias externas por meio do pensamento correto, do sentimento correto e da ação correta — em outras palavras, por meio do autodomínio. Os nossos pensamentos e emoções (conscientes e inconscientes) atrairão as experiências positivas e negativas correspondentes. Em termos gerais, a Lei da Atração afirma que aquilo em que concentramos a atenção virá a se manifestar mais cedo ou mais tarde na nossa experiência. No linguajar leigo, essa lei pode ser expressa como "Obtemos aquilo em que habitualmente pensamos". A física quântica parece estar de acordo com isso, sugerindo que o nosso ambiente é uma projeção da nossa mente.

A Lei da Atração também se baseia na noção metafísica de que o *pensamento* é o elemento primordial da criação. A ideia resultante é que nada acontece por acaso; tudo ocorre de acordo com o princípio hermético de *causa e efeito*, ou *ação e reação*. "Tudo acontece de acordo com a Lei; o Acaso nada mais é do que um nome para a Lei não reconhecida; existem muitos planos de causação, mas nada escapa à Lei".[2] Na realidade, o elemento inicial no mundo da causação é um pensamento/emoção: "pensamento" e "emoção" são a cara e a coroa da mesma moeda. Um não pode ser separado do outro; por exemplo, as emoções tornam os eventos inesquecíveis, ou seja, quando uma pessoa recorda um evento, a emoção vinculada a essa memória é desencadeada na hora. De algum modo, o homem está agregado às suas emoções, e, quando ele não tem controle das suas emoções, elas dirigem os seus pensamentos, e os seus pensamentos dirigem as suas ações.

Uma das características de uma lei é que ela garante um resultado previsível na presença de uma informação específica. Por analogia, na esfera mental, podemos inferir que uma *intenção* deliberada define a direção e manobra as circunstâncias de antemão para que a intenção desejada possa se manifestar. Essa ideia não é tão absurda quanto possa parecer; os profissionais da área médica estão reconhecendo a influência da intenção no sistema de cura. Gary E. Schwartz, professor de psicologia, medicina, neurologia e psiquiatria na University of Arizona, escreveu um livro intitulado *The Energy Healing Experiments*, no qual ele descreve as "intenções" como uma forma de cura.[3]

Além disso, a doutora Jeanne Achterberg, no livro *Intentional Healing*, demonstrou o poder da intenção positiva no processo de cura: pensamentos e intenções concentrados podem afetar o nosso corpo, positiva ou negativamente.[4] Nesse sentido, a intenção e o propósito conscientes são uma maneira de influenciar eventos que, em outros contextos, aconteceriam de uma maneira aleatória e imprevisível. Qualquer criação, seja ela física ou mental, tem um ponto inicial, e esse ponto inicial é uma intenção definida. Em outras palavras, nenhuma criação ou evento no mundo físico ou espiritual pode acontecer sem uma intenção ou desejo inicial. O princípio metafísico afirma que, a fim de manifestar a nossa intenção na esfera física, temos que estar em sintonia ou em harmonia vibracional com a intenção desejada. Vivemos em um universo de pura energia, que é um aspecto ou extensão da energia da Origem Divina. As nossas intenções conscientes dirigem deliberadamente o percurso dessa energia.

Consequentemente, o passo inicial em uma cocriação deliberada com a Inteligência Infinita é apresentar uma intenção consciente com confiança no resultado esperado. O que é muitas vezes considerado uma realidade externa é a manifestação de múltiplas criações mentais da consciência coletiva. Essas criações aparecem para nós em uma condição aparentemente caótica, e os eventos parecem acontecer de uma maneira circunstancial ou acidental, mas este não é o caso. Aqueles que definem uma firme intenção e aderem a ela obterão, na maioria das vezes, aquilo que têm por meta. Quando uma pessoa decide, desde o início, cultivar pensamentos edificantes na mente, ela atrairá eventos compatíveis. A intenção coletiva é uma poderosa forma de criação, porque ela é uma energia irradiada por um grupo de pessoas com um propósito comum.

Desse modo, a probabilidade de fazer as coisas acontecerem é maior quando uma intenção é definida de antemão. Esse é um importante inconveniente da adivinhação e da cartomancia, quiromancia, etc. O consulente, a pessoa que deseja prever o seu futuro, frequentemente manifestará as "previsões" fornecidas pelo adivinho, porque essas previsões são sugestões muito poderosas para um querente receptivo.[5] As pessoas susceptíveis tendem a interiorizar sugestões feitas por pessoas consideradas como tendo faculdades psíquicas especiais; por conseguinte, elas também são propensas a atrair e manifestar as sugestões feitas pelo adivinho. Nesses casos, as "previsões" do adivinho se tornam profecias autorrealizáveis.

De acordo com a Lei da Atração, a nossa realidade e as circunstâncias externas nada mais são do que um reflexo do nosso mundo interior. Como diz o adágio: "A alma atrai aquilo que ela abriga secretamente". De um modo geral, os adeptos do Novo Pensamento encaram a Lei da Atração como um guia para o modo de pensar correto e a vida correta; além disso, eles praticam a prece afirmativa como uma maneira de atrair condições favoráveis.

A afirmação de que *os pensamentos são energia é complementar ao ponto de vista metafísico de que a energia acompanha o pensamento*. Hoje em dia, essas afirmações foram confirmadas pela mecânica quântica. De acordo com essa teoria, tudo no universo é um fluxo de energia; a natureza da realidade física é energia fluídica. Antes que uma coisa seja observada pela percepção consciente, ela existe em um estado informe de probabilidades, porque o universo é mental.[6] Repetindo, nós dirigimos essa energia por meio dos nossos pensamentos e emoções.

O ser não físico chamado Abraham, canalizado por Esther Hicks, recomenda o seguinte procedimento nas suas palestras gravadas intituladas *The Law of Attraction*: (1) determine um desejo específico, (2) concentre-se na coisa desejada com uma forte emoção, (3) sinta e comporte-se como se o objeto do seu desejo já seja seu e, finalmente, (4) fique aberto para recebê-lo. Esse último passo é designado por Abraham como a "Lei do Consentimento", que é o segredo da manifestação. A Lei do Consentimento é a expectativa inabalável de que o objeto do seu desejo está a caminho, e ela não deve ser contestada por emoções negativas ou dúvidas. Em outras palavras, você deve acreditar confiantemente que o universo com o tempo irá manifestar os seus desejos construtivos, desde que eles estejam em conformidade com os costumes e a ética da sociedade na qual você vive. Quando as pessoas não obtêm o que querem, na maioria das vezes é porque os seus desejos são contestados por convicções ocultas, profundamente arraigadas na mente subconsciente, o que impede a materialização do resultado.

Capítulo 18

O Conceito da Egrégora

*A forma mais elevada de ignorância é rejeitar uma coisa
a respeito da qual você nada sabe.*
— Wayne Dyer

Neste ponto, é importante introduzir a noção metafísica da *egrégora*. A palavra deriva de uma palavra grega que significa "ter consciência de" ou "zelar por".[1] Esse conceito pode explicar ocorrências de cura em grupo como aquelas que os adeptos da Ciência Cristã vivenciaram nos seus primeiros anos, as curas que acontecem nas cruzadas evangélicas, as curas nos santuários e nos lugares sagrados, e assim por diante. Do mesmo modo, esse termo pode nos ajudar a entender fenômenos sociológicos como o fanatismo político (por exemplo, o nazismo, o fascismo e o stalinismo), os torcedores radicais de times esportivos, os fãs extremados de grupos musicais, bem como o fundamento lógico por trás das organizações religiosas dogmáticas.

A partir do ponto de vista metafísico, uma egrégora pode ser encarada como uma composição de formas-pensamento carregada de energia psíquica. Ela é uma "entidade astral", geralmente gerada por uma *mente de grupo* quando as pessoas se reúnem para um propósito comum ou abraçam aspirações e ideais coletivos. Dessa maneira, os pensamentos e ideais compartilhados recebem uma resposta amplificada. A egrégora estabelece uma disposição de ânimo e tom que influenciam indiretamente os pensamentos e sentimentos de uma pessoa ou grupo ligado a ela. Os líderes da mente grupal geralmente manipulam essa energia, dirigindo-a para as intenções e desejos do grupo ou para a sua vantagem pessoal.

Uma egrégora também pode ser criada por uma única pessoa com uma poderosa força de vontade. Um mago ou um bruxo, por meio da imaginação ativa e rituais, cria imagens mentais, e, quando essas imagens são alimentadas por uma energia emocional como ódio, ciúme e vingança, ou amor, compaixão e compreensão, elas se tornam egrégoras que pairam no mundo astral.

O pensamento concentrado e as emoções fortes são uma poderosa energia psíquica para a criação de formas-pensamento. No plano astral, embora sejam criaturas artificiais geradas pela mente humana e vitalizadas por emoções e crenças, elas são, contudo, entidades reais. Enquanto uma egrégora for alimentada por reações humanas emocionais, ela poderá sobreviver no plano astral. Esse é o caso dos partidários de grupos que compartilham pensamentos e sentimentos comuns, como os membros de organizações religiosas, os torcedores de times esportivos e os fãs de celebridades ou grupos musicais: eles geram quantidades amplificadas de energia emocional que alimentam a egrégora. Essa entidade pode ser nutrida durante anos por projeções mentais humanas enquanto as pessoas sincronizam os seus níveis vibratórios com o ícone ou imagem que a representa.

O conceito da egrégora foi desenvolvido pelos membros da Ordem Hermética da Aurora Dourada. Dion Fortune, ex-membro dessa organização, escreveu um artigo interessante sobre o assunto intitulado "The Group Mind" [A Mente de Grupo]. Ela chamava a egrégora de "elemental artificial" e a descrevia como uma forma-pensamento energizada por uma essência elemental. Essa essência pode ser extraída diretamente do reino elemental, ou pode ser obtida a partir da própria aura do mago ou de um grupo de pessoas. Ela é formada por meio de uma constante visualização e concentração, e vitalizada por meio de uma forte emoção. A egrégora também é capaz de existir de forma independente, fora da consciência do seu criador. Fortune escreve o seguinte:

> Exatamente o mesmo processo utilizado por um mago para formar um Elemental artificial ocorre quando várias pessoas se concentram, com emoção, em um único objeto. Elas criam um Elemental artificial, vasto e poderoso, de acordo com o tamanho do grupo e a intensidade dos sentimentos dos seus membros. Esse elemental possui uma atmosfera mental muito acentua-

da, e essa atmosfera influencia de uma maneira muito poderosa os sentimentos de todas as pessoas que estão participando da emoção do grupo. Ele lhes transmite uma *sugestão telepática*, fazendo soar a nota do seu próprio ser no ouvido delas, reforçando desse modo a vibração emocional que originalmente o criou; existe uma ação e reação, um estímulo e intensificação mútuos, entre o Elemental e os seus criadores. Quanto mais o grupo se concentra no objeto da sua emoção, maior se torna o Elemental; quanto maior ele se torna, mais forte a *sugestão de massa* que ele transmite para as pessoas que compõem o grupo que o criou; e elas então, ao receber essa *sugestão*, têm os seus sentimentos intensificados. É desse modo que as multidões são capazes de praticar atos de paixão dos quais cada membro individual recuaria horrorizado.[2] (Os grifos são meus.)

Ocasionalmente, uma egrégora pode ser criada involuntariamente, por um forte desejo ou corrente de emoções, como em uma campanha política, por grupos fanáticos em um evento esportivo e em organizações religiosas, onde há um líder carismático que desperta as emoções dos membros para propósitos e ideais comuns. Do mesmo modo, várias pessoas trabalhando juntas para realizar uma ideia comum, embora não tenham consciência disso, criarão uma egrégora enquanto projetam energia mental na meta, símbolo ou emblema. Nesse caso, a egrégora assumirá vida própria. Quando a popularidade de qualquer organização social aumenta, a sua egrégora se torna poderosa e influente. Isso, por sua vez, cria um relacionamento simbiótico ou um "ciclo de energia" dentro do grupo, alimentando ainda mais a egrégora.

Em alguns casos, as egrégoras foram vitalizadas ao longo de muitos séculos. Exemplos claros desse fato podem ser encontrados em antigos templos, igrejas católicas medievais, catedrais, santuários e outros centros sagrados de energia nos quais curas e milagres acontecem. Esses lugares estão impregnados por uma egrégora que enaltece a alma da pessoa, ativando o seu mecanismo interior para que o seu desejo possa se realizar.

Carl Jung vivenciou essas formas psíquicas quando estava passando pelo seu processo de individuação. Ele chamou uma delas de Filemon. Ele escreveu o seguinte:

Filemon e outras figuras das minhas fantasias me fizeram ter a percepção crucial de que existem coisas na psique que não são produzidas por mim, mas que produzem a si mesmas e têm vida própria. Filemon representava uma força que não era eu mesmo. Tive conversas com ele nas minhas fantasias, e ele disse coisas que eu não havia pensado conscientemente.[3]

Mircea Eliade, conhecido historiador religioso, fez uma interessante observação com relação à humanidade arcaica na sua obra-prima *The Myth of the Eternal Return* [O Mito do Eterno Retorno], que pode nos ajudar a entender como uma egrégora é formada. Ao estudar a antiga mitologia do Oriente Próximo, ele concluiu que os antigos seres humanos conferiam um significado religioso a determinados objetos, como pedras, rochas, montanhas e assim por diante, com base na sua forma, localização ou aparência. Eliade escreveu o seguinte:

> Quando observamos o comportamento genérico do homem arcaico, ocorre-nos o seguinte fato: nem os objetos do mundo exterior nem os atos humanos, propriamente ditos, possuem qualquer valor intrínseco autônomo. Os objetos ou atos adquirem um valor, e ao fazer isso se tornam reais (...) No meio de um sem-número de pedras, uma delas se torna sagrada — e desse modo, instantaneamente, se torna saturada de existência — porque ela constitui uma hierofania [revelação], possui mana, ou ainda porque celebra um ato mítico, e assim por diante. *O objeto se mostra como o receptáculo de uma força exterior* que o diferencia do seu ambiente e lhe confere significado e valor.[4] (O grifo é meu.)

Até mesmo as pessoas de hoje ainda têm a tendência de atribuir valor a coisas inertes. Eliade observa que qualquer objeto pode se tornar um receptáculo de uma força exterior, ou seja, da energia psíquica coletiva de crentes, podendo formar a base de uma egrégora. Para dar outro exemplo, os incas costumavam venerar montanhas chamadas *"apus"* (palavra que significa "espírito andino"). Cada uma das montanhas mais importantes tinha o seu próprio apu, como o Apu Pachatusan, uma das montanhas guardiãs da cidade de Cusco, no Peru, a qual, com a montanha que lhe era associada, Apu Huanacaure, era homenageada com sacrifícios. Eles também acreditavam que algumas rochas e cavernas também tinham o seu próprio apu, sendo também veneradas.[5]

O seguinte exemplo mostra como as pessoas podem manifestar espontânea e inadvertidamente uma egrégora coletiva. Marie-Bernarde Soubirous (1844--1879), hoje Santa Bernadete, era uma ingênua camponesa adolescente, filha de um moleiro da cidade de Lourdes, no sul da França. A família dela era pobre e morava em um minúsculo quarto compartilhado por toda a família. Quando Bernadete começou a frequentar a escola, ela demonstrou ter uma séria deficiência de aprendizado. No dia 11 de fevereiro de 1858, quando Bernadete estava com 14 anos, ela estava recolhendo lenha com a irmã e outra amiga perto da gruta de Massabielle, nos arredores da cidade de Lourdes. De repente, Bernadete afirmou estar vendo "uma jovenzinha" (*uma petita damisela*) no alto de uma gruta; no entanto, a sua irmã e a amiga, que estavam ao seu lado, nada viram.[6]

Depois disso, Bernadete declarou ter visto dezoito aparições da "jovenzinha" no alto da gruta; ela era a única que conseguia ver esse espectro. É preciso ter em mente que ela nunca afirmou ter visto a Virgem Maria; ela sempre identificou a aparição como a de uma jovenzinha.[7] Não obstante, a história de Bernadete causou sensação nas pessoas da cidade, que ficaram divididas entre acreditar que ela estava dizendo a verdade ou não. Alguns achavam que ela tivesse uma doença mental e exigiram que ela fosse internada em um manicômio.[8] Outras, motivadas pelas suas necessidades espirituais, achavam que Bernadete estava tendo visões da Virgem Maria. Eles a acompanhavam na sua jornada diária até a gruta, mas ela continuou a ser a única a avistar a jovem.

Na nona visitação, a jovem disse a Bernadete que bebesse a água da fonte que fluía debaixo da rocha e comesse as plantas que ali cresciam livremente; no entanto, não havia nenhuma fonte, e o solo estava enlameado. Bernadete fez o que lhe foi dito, cavando primeiro um caminho enlameado com as mãos nuas e depois tentando beber a água salobra. Ela tentou três vezes, sem, entretanto, conseguir beber a água. Na quarta tentativa, as gotículas estavam mais límpidas e ela bebeu a água. Algumas pessoas seguiram o seu exemplo, bebendo e lavando o rosto com a água da fonte, que, ao que consta, tinha propriedades terapêuticas. Uma comissão da cidade de Lourdes examinou a qualidade da água e constatou que ela estava altamente contaminada e não possuía propriedades de cura.

Muitos tomaram por certo que a "jovenzinha" era a Virgem Maria, porque Bernadete a descreveu como usando um véu branco, uma faixa azul e uma rosa dourada em cada pé; ela também segurava um rosário de pérolas. Logo se espalhou o rumor de que a aparição era a Virgem Maria, inicialmente para as cidades vizinhas e, posteriormente, para outros países. À medida que aumentava rapidamente o número de pessoas que acreditavam nessas aparições, a Igreja Católica, a fim de satisfazer a crescente demanda dos devotos, decidiu construir uma gruta sobre a rocha, que se tornou conhecida como a Gruta de Nossa Senhora de Lourdes. Essa também foi uma excelente oportunidade para fortalecer a fé no arquétipo da Virgem Maria.

À medida que o tempo foi passando, algumas curas foram examinadas pelo departamento médico de Lourdes e declaradas "inexplicáveis". A Igreja Católica afirmou que as curas foram verificadas por meio de "rigorosos exames médicos e científicos". No entanto, a própria Bernadete dissera que os doentes eram curados pela fé e pelas orações. Na realidade, quando ela foi questionada por um visitante a respeito de curas milagrosas no santuário, ela negou, declarando nunca ter testemunhado nenhuma.[9] Nesse aspecto, Bernadete estava absolutamente certa; as pessoas ficavam curadas por meio da sua fé e crença pessoais e não por nenhuma divindade. Não obstante, as crenças e ideais dos devotos se projetavam sobre a imagem de uma Virgem colocada no alto da gruta, criando uma egrégora da Virgem Maria e transformando a gruta em um santuário de cura e local espiritual. Os devotos que rezavam com sinceridade e expressavam os seus sentimentos mais elevados tornavam esse lugar vibrante enquanto alimentavam a egrégora com a energia proveniente das suas devoções. Outras pessoas com ideias afins que forem a essa gruta poderão se beneficiar dessa troca de energia.

Essas considerações nos levam a inferir que alguns seres humanos precisam de um "respaldo mental", semelhante a uma bengala ou muleta, para satisfazer a sua sede interior de significado espiritual. Jung diria que as pessoas precisam de um mito que possa conferir significado e satisfação espiritual à vida delas. Neste caso, a água, a gruta e o local não possuíam intrinsecamente atributos curativos ou mágicos; foram os devotos que os tornaram sagrados. E aqueles que recobraram a saúde fizeram isso por causa da sua própria fé e crença. Eles precisavam das muletas mentais ou espirituais representadas pela água "santa", pela lama ou pela gruta para despertar o mecanismo interior que os curava. Essas ocorrências confirmam o nosso postulado: "O homem cura a si mesmo".

A ironia é que a suposta "água santa" que Bernadete encontrou na gruta não curou nem a ela nem membros da sua família de muitas doenças. Bernadete era uma criança doente; ela tivera cólera na infância e sofrera de asma durante a maior parte da vida; mais tarde, ela contraiu tuberculose e morreu por causa dessa doença aos 35 anos de idade, no dia 16 de abril de 1879. Não obstante, ela foi canonizada santa pela Igreja Católica no dia 8 de dezembro de 1933, e nomeada santa padroeira das pessoas doentes, da família e da pobreza.

A história de Bernadete é um claro exemplo de como as pessoas podem criar coletivamente uma egrégora que atende aos seus propósitos interiores; em Lourdes, elas construíram uma imagem baseada em informações fornecidas por uma adolescente analfabeta com problemas emocionais. Camponeses identificaram a jovem espectral com o arquétipo da Virgem Maria. Essa egrégora foi energizada por crentes que iam visitar esse "lugar sagrado" provenientes das mais diversas partes do mundo, os quais, por sua vez, estavam buscando alguma coisa que pudesse satisfazer as suas necessidades espirituais. Hoje em dia, o local onde a Virgem de Lourdes supostamente apareceu tornou-se a fonte de um empreendimento muito lucrativo. Atualmente, milhões de visitantes fazem todos os anos peregrinações a esse lugar.[10] Isso criou uma excelente oportunidade para o desenvolvimento do turismo e de negócios que vendem selos, amuletos, milhares de litros da "água milagrosa" e outros suvenires como estatuetas e livretos religiosos.

O desmistificador James Randi fez um interessante comentário com relação a essa "água santa":

Banhar-se nas fontes minerais de Lourdes e beber a água da fonte tem sido confundido com as histórias de cura. A igreja em nenhum momento afirmou que a água da fonte da gruta de Lourdes é de alguma maneira curativa, mas todos os anos as lojas de suvenires vendem milhares de litros dela para os fiéis em pequenos frascos, como amuletos. Aqueles que vão pessoalmente a Lourdes consomem outros milhões de litros.[11]

A egrégora criada em torno dessa história tornou-se, com o tempo, forte o bastante para beneficiar alguns fiéis que visitam essa gruta, pois eles estabeleceram uma troca simbiótica de energia. À semelhança de uma antiga catedral como Notre Dame ou outro templo espiritual, a gruta desperta um sentimento de respeito e admiração.

Esse exemplo mostra a criação de uma egrégora para fins altruístas, mas o mesmo princípio pode ser usado para criar uma egrégora negativa, como no caso de tumultos e na reação espontânea de multidões aos apelos fanáticos de líderes políticos como Adolf Hitler, na Alemanha; Benito Mussolini, na Itália, e Joseph Stalin, na União Soviética. Nesses casos, uma egrégora foi gerada por um líder que despertou sentimentos reprimidos de ressentimento e ódio dentro de um segmento da sociedade que se tornou politicamente predominante. Uma vez que a criação tem lugar, essa entidade astral funciona como que por vontade própria.

Tomando o exemplo do nazismo, Hitler e seus aliados mesmerizaram o povo alemão, criando uma egrégora de racismo e ódio sob o disfarce dos ideais do patriotismo e do nacionalismo. Essa era a Alemanha de pessoas altamente instruídas, a terra de grandes filósofos como Immanuel Kant, Georg Wilhelm Friedrich Hegel, Johann Fichte, Friedrich Schelling, Karl Marx, Friedrich Engels e famosos escritores como Johann Wolfgang von Goethe. Foi nesse lugar que nasceu a ordem Rosa-Cruz original. Além disso, na época, a Alemanha era a principal nação do mundo em ciência e cultura.

Mesmo assim, as poderosas formas-pensamento de Hitler e dos seus associados políticos encontraram ressonância dentro de um segmento social da nação. Hitler era um mestre da manipulação e convenceu as pessoas das suas ideias racistas sob o pretexto do patriotismo e da expansão territorial. Essas ideias foram promovidas por um grupo de seguidores e reforçadas pela aceitação coletiva, criando uma forma-pensamento de massa de imensas proporções que adquiriu vida própria. Isso pode ser visto nos filmes das paradas militares nazistas e nas manifestações em que Hitler estava presente. É impressionante constatar o fervor das massas e a sua identificação tanto com os pronunciamentos de Hitler quanto com o símbolo da suástica. As massas parecem completamente hipnotizadas.

Neste caso, a suástica nazista atuava como um poderoso foco simbólico da egrégora da Alemanha nazista enquanto Hitler estava no poder, porque ela era alimentada com fortes sentimentos patriotas. Depois que a Alemanha foi derrotada, a egrégora nazista gradualmente se dissipou porque ela não era mais alimentada pelas massas. Desse modo, com o tempo, quando as emoções e sentimentos que estavam alimentando uma egrégora desaparecem, esta lentamente se dissolve.

Outro exemplo mostrará como uma egrégora pode modificar a atitude das pessoas. Nos eventos esportivos, um espectador que seja reconhecidamente tímido pode se transformar em um homem desafiador e agressivo quando as suas emoções são despertadas pelo fervor do jogo. Isso acontece porque os torcedores do seu time compartilham emoções comuns que criam uma reação amplificada. Identificando-se com o seu time e os seus colegas torcedores, ele dirá e fará coisas que jamais pensaria em fazer em circunstâncias normais. Se o árbitro tomar uma decisão que o grupo considere injusta, ele reagirá no nível emocional do grupo; haverá uma *ressonância* entre os sentimentos individuais e os do grupo. Alguns psicólogos encaram esse fenômeno como uma descarga emocional de emoções instintivas reprimidas.

Como regra geral, a forma-pensamento é construída em torno de uma pessoa ou grupo de pessoas. À medida que o número de partidários aumenta, o mesmo acontece com o poder e o alcance da egrégora, e tem lugar uma ação recíproca peculiar. Cada membro do grupo derrama energia na forma-pensamento, mas cada membro do grupo também é influenciado pela pressão da ideia coletiva.

As considerações que acabam de ser expostas nos conduzem a outro aspecto das crenças coletivas: geralmente as convicções impostas pela classe social dominante de uma sociedade definem o tom mental da egrégora da sociedade. Essa é uma forma sutil de coerção, já que as pessoas comuns tendem a se sentir seguras quando abraçam os valores e as crenças nutridos pelas instituições sociais, religiosas ou políticas predominantes. Na Idade Média, por exemplo, a Igreja Católica com a sua Inquisição exerceu uma poderosa influência na vida espiritual, social e política. As pessoas se sentiam seguras e protegidas quando abraçavam os dogmas da hierarquia católica. Caso contrário, elas se sentiriam inseguras e aflitas, vivendo em um ambiente que era hostil a elas e à sua família. Na realidade, algumas pessoas procuram se associar a um grupo específico a fim de ter uma sensação de pertencimento; elas talvez sintam que estão de alguma maneira protegidas porque fazem parte de um grupo.

Um exemplo mais recente é a egrégora da Ciência Cristã. Quando Mary Baker Eddy estava viva, a sua vontade e determinação fortes se expandiram como uma egrégora que foi amplificada pelos seus seguidores, que acreditavam cegamente nos seus ensinamentos. A egrégora foi também vitalizada pelas regras rígidas que ela impunha, pelas reuniões de depoimentos das quartas-feiras e pelos serviços dominicais, e ainda pelo vínculo estabelecido entre os praticantes da Ciência Cristã e os membros da igreja. Cada membro precisava ter um praticante pessoal, o que funcionava como uma forma poderosa de doutrinação. Nesse ambiente, milhares de curas dos mais diferentes tipos de doenças foram relatadas. A egrégora gerada por Eddy e seus seguidores criara um clima de sugestibilidade entre os membros da organização.

Toda estrutura social, seja ela política, religiosa ou metafísica, tem a sua própria egrégora, uma forma-pensamento composta que atua como um foco de identificação para os membros do grupo. Um recém-chegado entrará na atmosfera do grupo e ou a aceitará ou partirá.

Capítulo 19

A Cura Espontânea e o Efeito Placebo

> *O efeito placebo apresenta uma prova expressiva de que toda cura é, em sua essência, uma autocura.*
> — Doutor Rick Ingrasci

Para entender melhor o poder da mente de curar o corpo, é importante examinar os conceitos da remissão espontânea, da sugestão e do efeito placebo. Um *placebo* é um material inerte porém inofensivo (como uma pílula de açúcar) ministrado a um paciente para proporcionar alívio mental. A mudança nos sintomas do paciente resultante de ele ter tomado um placebo é chamada de *efeito placebo*. Isso significa que a pessoa que toma o placebo pode experimentar o que ela espera que aconteça. Se ela espera se sentir melhor, isso pode acontecer. Se ela acredita que está tomando um forte remédio com efeitos colaterais, estes poderão se manifestar. O efeito ocorre porque o paciente acredita na substância, no tratamento ou no médico. Isso não significa que a doença ou os sintomas da pessoa não fossem reais.

O placebo passa ao largo da mente consciente e faz a mente subconsciente entrar em ação, o que por sua vez pode resultar em uma cura "milagrosa". A premissa básica é que o corpo humano foi projetado para curar a si mesmo e permanecer saudável; ele tem uma tremenda capacidade de curar a si mesmo em circunstâncias normais. A capacidade de recuperação do corpo é capaz de lidar com uma enorme variedade de doenças físicas e distúrbios emocionais, e promover um nível ideal de bem-estar. O objetivo de todas as terapias de cura é aproveitar os recursos naturais do corpo. As funções automáticas do corpo, por sua vez, estão sob os cuidados da mente subconsciente, e o subconsciente é afetado pelos tipos de sugestões que são feitos a ele. Desse modo, quando o corpo fica doente, é apropriado reforçar o processo de recuperação com pensamentos edificantes e otimistas, além de adotar medidas corretivas como purificar o corpo de toxinas.

Émile Coué desenvolveu um sistema terapêutico baseado na sugestão oral por meio de afirmações; consta que esse método produziu efeitos positivos e curou milhares de pessoas de doenças sem muita gravidade. Embora Coué tenha tido êxito ao realizar curas por meio desse método, ele foi sincero o bastante para atribuir a cura ao próprio paciente. O seu sistema terapêutico se baseava em dois princípios: (1) a mente só pode ter um pensamento de cada vez e (2) um pensamento concentrado e constante ao longo de um intervalo de tempo será interiorizado na mente subconsciente. Consequentemente, Coué desenvolveu a teoria da autossugestão consciente.

Do ponto de vista psicológico, o placebo funciona devido a uma sugestão produzida por um praticante (ou seja, a pessoa que está desempenhando o papel de agente de cura). O placebo pode ser uma pílula de açúcar, um chá de ervas ou qualquer outra substância. Quando uma pílula de açúcar, por exemplo, é ministrada a um paciente com a informação de que é um remédio de verdade, o praticante apresenta uma sugestão sutil, simbolicamente representada pela pílula. A cura se seguirá de acordo com a eficácia da sugestão e com o desejo do paciente de ficar curado. Os placebos são altamente eficazes na cura de distúrbios psicossomáticos como as doenças relacionadas com o estresse e a ansiedade, e outros sintomas leves. Isso faz sentido porque a doença psicossomática é criada pela mente, e o agente de cura é a mente, não o remédio. Nesses casos, até mesmo um remédio de verdade funcionaria apenas como um placebo.

A palavra latina *placebo* significa "agradarei". Isso implicaria que o efeito placebo pode, em alguns casos, ser o resultado de o paciente desejar agradar ao médico. Esse princípio também está em ação quando um paciente se sente melhor tão logo o médico entra na sala de tratamento. A participação harmoniosa do médico e do paciente é fundamental para que a cura tenha lugar. Além disso, a *expectativa* do paciente e do médico é de suprema importância no resultado.

O placebo funcionará desde que o paciente tenha interiorizado a crença na saúde e *espere* um resultado favorável.

A chave para a eficácia de um placebo é fazer com que o paciente acredite nele; uma vez que isso é alcançado, o subconsciente do paciente agirá de acordo com essa convicção. Como vimos, o subconsciente não tem a capacidade de distinguir entre uma coisa efetiva e uma imaginária — neste caso, entre um remédio de verdade e um falso. Quando o paciente toma a pílula de açúcar, o subconsciente está sob a impressão de que a pílula produzirá o resultado prometido, e essa convicção, por sua vez, conduzirá a imaginação em direção à cura. Então, *voilà*: "Seja-vos feito segundo a vossa fé" (Mateus 9:29). O placebo engana o subconsciente e o induz a uma ação que pode resultar em uma cura "milagrosa" ou espontânea.

Todo ser humano tem uma predisposição psicológica para reagir de uma maneira positiva a diferentes tipos de placebos. Por causa desse princípio, muitos recursos podem ser usados para influenciar o subconsciente. Nas organizações metafísicas, esotéricas e religiosas é comum empregar imagens especiais, mandalas, símbolos alquímicos e esotéricos (como as chaves do Tarô), ossos, pedras, relíquias, etc., para estimular um sentimento de reverência. O processo de individuação de Carl Jung, além da autoanálise, incorpora a interpretação dos sonhos, símbolos, mandalas e outros recursos. Os rituais xamanistas, bem como os rituais cerimoniais executados em organizações esotéricas, também têm como objetivo afetar o subconsciente individual. Esses rituais usam símbolos e ações em vez de substâncias químicas ou placebos para ativar mecanismos interiores na mente subconsciente.

O poder da sugestão e o efeito placebo explicam casos de cura realizada por agentes de cura pela fé, curandeiros e charlatães, que atingem os seus objetivos embora estejam usando falsos métodos. Eles podem alegar que restauraram a saúde de uma pessoa usando uma parafernália especial como placebos, ou então recorrem a um santo, uma influência pessoal ou um poder superior. Esses charlatães têm a habilidade de criar expectativas em pessoas ingênuas. O objetivo das curas em encontros evangélicos, por exemplo, é elevar o nível emocional das pessoas e, desse modo, criar uma atmosfera favorável a ativar a imaginação e os recursos interiores delas. Isso, por sua vez, as ajuda a ficar curadas de problemas psicossomáticos. De qualquer modo, o verdadeiro mérito deve ser concedido ao Eu Interior da pessoa doente.

Um excelente livro que aborda essas questões se intitula *Snake Oil Science: The Truth about Complementary and Alternative Therapy*, de R. Barker Bausell, professor aposentado da University of Maryland e diretor de pesquisas de um programa financiado pelo National Institutes of Health para avaliar a medicina complementar e alternativa (MCA). O autor afirma que escreveu o livro depois de ter evidências científicas suficientes que permitiram uma rigorosa avaliação da MCA. Ele conclui que todas as terapias complementares e alternativas são apenas placebos. Ele encerra o livro com a seguinte declaração: "As terapias da MCA nada mais são do que placebos acondicionados com astúcia. E isso é praticamente tudo o que existe para ser dito a respeito da ciência da MCA".[1]

Embora o livro de Bausell esteja bem documentado com anos de pesquisa e tenha sido escrito em um rigoroso nível acadêmico, ele não explica o processo psicológico da cura. Como a cura com placebos tem lugar? Qual é o fator psicológico que ativa o corpo para que ele fique curado? Bausell não dá muita importância ao papel da mente na recuperação do bem-estar, assim como ele não menciona a palavra essencial *sugestão*, que desempenha um papel fundamental no efeito placebo. Ele também deixa de considerar a tremenda capacidade do corpo humano de recobrar a saúde, o que os cientistas médicos encaram como "cura espontânea" ou "remissão espontânea".

Os placebos funcionam porque levam o paciente a acreditar que alguma coisa foi feita. Eles são uma forma de sugestão que passa ao largo da mente consciente racional para influenciar a mente subconsciente. Uma vez que o subconsciente aceita a sugestão, o processo de cura ocorrerá desde que o paciente tenha um autêntico desejo de ficar curado. Assim sendo, todos os *placebos são sugestões ocultas*; eles mudam a expectativa do paciente de uma mentalidade de doença para uma mentalidade de ficar curado.

O corpo humano é uma maravilhosa máquina biológica que possui um tremendo poder de recuperação, desde que não seja dificultada por pensamentos negativos, alimentos pouco saudáveis ou remédios prejudiciais. As drogas medicamentosas e os remédios geralmente têm efeitos colaterais e causam dano a outras partes do corpo. O médico James H. Young acredita mais na capacidade de recuperação do corpo do que em qualquer agente externo. Ele enfatiza que as pessoas em geral não se dão conta de que a maioria das doenças pode apresentar uma melhora com o tempo, *independentemente do tratamento*. Ele escreve o seguinte:

O nosso corpo possui incríveis poderes de se recuperar sozinho das doenças, quer ele se automedique, seja tratado por um praticante com formação científica ou sem formação científica. Esse fato pode levar as pessoas a concluir que o tratamento recebido foi a causa do restabelecimento da saúde (...)

Quando um sintoma desaparece depois que uma pessoa toma um remédio, ela fica propensa a acreditar que foi ele que a curou. Ela não se dá conta de que teria melhorado com a mesma rapidez se não tivesse feito nada! A pessoa também pode deixar de distinguir entre a cura e o alívio temporário dos sintomas. Milhares de pessoas bem-intencionadas aumentaram a fama de remédios populares e assinaram sinceros depoimentos a favor de medicamentos patenteados, atribuindo a eles, em vez de aos poderes de recuperação do corpo, o restabelecimento do seu bem-estar.[2]

Young indica ainda que, mesmo quando nos sentimos mais bem dispostos depois de usar um produto medicinal ou qualquer procedimento alternativo, geralmente atribuímos essa melhora ao praticante e ao produto ou procedimento, descartando o poder restaurador do nosso corpo. De acordo com Young, a história médica tem demonstrado que *a maioria das enfermidades, até mesmo as doenças incuráveis, pode ter uma remissão natural.* Desse modo, a teoria da autocura, em certas circunstâncias, foi endossada pela profissão médica.

A prova conclusiva do poder de recuperação do corpo está sendo apresentada por novas disciplinas científicas como a neurociência, a nova biologia (epigenética), a física quântica e a psiconeuroimunologia (PNI). No passado, acreditava-se que os genes e o DNA determinam a biologia do ser humano, porém novas descobertas demonstraram que a verdade é exatamente o contrário. O doutor Bruce H. Lipton, famoso biólogo celular, promoveu a teoria de que os pensamentos e o ambiente exercem uma influência direta sobre os genes.[3] Em um artigo intitulado "Mind over Genes", Lipton apresenta uma explicação científica para o mecanismo da remissão espontânea:

O ambiente controla a atividade dos genes por meio de um processo conhecido como controle epigenético. Essa nova perspectiva da biologia humana não encara o corpo apenas como um dispositivo mecânico; mais exatamente, ela incorpora o *papel de uma mente e espírito*. O avanço revolucionário na biologia é *fundamental em todo tipo de cura* porque reconhece que, quando *mudamos a nossa percepção ou convicções,* enviamos mensagens inteiramente diferentes para as nossas células e reprogramamos a maneira como elas se expressam. A nova biologia revela por que as pessoas podem ter remissões espontâneas ou se recuperar de lesões consideradas como uma incapacidade permanente.[4] (Os grifos são meus.)

Já foi mostrado que as personalidades carismáticas e persuasivas podem desempenhar uma sugestiva influência na cura espontânea. Mesmer e Quimby exerciam uma considerável influência positiva nos seus pacientes. Eles tinham a capacidade de criar confiança no seu tratamento mental, como vimos nos casos de Julius e Annetta Dresser. Um comentário do doutor Stephan Barrett confirma essa ideia: "A confiança no tratamento da parte do paciente e do praticante torna mais provável a ocorrência de um efeito placebo".[5]

Um médico osteopata chamado Irving Oyle concorda com a importância da crença tanto do médico quanto do paciente na magia da cura. Isso é compreensível porque, quando duas pessoas acreditam na mesma meta, existe um poder coletivo de energia mental que é favorável à cura. Ele escreve o seguinte:

> Toda cura é mágica. O agente de cura indiana e o agente de cura ocidental têm um denominador comum. A fé e a confiança tanto do paciente quanto do agente de cura. Ambos precisam acreditar na magia ou ela não funcionará. Os médicos ocidentais fazem marcas secretas no papel e instruem o paciente a entregá-lo ao oráculo na farmácia, a fazer uma contribuição pela qual receberão em troca uma poção mágica. Nenhum dos dois entende exatamente como o remédio funciona, mas, quando ambos acreditam nisso, é o que frequentemente acontece.[6]

O placebo, que é uma sugestão oculta, pode fazer até mesmo com que um cético responda favoravelmente à terapia. *A exigência necessária para a eficácia de um placebo é a convicção de que o procedimento ou qualquer coisa feita ou dada ao paciente causará a cura.* Por exemplo, a mera receita de um tônico ou uma vitamina será suficiente para que um grande percentual de pacientes recupere a saúde, embora a substância receitada não possua nenhum atributo curativo. O simples fato de ela ter sido receitada por um médico, uma autoridade na área médica, por si só produz uma poderosa sugestão. O efeito é geralmente reforçado pela reputação do médico, pelo ambiente médico e pelos procedimentos, bem como pelos dispositivos e aparelhos sofisticados; todos eles exercem um impacto significativo na pessoa doente. Além disso, o fato de o paciente precisar se submeter a vários exames, frequentemente por meio de aparelhos médicos complicados, sem dúvida ativa imagens que favorecem a recuperação.

Embora os placebos e a sugestão possam ser considerados semelhantes de várias maneiras, existe entre eles uma diferença sutil. A sugestão geralmente envolve uma mensagem verbal implícita transmitida por outra pessoa, por exemplo, as sugestões apresentadas durante uma sessão hipnótica. A sugestão pode ser definida como o ato de transmitir, de uma maneira habilidosa, certas imagens para a mente do paciente. O placebo, por outro lado, geralmente funciona com um objeto tangível, como uma pílula de açúcar, destinado a induzir o paciente a acreditar que alguma coisa irá funcionar para aliviar o seu problema. O placebo poderia ser definido como um substituto tangível para uma sugestão. Ambas as técnicas buscam o mesmo resultado: passar ao largo da mente consciente crítica e ativar imagens de cura no paciente. A condição essencial é a receptividade e a disposição de ficar curado.

O seguinte caso ilustrará um pouco mais como funcionam os placebos. Certo homem vinha sofrendo havia muitos anos de uma grave doença no couro cabeludo que a medicina convencional não estava conseguindo aliviar. Uma mulher, parente da sua esposa, era católica; ela fez uma peregrinação à gruta de Lourdes e trouxe com ela uma garrafa de água da fonte. A família, que era judaica, não tinha nenhum conhecimento dessa viagem. Certo dia, a mulher visitou o homem doente e deu a ele a garrafa que continha "água benta", dizendo a ele que se tratava de um poderoso remédio para o seu problema. Ela recomendou que ele esfregasse diariamente, de manhã e à noite, o couro cabeludo com algumas gotas da água, garantindo que ele ficaria curado. O homem nada tinha a perder, e decidiu seguir a recomendação. Depois de algumas semanas, para enorme surpresa da família, o problema dele foi pouco a pouco melhorando e, com o tempo, ele ficou completamente curado. A questão, neste caso, é a seguinte: a cura envolveu uma remissão espontânea ou um efeito placebo? A resposta mais plausível é que o homem tenha sido curado pela sugestão que lhe foi dada, e a "água benta" atuou como o placebo. O interessante é que o homem nunca soube que a "água milagrosa" era da gruta de Lourdes: isso pode ou não ter feito diferença para a sua recuperação.

O ministro da Igreja da Ciência Divina Joseph Murphy cita o caso de uma francesa chamada Madame Bire, que era cega, com os nervos óticos atrofiados.

No entanto, depois de visitar a gruta de Lourdes e beber a água da fonte, ela recobrou a visão. Murphy afirma que ela não foi curada pela água e sim pela "sua própria mente subconsciente", a qual respondeu à sua crença".[7] O subconsciente de Madame Bire foi ativado pela sua fé cega e pela sua firme esperança de que alguma coisa iria acontecer. A água da gruta funcionou como um placebo.

Young confirma indiretamente a técnica da "cura pela fala" da seguinte maneira: "O fato de o médico se mostrar solidário e garantir que nenhuma doença grave está envolvida pode ativar o mecanismo de recuperação do paciente".[8] As palavras tranquilizadoras "nenhuma doença grave está envolvida" vindas do médico que o está tratando atuam como uma sugestão extremamente poderosa. Está bem documentado, desde a época de Breuer e Freud, que alguns pacientes ficam curados depois de expor os seus problemas para um médico atencioso em um ambiente médico. No caso de uma pessoa sugestionável que vai ao consultório do terapeuta em busca de alívio para o seu sofrimento, a liberação verbal dos seus problemas e um discurso de estímulo frequentemente resolverão a questão. Por conseguinte, os terapeutas podem causar um grande bem ou um grande mal apenas com as suas palavras e atitudes. Young expressa a sua sincera preocupação a respeito da profissão médica, argumentando que alguns médicos se esqueceram do significado básico do Juramento de Hipócrates:

> Os médicos científicos, além disso, têm um problema por causa do seu poder e *status*. Muitos leigos se sentem pouco à vontade na presença de um especialista. Ao perceber que o médico está ocupado e sob pressão, o paciente poderá se sentir um intruso. Os médicos podem ser bruscos, não se dar ao trabalho de escutar ou deixar de explicar as coisas; os seus prognósticos podem ser desanimadores; a terapia, prolongada e desagradável. Eles cobram honorários imensos, ganham mais dinheiro, e vivem melhor, do que o paciente, talvez causando irritação e inveja. Até mesmo os pacientes que têm uma boa opinião a respeito dos seus próprios médicos podem ter uma má opinião dos médicos enquanto grupo. A medicina organizada, sentem eles, funciona mais para o autointeresse econômico e político dos médicos do que para o bem comum.[9]

Young e Barrett, que são declaradamente adversários de todas as terapias complementares e métodos alternativos de cura, consideram qualquer pessoa que pratique a cura sem credenciais médicas um charlatão. Eles incluem nessa categoria os agentes de cura pela fé, os agentes de cura mental, os praticantes da Ciência Cristã, os agentes de cura que usam a fitoterapia, os agentes de cura que utilizam cristais, os agentes de cura energética, os praticantes de Reiki e assim por diante. Eles acham que a cura deve ser regulamentada por leis e regulamentos, e são a favor de que os "agentes de cura não profissionais" sejam processados e colocados atrás das grades.[10] No entanto, outros médicos estão defendendo métodos de cura complementares e alternativos, como veremos no capítulo intitulado "O Poder de Cura do Amor e do Perdão".

CAPÍTULO 20

O Papel das Imagens na Cura

A imaginação é mais importante do que o conhecimento.
— Albert Einstein

Pessoas que alimentam sentimentos de ódio e amargura durante muitos anos podem manifestar essas emoções negativas em distúrbios físicos e emocionais. Os métodos de cura complementares e alternativos, como a prece, a meditação, o perdão, a oferta de amor incondicional, a prática da conscientização da presença divina, o relaxamento, os exercícios de yoga, o hábito de escrever um diário, dançar, cantar, pintar, a música, traçar mandalas, etc., têm o propósito de conduzir a imaginação da pessoa doente na direção do bem-estar. Em alguns casos, eles geram a descarga emocional conhecida como catarse. Isso, por sua vez, possibilita o livre fluxo dos poderes de cura do corpo e o ajuda a se recuperar.

A importância da imaginação no processo de cura foi cientificamente determinada no final do século XVIII pela comissão real francesa designada pelo Rei Luís XVI para examinar as afirmações de Mesmer sobre a existência de um fluido magnético. Os membros da comissão concluíram que não puderam verificar a existência de um fluido magnético. Eles asseguraram que as curas de Mesmer eram produto do poder da imaginação e da fantasia da pessoa. "A imaginação é tudo, o magnetismo não é nada."[1]

Joseph Murphy indicou a importância da imaginação no processo de cura. Ele menciona o caso de um ministro metodista sul-africano que ficou curado de um caso avançado de um câncer no pulmão usando o poder da imaginação. Ele aconselha o seguinte ao leitor: "Imagine o resultado desejado e sinta a sua realidade; o princípio vital infinito responderá à sua escolha consciente e ao seu pedido consciente".[2]

É impossível enfatizar o suficiente a importância das imagens na recuperação da saúde e na melhora das habilidades potenciais humanas. As imagens usam uma linguagem simbólica para se comunicar com a mente subconsciente. É importante compreender que a mente subconsciente reconhece apenas símbolos e imagens; desse modo, a sugestão mais eficaz é aquela que desperta uma imagem específica na mente da pessoa. Carl Jung recorreu à imaginação ativa no seu processo de individuação. A utilização da imaginação ativa também é indispensável nos esforços metafísicos de penetrar em outra esfera, como no sistema conhecido como Pathwork ou trilhar o Caminho de Retorno na Árvore da Vida Cabalística. Nesse sentido, Paul Foster Case recomendou a meditação sobre as cartas do Tarô e o uso da imaginação criativa para a transformação espiritual. Ao que consta, a meditação sobre os Arcanos Maiores do Tarô pode dissolver todos os padrões negativos petrificados na mente subconsciente.[3]

Essas técnicas não raro envolvem o lado direito do cérebro, que governa a parte da mente simbólica, metafórica e não verbal. Foi teorizado que o lado direito do cérebro é o agente de comunicação com a mente subconsciente. É por esse motivo que as imagens visuais orientadas (ou imagética orientada) têm poderosas consequências fisiológicas. Por meio da visualização ativa, podemos imaginar um resultado terapêutico desejado e podemos participar ativamente da nossa própria cura. Atualmente, as imagens visuais ativas são empregadas em ambientes profissionais para aliviar uma variedade de sintomas e estimular respostas de cura. A abordagem de cura por meio de imagens visuais desperta os recursos interiores do paciente para a autocura.

Desde o início da infância, imagens mentais foram inculcadas na nossa mente, e elas estão na essência dos nossos sistemas de crenças. Essas imagens influenciam fortemente a nossa perspectiva com relação à vida. A imagem mental pode ser definida como uma forma-pensamento com qualidades sensoriais, como as da visão, audição, paladar, olfato, tato e sentimento. O termo "imagética orientada" se refere a uma grande variedade de técnicas, entre elas a visualização, a contação de histórias, a exploração de fantasias, a interpretação dos sonhos e o desenho. Dessa maneira, elementos subconscientes vêm à tona como imagens e fornecem importantes informações à mente consciente.

Historicamente, a prática da cura por meio de rituais e cerimônias pode ser encontrada em muitas culturas ao redor do mundo. A imagética orientada pode ser considerada uma das mais antigas e onipresentes formas de cura. Atualmente, ela está encontrando uma difundida aceitação nos ambientes terapêuticos profissionais.

As imagens mentais podem influenciar o sistema nervoso autônomo e estimular recursos curativos do corpo inexplorados. O sistema nervoso autônomo controla muitas funções involuntárias dos órgãos vitais que operam abaixo do nível da consciência, como a pulsação, a digestão, a respiração, a salivação, a transpiração e a conversão da comida em tecido. A imaginação pode promover a função saudável desses processos.

Uma técnica utilizada atualmente para influenciar o sistema nervoso autônomo é o *treinamento autógeno*, um método desenvolvido pelo psiquiatra alemão Johannes H. Schultz. Essa técnica incorpora o relaxamento progressivo, a meditação e a visualização para superar qualquer problema psicológico ou fisiológico, bem como para aliviar muitos distúrbios psicossomáticos induzidos pelo estresse. Além disso, muitas pesquisas indicam que certas técnicas imagéticas (auto-hipnose, visualização criativa, meditação) podem estimular o sistema imunológico e as reações endócrinas que são necessárias para a saúde ideal.

O seguinte exemplo vai demonstrar como a imaginação pode criar a nossa realidade. Uma criança de 10 anos que seja deixada sozinha em casa com a informação de que existe um monstro em algum lugar da casa criará as condições para ficar assustada. Se ela acreditar que o monstro existe, ela estimulará a sua imaginação e não conseguirá dormir à noite sem pensar ou sentir a presença do monstro. Ela poderá achar que o monstro está escondido no armário ou debaixo da sua cama. Se for uma noite de tempestade, a criança terá a impressão de que qualquer barulho que o vento faça na janela ou qualquer sombra lançada no quarto é o monstro que está pronto para atacá-la. Desse modo, a criança, pelo poder da sua imaginação, "cria" a existência do monstro, podendo até mesmo sentir a presença dele. No dia seguinte, ele dirá aos seus colegas na escola que viu o monstro nas sombras refletidas no quarto e ouviu o monstro nos ruídos feitos pelo vento através das janelas da casa.

Tem sido demonstrado ao longo dos anos em ambientes clínicos que as imagens visuais ativam a nossa capacidade de cura inata latente de promover a recuperação e o bem-estar físico. A eficácia da imagética, como já vimos, baseia--se no princípio de que a mente subconsciente não distingue entre o que é real e o que é fantasia, desde que as imagens sejam claramente formadas; tudo o que importa para o subconsciente é que a mente subconsciente está submetendo a ele uma imagem específica para ele trabalhar. O corpo responderá às imagens visuais fornecidas. Como o subconsciente não tem nenhuma noção de tempo e espaço — característica observada tanto por Freud, em A interpretação dos Sonhos, quando por Troward, nas palestras de Edimburgo —, ele não é capaz de diferenciar entre o passado, o presente e o futuro. É por esse motivo que é importante formar imagens precisas no tempo presente como se a meta desejada já tivesse sido alcançada.

Hoje em dia, a medicina convencional está atribuindo uma importância cada vez maior à utilização das imagens mentais. A Academy for Guided Imagery (AGI) ensina as "utilizações da imagética e abordagens da terapia e da cura relacionadas com a imagética".[4] O Simonton Cancer Center, fundado pelo oncologista O. Carl Simonton, ensina a meditação e a imagética mental para as pessoas a fim de estimular o sistema imunológico delas e combater o câncer.[5] A prática da meditação e da imagética mental confere aos pacientes uma sensação de controle sobre a sua doença, possibilitando que eles participem ativamente do seu processo de cura.

É importante mencionar que qualquer diagnóstico ou tratamento em um consultório médico cria determinadas imagens e expectativas no paciente. Esses tipos de imagens (ou sugestões) podem afetar o curso da saúde do paciente para melhor ou para pior.[6]

O uso das imagens mentais nos sistemas de cura da Nova Era é conhecido como *imaginação criativa* ou *visualização criativa*. Em ambos os casos, o processo consiste em fabricar mentalmente imagens bem-definidas, que contenham cores, sons e sabores, o mais realisticamente possível. A psicóloga Jeanne Achterberg, na introdução ao seu livro pioneiro *Imagery in Healing: Shamanism and Modern Medicine* [A Imaginação na Cura: Xamanismo e Medicina Moderna], define a imagética como "o processo de pensamento que invoca e utiliza os sentidos: visão, audição, olfato e paladar, bem como os sentidos do movimento, posição e tato. Ela é o mecanismo de comunicação entre a percepção, a emoção e a mudança corporal. Sendo uma causa importante tanto da saúde quanto da doença, a imagem é o recurso mais antigo e mais notável do mundo".[7]

Essa descrição implica que uma imaginação vívida desperta emoções específicas. A caracterização de Achterberg é semelhante à definição de emoções apresentada pelo autor Daniel Reid, que nos leva a considerar o estreito relacionamento entre as emoções e as imagens mentais:

> As emoções são desencadeadas pelo contato sensorial com o mundo exterior, com base nas informações dos cinco sentidos. Como os seres humanos se relacionam com o mundo dos fenômenos e uns com os outros por intermédio dos órgãos sensoriais, eles permanecem em uma constante reação emocional (...) Por conseguinte, o estimulante inicial para cada reação emocional é o contato sensorial externo, o qual, no estágio básico, é uma função fisiológica do sistema nervoso, e não um processo psicológico.[8]

A notável diferença é que as emoções são fisiológicas, ao passo que as imagens mentais são uma função psicológica. Em qualquer tipo de cura, o paciente ativa, direta ou indiretamente, o seu mecanismo interior de criar imagens para ficar curado.

Achterberg assinala que, no passado, o agente de cura tradicional era conhecido por diferentes nomes, como "xamã", "feiticeiro" e "bruxa".[9] Eles também eram conhecidos como "curandeiros" ou "pajés". Para o propósito deste estudo, vou classificar todos eles sob o nome de *xamã*. Ao longo da maior parte da história humana, os xamãs foram tanto magos quanto agentes de cura. Acreditava-se que eles tivessem sido dotados pelos deuses ou espíritos com poderes de invocar e expulsar espíritos malignos e restabelecer a saúde. O xamã trabalha *ativando a imaginação* do paciente a fim de restabelecer a saúde. Para fazer isso, o xamã entra em um estado alterado de consciência, no qual ele executa danças e conjura e "expulsa espíritos malignos".[10] Esse ritual tem o propósito de afetar a mente subconsciente da pessoa doente, enfeitiçando a sua imaginação e colocando-a em um estado de receptividade com relação ao pronunciamento de cura do xamã.

Por tradição, os agentes de cura bem-sucedidos eram mestres da utilização das imagens mentais na cura. Um tratamento de cura sem remédios geralmente envolve dois componentes básicos: o forte desejo de ficar curado, alimentado pela emoção, e a utilização da imaginação ativa. Achterberg assinala que a cura xamanista é conduzida na esfera da imaginação: "O xamanismo é o remédio da imaginação. O trabalho ritual do xamã tem um efeito terapêutico direto no paciente por meio da criação de imagens vívidas e da indução de estados alterados de consciência conducentes à autocura".[11] Isso está confirmado por estudos científicos que mostram que o cérebro reage a uma cena imaginada da mesma maneira como reagiria a algo que efetivamente estivesse vendo.

O princípio básico da prática que acaba de ser descrita é que as imagens visuais e as emoções afetam os processos químicos do corpo. Isso é semelhante ao efeito placebo: quando um placebo é ministrado a uma pessoa doente, os seus processos químicos passam por uma transformação sutil porque ela subconscientemente cria imagens de que está ficando curada. Algumas evidências científicas indicam que o efeito placebo pode ser em parte atribuível à liberação de endorfinas no cérebro. As endorfinas são os analgésicos naturais do corpo. As pessoas comuns não têm consciência do grande poder que possuem. Por mais simples que possa parecer, esse poder reside na utilização correta da mente, da emoção e da imaginação criativa.

Achterberg considera a localização física da cura igualmente importante. Ela indica que o ambiente do xamã e o ambiente de uma igreja são, em certa medida, semelhantes: o propósito de ambos é preparar condições ambientais especiais para que uma determinada coisa ocorra. Além disso, a pessoa que busca a ajuda de um xamã é como a pessoa que vai a um ambiente religioso. O local onde o xamã exerce as suas atividades pode estar repleto de um simbolismo ou artefatos arcaicos, como crânios, ossos e outros tipos de parafernália, todos os quais exercerão um poderoso impacto na imaginação do paciente. Características semelhantes podem ser observadas em um santuário religioso como a gruta de Lourdes ou uma antiga catedral. O mesmo se aplica também a um consultório médico, que é equipado com dispositivos terapêuticos e equipamentos sofisticados. Todos esses ambientes terapêuticos foram decorados com os elementos apropriados para inculcar um sentimento de receptividade ao tratamento que se seguirá.

O poder da mente sobre o corpo é fácil e conclusivamente demonstrado pelos faquires indianos, que alcançaram um perfeito controle sobre o seu corpo e emoções. Eles podem caminhar descalços sobre brasa incandescente ou sobre vidro quebrado, ou ainda dormir em uma cama de pregos, sem sofrer nenhuma lesão.

Achterberg também investigou o poder da imaginação sobre a imunologia humana. Ela postula que uma imagética treinada pode manter o sistema de defesa do corpo atuando para conservar a pessoa em perfeita saúde. Segundo ela, muitas doenças resultam de um sistema imunológico lento ou deficiente. A opinião médica predominante é que o estresse é um dos principais fatores no enfraquecimento do sistema imunológico; isso por sua vez facilita o surgimento de muitas doenças. Por conseguinte, doenças importantes poderão ser superadas se o sistema imunológico for treinado para funcionar com eficácia. O uso da imaginação criativa durante sessões de meditação e hipnose se revelou proveitoso para mitigar eventos que provocam ansiedade e para ajudar o corpo no seu processo de recuperação.

CAPÍTULO 21

O Poder de Cura da Mente Subconsciente

O Poder de Cura está na sua mente subconsciente.
— Joseph Murphy

Como vimos, a mente subconsciente, na condição de sede da imaginação, depósito da memória e dos poderes criativos humanos, desempenha um importante papel na recuperação e na conservação da boa saúde. O efeito placebo é uma prova conclusiva de que a mente subconsciente é o agente de cura do corpo. Um placebo pode ser uma pílula de açúcar, uma injeção inofensiva, qualquer tipo de procedimento não médico ou qualquer tipo de terapia que não afete diretamente a doença que esteja sendo tratada. O placebo não atua sobre a doença e sim sobre a mente subconsciente.

Os ensinamentos de seres não físicos como o Guia, Seth, Abraham e outros foram respaldados por psicólogos e cientistas mentais modernos como Thomson Jay Hudson, Thomas Troward, Sigmund Freud e Carl Jung, todos os quais reconheceram que *a característica mais poderosa no ser humano é a mente subconsciente*. Nenhuma cura jamais foi alcançada, ou poderá ser alcançada, por métodos mentais ou por outros métodos enquanto uma imagem de bem-estar não for implantada na mente subconsciente do paciente. *Este é o segredo fundamental para que possamos compreender a cura mental e espiritual de um modo geral.*

Nós temos duas mentes: a mente consciente e a mente subconsciente; esses são dois aspectos de um Self. A mente consciente se expressa na conscientização da realidade física, enquanto o subconsciente atua abaixo do nível consciente, controlando as funções vitais do corpo. Esses dois aspectos da mente podem ser verificados em uma pessoa hipnotizada ou sonâmbula: no primeiro caso, a pessoa executa tarefas que lhe são atribuídas no estado hipnótico, enquanto no segundo caso ela executa certos atos em um estado de letargia. Em ambos os casos, a inferência lógica é que essas ações foram comandadas pela mente subconsciente sem uma intervenção consciente. Na metafísica, além dessas duas partes da mente, existe outro nível, o superconsciente, que equivale à Mente Universal ou Mente Infinita.

Antes das pesquisas conduzidas pela escola de Nancy e da interpretação dessas investigações por Thomson Jay Hudson, o subconsciente e o seu papel na personalidade humana eram entidades desconhecidas. A crença habitual era que o inconsciente, como o seu nome implicava, era inerte e inativo, um sótão mental sem qualquer influência sobre a nossa vida. No entanto, a verdade é exatamente o oposto. Os profissionais da área da psicologia profunda como Jung descobriram que forças instintivas primitivas, a energia primordial e experiências humanas universais habitam a mente subconsciente. Elas estão geralmente adormecidas, reprimidas pelo ego consciente, mas, quando a censura do ego é de alguma maneira removida, essas forças podem emergir das profundezas da mente, às vezes de uma maneira criativa e construtiva, às vezes com violência. Isso poderia explicar crimes e homicídios brutais cometidos por pessoas que eram consideradas cidadãos honrados e inofensivos, como alguns dos recentes tiroteios em escolas, que foram praticados por estudantes aparentemente tranquilos e pacíficos.

O subconsciente, portanto, desempenha um papel muito importante na moldagem dos nossos pensamentos, sentimentos e emoções; na realidade, ele é o fator mais ativo e influente na nossa vida do dia a dia. Como escreveu Stefan Zweig:

> A nossa vida não transcorre livremente no domínio do racional, sendo continuamente exposta ao mecanismo de forças inconscientes. Emergem do subconsciente emoções positivas e negativas, pensamentos habituais,

palpites, os elementos das nossas decisões, a reação automática a situações específicas, os lampejos de inspiração, etc.[1]

Os profissionais da área da psicologia profunda afirmam que eventos traumáticos e desejos da infância não satisfeitos vivem ativamente na esfera subconsciente, e que a partir dessas profundezas surgem temores e ansiedades, bem como o comportamento compulsivo, que não têm nenhuma base ou explicação racional. Isso poderia ajudar a explicar os vícios e as recaídas depois de uma recuperação. Embora possamos ter decidido não fazer alguma coisa, resvalamos e mesmo assim a fazemos; o subconsciente sempre vence. Não podemos lutar contra ele; precisamos torná-lo nosso aliado. Esse foi o segredo dos segredos nas autênticas escolas de mistério da antiguidade.

Além disso, a comunicação entre o consciente e a mente universal ou coletiva só é possível por intermédio do subconsciente. Esse contato geralmente ocorre em circunstâncias especiais, como durante o sono profundo ou a meditação, e pode se expressar por meio da intuição, de palpites, da inspiração e assim por diante. Por outro lado, ao implantarmos os nossos desejos no subconsciente pessoal, podemos nos comunicar com a mente coletiva. Uma pessoa que tenha um desejo ardente carregado de energia emocional levará o objeto desejado a entrar em harmonia vibracional com ela mesma, fazendo com que ele, com o tempo, se manifeste na realidade física ou experiencial. Como ensina a entidade canalizada conhecida como Abraham, não somos capazes de experimentar nada a não ser que estejamos em uma harmonia vibracional com aquilo que desejamos obter ou vivenciar. Esse princípio funciona igualmente bem tanto para as experiências positivas quanto para as negativas.

Como o subconsciente pessoal está intimamente conectado com o subconsciente coletivo, não existe nenhuma separação entre as pessoas; todos os seres humanos estão ligados à Mente Universal. Isso explica a comunicação telepática e também a simpatia ou antipatia entre pessoas desconhecidas. Por conseguinte, todo mundo está conectado no nível subconsciente, como é ilustrado a seguir:

Inconsciente Coletivo (Mente Universal)

↑↓↑↓

Subconsciente Individual

↑↓↓↑

Consciente Individual (Ego Autoconsciente)

Essa interconexão do consciente, do subconsciente e do subconsciente coletivo é descrita com precisão pelo doutor C. George Boeree, que traçou um interessante paralelo entre a teoria de Jung do inconsciente coletivo e o conceito de *Atman*. Atman é um termo usado dentro do hinduísmo para identificar a alma, quer no sentido universal (a alma do mundo), quer no sentido individual (a alma pessoal). O doutor Boeree explica que o mundo exterior pertence ao que é chamado de *maya* (ilusão). A mente autoconsciente (ou ego) é chamada de *jivatman*, a percepção da ilusão exterior encarada como realidade. Essa mente autoconsciente vê os outros indivíduos como entidades desconectadas, cada uma com um subconsciente separado, mas a separação é ilusória. "Estamos unidos no oceano da vida [subconsciente coletivo] ou Atman."[2] Esse conceito metafísico da unicidade da vida é a pedra angular do Vedanta, da Cabala Hermética e de outras doutrinas metafísicas.

A mente autoconsciente é a parte que planeja, pensa e toma a iniciativa, mas o agente que colocará em prática esses planos e fará com que eles se tornem realidade é a mente subconsciente. Por conseguinte, a meta da mente autoconsciente se limita a raciocinar, iniciar e definir metas. Ela é capaz de diferenciar e decidir o tipo de informação na qual deseja se concentrar; ela também tem o poder de reprogramar o "software" da mente subconsciente. Uma vez que o "programa" é submetido ao subconsciente, ele se torna automático ou um hábito. A mente subconsciente tem sido comparada a um poderoso mecanismo de apoio, um computador acrítico, neutro. Ela aceita como verdadeira qualquer sugestão que passe ao largo da parte crítica da mente consciente. A boa notícia é que esse "computador" biológico pode ser reprogramado para a saúde ideal, tanto emocional quanto física, por meio da autossugestão, da auto-hipnose, do treinamento autógeno, de afirmações positivas e da visualização criativa.

A mera seleção de uma meta definida aliada à determinação de levá-la a cabo acionará mecanismos ocultos que nos proporcionarão os recursos necessários e nos levarão a entrar em contato com as pessoas e as circunstâncias necessárias para que alcancemos essa meta. Essa é a Lei da Atração. Algo abaixo da consciência consciente estabelece as conexões com o que quer que necessitemos para atingir a meta. Emerson resumiu esse ponto dizendo o seguinte: "Uma vez que tomamos uma decisão, o universo conspira para fazer com que ela aconteça".[3] O segredo é implantar as nossas metas na mente subconsciente e em seguida adotar uma atitude de determinação e confiança sem contradizê-las com pensamentos, palavras e sentimentos adversos.

Vários escritores deram diferentes nomes ao subconsciente universal. Carl Jung referia-se a ele como o inconsciente coletivo, enquanto Ralph Waldo Emerson o chamava de "sobrealma" e escreveu que "vivemos no colo de uma imensa inteligência que, quando estamos na presença dela, compreendemos que ela está muito além da nossa mente humana".[4] Os cabalistas herméticos a chamam de Consciência Universal ou Inteligência Infinita; a mecânica quântica se refere a ela como o "universo mental" ou "energia do ponto zero".[5] A genialidade e talentos extraordinários expressados por algumas pessoas são a manifestação da sua habilidade de utilizar essa Consciência Universal. Virtuoses de todas as áreas da vida confirmaram que as suas habilidades e talentos extraordinários são demonstrações de algo que está além da sua compreensão. Essa é a verdadeira fonte de todas as invenções e descobertas feitas pela mente humana.

No nível pessoal, o subconsciente controla todas as funções do nosso corpo desde que nascemos. Ele regula o batimento cardíaco, os níveis de glicose e a transformação da comida em células vivas, entre outras coisas. Paul Foster Case comentou nas suas lições particulares que o subconsciente cura todas as doenças. Segundo ele, o medicamento meramente inicia uma ação química à qual o verdadeiro poder de cura do subconsciente reage. Ele declarou ainda que "a cirurgia não cura; nem os ajustes mecânicos; eles simplesmente removem obstáculos à livre manifestação do poder de cura".[6] Desse modo, desde que não haja nenhuma interferência da parte da mente consciente, *o papel do subconsciente é devolver a saúde ao nosso corpo e mantê-lo dessa maneira.* Isso poderia explicar por que alguns métodos de cura mental e espiritual alcançaram êxito onde a medicina convencional fracassou.

A saúde depende das sugestões predominantes dadas ao subconsciente. As pessoas, normalmente, não se dão conta de que estão constantemente submetendo sugestões ao seu subconsciente; elas também não percebem que a força vital que permeia o universo responde aos seus pensamentos e sentimentos. Na realidade, temos usado essa energia inconscientemente em todas as atividades, entre elas as de pensar e sentir. Por conseguinte, o primeiro passo para manter um corpo saudável é nos conscientizarmos do vasto reservatório energético no universo que está disponível para todo mundo. Na verdade, essa força vital que permeia todo o universo é a única energia que existe. Ela tem sido chamada por diferentes nomes, como o Grande Agente Mágico, Fohat, Poder Oculto e Espírito.

A Bíblia declara que Deus concedeu à humanidade o poder de ter domínio sobre a criação. A força vital universal está incluída nessa criação; consequentemente, os seres humanos podem empregá-la para o seu próprio bem-estar e o bem-estar dos outros. Essa energia está sempre sujeita ao comando humano; ela é sempre dócil e obediente aos nossos pensamentos e sentimentos. Lembre-se do adágio "A energia acompanha os pensamentos".

A sabedoria convencional afirma que a arte de trazer as atividades subconscientes para o comando consciente é extremamente difícil ou impossível. Nada poderia estar mais longe da verdade. Na realidade, o subconsciente sempre esteve sob o comando da mente consciente. O problema é que fomos programados para encarar o subconsciente como esquivo, intangível e fora do nosso controle. Como a mente subconsciente é extremamente dócil, ela agirá de acordo com essas convicções. Dizem que é fácil dirigir o subconsciente e que ele nunca resiste às nossas tentativas de controlá-lo. Paul Foster Case afirma que o subconsciente é de tal maneira submisso que sempre que pensamos nele como um desafio, ele imediatamente se comporta de acordo com a sugestão recebida e continua a fazer isso até que receba uma sugestão contrária forte e decisiva.

No entanto, o controle do subconsciente pelo consciente não significa uma constante interferência. Uma vez que uma sugestão tenha sido dada ao subconsciente, devemos deixar que ele leve a cabo as suas instruções com total confiança. A tarefa da mente consciente termina depois que ela forma uma imagem bem definida do resultado desejado e a submete ao subconsciente. Case afirma que é importante permanecermos completamente confiante nos poderes do subconsciente.

A metafísica afirma que tudo o que pensamos e sentimos fica gravado no subconsciente. Do mesmo modo, cada pensamento e emoção de uma pessoa tem alguma repercussão nas outras, porque estamos todos interligados. Se não gostamos de alguém a quem acabamos de ser apresentados, a outra pessoa captará o sentimento de aversão. Igualmente, se achamos que os nossos amigos e colegas de trabalho não nos compreendem, eles perceberão isso e reagirão de forma compatível. Os oradores motivacionais e os que falam sobre prosperidade recomendam que nos "magnetizemos" com ideias de honestidade, amor, paz e sucesso; em decorrência disso, o mundo mudará para melhor. Da mesma maneira, o autor de autoajuda doutor Wayne Dyer popularizou o ditado "Se você mudar a maneira como olha para as coisas, as coisas para as quais você olha mudarão". Em outras palavras, tudo depende da atitude: quando temos uma atitude positiva e amigável e demonstramos um interesse genuíno pelos outros, todo o nosso mundo se transformará para melhor.

O subconsciente pode ser nosso aliado, ou pode ser nosso inimigo se não soubermos lidar com ele. Se o conteúdo dele não for examinado e os conflitos que existem nele não forem resolvidos, os resultados poderão ser prejudiciais. Por outro lado, se eliminarmos as emoções negativas e harmonizarmos os desejos conflitantes de uma maneira construtiva, o subconsciente manterá o nosso corpo saudável e teremos relacionamentos sociais harmoniosos.

A influência do subconsciente se torna evidente nas situações em que estamos apenas parcialmente conscientes do nosso ambiente imediato. Por exemplo, quando dirigindo um carro em um itinerário cotidiano, como ir e voltar do trabalho, com o tempo, a mente subconsciente decora o caminho. Nos momentos em que a mente consciente está preocupada com questões pessoais ou estamos pensando profundamente em questões de trabalho ou em problemas familiares, constatamos que percorremos uma certa distância sem termos dado conta disso; paramos automaticamente nos sinais de trânsito e viramos esquinas. Nesse caso, a mente subconsciente dirigiu em parte do caminho.

De um modo geral, portanto, o subconsciente pessoal foi programado sem a participação consciente da pessoa. Na maioria dos casos, essa programação automática consiste na sabedoria convencional e nos meios de comunicação de massa, que nenhum deles são necessários, positivos e nem construtivos para o nosso sucesso e bem-estar. Se tivermos interiorizado ideias e convicções prejudiciais, o subconsciente sabotará os nossos esforços de alcançar o que quer que desejemos na vida; quanto mais nos empenharmos, mais continuaremos a fracassar. Por exemplo, se tivermos impregnado no nosso subconsciente a crença de que não temos uma boa memória, quanto mais tentarmos recordar o nome de uma pessoa, mais ele se esquivará de nós. Outros exemplos são: "Não quero fumar, mas não consigo me controlar" ou "Quero ser um orador, mas tenho medo".

Em todas essas situações, o subconsciente ironicamente sai vitorioso, porque *ele foi programado para fracassar*. O subconsciente sempre vence a vontade pessoal. Um viciado pode sinceramente desejar abandonar a sua compulsão, mas é incapaz de fazer isso porque a sua vontade foi enfraquecida ao ponto de a pessoa reconhecer que o vício tem poder sobre ele. Ele se sente frustrado e incapaz de fazer qualquer coisa para remediar a sua situação. Nesse sentido, o subconsciente pode ser o nosso pior inimigo se não chegarmos a um acordo com ele. O viciado ou alcoólatra pode ter o sincero desejo de ficar sóbrio, mas ele é irresistivelmente compelido a reincidir apesar das nocivas consequências, das quais ele está plenamente consciente. Em certos casos, criminosos cometeram delitos graves apesar do seu desejo de não fazer isso. Quando lhes perguntaram por que tinham agido daquela maneira, eles responderam que se sentiram impotentes e não conseguiram se controlar; uma coisa mais forte do que eles os obrigou a praticar aquelas ações.

Desse modo, as pessoas estão normalmente condicionadas a se vestir, comer, beber e gozar a vida de acordo com o que lhes é imposto pelos meios de comunicação de massa, pela pressão social e pela sabedoria convencional. A pessoa que não têm consciência dessa situação, não tem livre-arbítrio. O autêntico livre-arbítrio reside na nossa capacidade de ter uma genuína autoconsciência, autodeterminação e "autossuficiência". Em outras palavras, as nossas decisões devem ser livres de qualquer influência do condicionamento social e cultural. O livre-arbítrio é diretamente proporcional à nossa capacidade de ter autoconsciência e autocontrole.

Essa discussão nos conduz à questão da alienação na sociedade contemporânea: as pessoas perderam a sua identidade como seres espirituais e, como resultado, se sentem distanciadas de si mesmas. Para neutralizar a influência de um ambiente negativo, algumas pessoas se afastam da sociedade e se retiram para a região rural; outras evitam se expor aos meios de comunicação de massa, para não serem afetadas pela opinião humana e pelos receios mundanos. Mas esse estado aparente do mundo exterior é "o mentiroso" e "o tentador". Devemos permanecer firmes na convicção de que a Inteligência Infinita está cuidando do bem-estar da humanidade, embora não possamos explicar muitas aparentes injustiças e aflições que estão acontecendo ao redor do mundo. A negatividade irradiada pelos meios de comunicação de massa é a energia psíquica que está alimentando a egrégora. A nossa missão como portadores da luz é manter a nossa mente orientada para a paz, o entendimento e o amor pela humanidade. Dessa maneira, neutralizamos a negatividade propagada pela opinião geral e pela comunicação de massa. O pensamento concentrado é energia concentrada.

Desde que as pessoas consigam ter controle sobre a qualidade dos seus pensamentos, elas exercerão domínio sobre si mesmas e as circunstâncias da sua vida. A única maneira de neutralizar as predisposições negativas do ambiente social é lançar uma forte sugestão oposta. Paradoxalmente, a intenção tende a se manifestar nos momentos em que a consciência não se apercebe dela, talvez porque o subconsciente trabalhe atrás dos bastidores da percepção. O segredo, se é que existe algum, é definir uma meta clara e depois afastar a percepção consciente dela a fim de deixar que o subconsciente faça o seu trabalho.

A pessoa que carece de propósito na vida deixa o seu destino nas mãos dos pensamentos de outras pessoas. A mente subconsciente na sua condição natural pode ser comparada a um cavalo indomado cheio de vida e energia, sem freio e rédeas. O cavaleiro pode tentar conduzi-lo em uma certa direção, mas, em última análise, o cavalo levará o cavaleiro para onde desejar. No entanto, se o cavaleiro conseguir colocar um freio e rédeas no cavalo e habilmente subjugar o animal, este se tornará um aliado prestimoso e leal.

A propósito, é importante mencionar que o subconsciente não entende negativas como a palavra *não*; para o subconsciente, toda declaração é neutra. Finalmente, o subconsciente jamais aceitará ordens ou comandos vigorosos; não podemos obrigá-lo a fazer alguma coisa. Ele só responde a sugestões sutis.

Tudo o que acaba de ser exposto não é mais um segredo esotérico; os empresários americanos mais bem-sucedidos, como Andrew Carnegie, Napoleon Hill e Henry Ford, estavam conscientes da eficácia desses princípios. Infelizmente, as pessoas que carecem do entendimento destes últimos não têm controle sobre esse aspecto criativo da mente e criam fortuitamente as suas circunstâncias, ou ficam à mercê das criações de outras pessoas.

As características da mente subconsciente podem ser resumidas da seguinte maneira:

1. A função fundamental do subconsciente é manter o bem-estar do corpo. Ele tem o poder de curar o corpo de qualquer forma de doença.
2. O subconsciente é receptivo a ser controlado por sugestões. Devemos ficar atentos aos tipos de sugestões que submetemos à mente subconsciente.
3. O subconsciente é capaz de raciocinar dedutivamente.

4. O subconsciente armazena todas as recordações das nossas experiências passadas; por conseguinte, ele tem uma memória perfeita. Ele também tem acesso às experiências e memórias humanas universais. Essa é a fonte das nossas intuições e premonições.
5. O subconsciente tem o poder de atrair coisas que estão em harmonia com as nossas principais convicções, preconceitos e idiossincrasias pessoais. Essa é a base da Lei da Atração.
6. O subconsciente tem uma perfeita conexão com todos os pontos no universo. Essa lei é a base da comunicação telepática. Essa também é a lei que nos põe em contato com o que quer que precisemos a fim de atingir as nossas metas. Ele envia informações para outras mentes subconscientes e recebe informações delas.
7. O subconsciente é "propulsivo", de acordo com Paul Foster Case; "ele é a força motriz da personalidade humana".[7]

A ideia de Case de que o subconsciente é uma força propulsiva é semelhante ao conceito da libido na psicologia e sugere o enorme poder da mente subconsciente. No nível universal, ele é a energia propulsora da evolução humana; no nível pessoal, é o mecanismo que fornece a energia necessária para que realizemos as nossas metas na vida. Como controlamos essa torrente de energia? A resposta reside em duas palavras-chave: *sugestão* e *autossugestão*.

Capítulo 22

A Sugestão e a Autossugestão

Essas duas palavras são os conceitos mais importantes na ciência da mente. Toda a vida do homem é o resultado de contínuas sugestões e autossugestões. Nós as recebemos e apresentamos de uma maneira direta ou indireta, por meio de palavras, ações, gestos e comportamentos. O nosso estado mental e bem-estar são influenciados pela sugestão. Existem muitos casos nos quais curas tiveram lugar depois que os pacientes leram livros inspiradores como biografias de santos, a Bíblia ou outras escrituras sagradas. Essas remissões espontâneas também podem acontecer porque as pessoas ouviram ou leram depoimentos de outras curas. Por exemplo, quando a egrégora da Ciência Cristã era poderosa, consta que pessoas dos mais diferentes estilos de vida estavam vivenciando a cura espontânea apenas ao ler o manual da Ciência Cristã. Uma revista mensal intitulada *Healing Thoughts*, publicada pela Plainfield Christian Science Church, Independent, em New Jersey, dedica uma página inteira de cada tiragem à primeira edição do manual, *Science and Health*. O artigo começa com as seguintes palavras: "Este foi *o livro que curou muitos milhares de pessoas na primeira vez que elas o leram* e ajudou a inspirar o fenomenal crescimento dos primeiros dias no movimento da Ciência Cristã". (O grifo é meu.)

Isso confirma a tese de que, pelo menos em alguns casos, a cura é o resultado da sugestão e da autossugestão. Elas conduzem a imaginação da pessoa doente na direção de uma remissão espontânea. Em outras palavras, *nós curamos a nós mesmos*. Caso contrário, como poderia a leitura de um livro baseado em premissas erradas curar as pessoas? Temos uma enorme capacidade de cura, e a chave para destravar esse poder de cura difere de pessoa para pessoa. O que pode funcionar para um indivíduo pode ser ineficaz ou até mesmo prejudicial para outro.

A premissa metafísica fundamental ensinada pelo Novo Pensamento é que a mente subconsciente é o agente que leva a cabo o processo de cura. Ernest Holmes diz o seguinte: "Aquilo que nos faz adoecer é a mesma coisa que nos cura. Não precisamos procurar uma lei da doença e uma lei da saúde. Existe apenas uma Única Lei".[1] Joseph Murphy enfatizou o seguinte: "esse poder de cura está na mente subconsciente de todas as pessoas; uma atitude mental modificada da parte da pessoa doente libera esse poder de cura".[2] O caminho fácil e direto para a mente subconsciente é uma imagem mental – uma sugestão. Somente quando uma imagem mental é implantada na mente subconsciente, o processo de cura tem início.

Se é esse o caso, por que tantas pessoas são resistentes à cura quer por meio da medicina convencional, quer por meio do tratamento mental, embora aparentemente desejem ficar curadas? Examinei essa questão no meu texto "The Concepts of Psychological Resistance and Psychological Reversal" [Os Conceitos da Resistência Psicológica e da Reversão Psicológica] no livro *Beyond Conventional Wisdom*. O texto sugere que algumas pessoas estão subconscientemente determinadas a sabotar a sua própria cura porque alimentam convicções conducentes ao próprio fracasso. Algumas dessas ideias estão tão bem racionalizadas e implantadas na mente delas que parecem normais ou, de qualquer forma, é difícil detectá-las. Nesses casos, a mente subconsciente é controlada por essas convicções conducentes ao próprio fracasso.

Nessas condições, as possibilidades de cura são mínimas. Uma pessoa pode conscientemente desejar ficar curada ou ter sucesso na vida, mas, se alimentar padrões negativos ou convicções de autopunição, autovitimização ou desmerecimento na mente subconsciente, ela perturbará o processo de cura e a realização das suas metas. O remédio é identificar e remover da mente subconsciente todos os obstáculos que estão impedindo que ela alcance a totalidade.

Em alguns casos, ficar doente pode ser uma maneira de chamar atenção para si mesmo, ou pode ser uma estratégia de sobrevivência para não ter que enfrentar situações difíceis na vida. Pode também ser uma maneira subconsciente de pedir amor e compaixão. A erradicação desses padrões negativos requer uma grande coragem e também uma rigorosa análise e reavaliação das nossas convicções mais apreciadas. Ela também envolve inevitavelmente a detecção das ideias autopunitivas que estão abrigadas na mente. Esse processo pode resultar em um período temporário de crise pessoal porque as próprias raízes das nossas crenças equivocadas estão sendo questionadas.

O mecanismo de sabotar o processo de cura ou a realização de metas na vida tem sido chamado de *resistência psicológica*, frase inventada pelo doutor Roger Callahan, fundador do sistema de cura conhecido como Terapia do Campo do Pensamento [Thought Field Therapy]. As operações de resistência são bastante sutis e podem se manifestar de diferentes maneiras. Pode haver um medo desconhecido da realização de uma meta e, consequentemente, uma atitude sutil de querer rejeitar ou evitar o que é necessário para alcançar essa meta. Podemos também ter o sentimento de que não merecemos ser felizes por causa de um complexo de culpa.

Existe a teoria de que o mecanismo da resistência psicológica funciona de certa maneira como a terceira lei da física de Newton: uma certa quantidade de pressão física gera uma quantidade igual de resistência. Em termos psicológicos, a pressão mental gera uma igual quantidade de resistência subconsciente. Quando existe uma imposição de pressão a partir de fora, existe uma resistência igual ou maior a partir de dentro. Quando a mente subconsciente sente que está sendo coagida por comandos externos como "você precisa ser bem-sucedido", "você deve ser alguém na vida" ou "você precisa ser um vencedor", poderá ter lugar uma reação subconsciente que se oporá à realização dessas metas. No caso de qualquer pessoa que esteja subconscientemente determinada a fracassar, qualquer pressão em direção ao sucesso ou ao aperfeiçoamento pessoal criará conflito interior e ansiedade.

A mesma coisa pode ser observada nos relacionamentos interpessoais: as pessoas reagem adversamente a fazer uma coisa quando se sentem obrigadas a fazê-la. Por exemplo, no ambiente de trabalho, se alguém nos dá uma ordem de forma autoritária, nosso mecanismo de defesa no mesmo instante entra em ação. Normalmente nos opomos a algo quando nos sentimos obrigados a fazer isso. É por esse motivo que um pedido amável e indireto é uma maneira de obter cooperação: ele parece vir mais de dentro da pessoa do que de fora.

Para explicar isso, Callahan também desenvolveu o conceito da *reversão psicológica*, que é definida como uma determinação subconsciente de derrotar ou sabotar oportunidades de sucesso e cura.[3] Alguns homens e mulheres parecem ter um forte comprometimento com a felicidade, a saúde e a prosperidade, e no entanto deixam de atingir as suas metas. Isso se deve ao fato que na sua mente subconsciente eles fomentam conceitos equivocados, ideias de desmerecimento, culpa e outros pensamentos destrutivos. A ironia é que eles não têm consciência dessas coisas. Da mesma forma, a presença da reversão ou resistência psicológica pode bloquear o processo natural da autocura.

É importante lembrar que seja qual for a ideia ou impressão que a mente consciente aceite como verdadeira – quer ela seja de fato verdadeira ou não –, atuará como uma poderosa sugestão para a mente subconsciente. Essa declaração está em perfeita concordância com a segunda premissa de Hudson: a mente subjetiva é receptiva ao controle por meio da sugestão. Por conseguinte, segue-se que seja qual for a convicção predominante de uma pessoa, a mente subjetiva tentará realizá-la. Tanto Hudson quanto Troward consideravam a fé como sendo o *poder da alma*, e equiparam a alma à mente subconsciente. Troward escreve o seguinte:

> A mente subjetiva [subconsciente] é a alma, ou espírito, e ela própria é uma entidade organizada, possuindo poderes e funções independentes; enquanto a mente objetiva [mente consciente] é meramente a função do cérebro físico, não possuindo nenhum poder independentemente da organização física. A primeira possui uma força dinâmica independentemente do corpo; a segunda não. A primeira é capaz de sustentar uma existência independentemente do corpo; a segunda morre com ele.[4]

O meu texto "All is Faith or Fear" [Tudo é Fé ou Medo] em *Beyond Conventional Wisdom* examina amplamente a fé e a sua importância na cura. Como indica o artigo, Jesus Cristo pedia que os seus apóstolos tivessem fé como um pré-requisito para tentar igualar os seus milagres. Por conseguinte, uma das condições essenciais para o sucesso em todo tratamento mental é a crença do paciente no praticante. Antes de fazer uma cura, Jesus Cristo perguntava à pessoa doente se ela acreditava que ele, Jesus, era capaz de realizar a cura. Quando a resposta era positiva, ele dizia: "A tua fé te curou" (Marcos 5:22, 10:52; Lucas 8:48; Mateus 9:22); "Vai, seja-te feito conforme a tua fé" (Mateus 8:13); "Seja-vos feito segundo vossa fé" (Mateus 9:29).

O cético, por outro lado, é aquele que acredita no oposto: "Nenhuma cura pode ser alcançada com recursos mentais". Na realidade, o descrente alimenta uma crença negativa – mas que mesmo assim não deixa de ser uma crença. As pessoas que acham que ninguém será capaz de curá-las estão absolutamente certas, por três motivos:

1. Toda cura precisa da participação ativa da pessoa doente.
2. O descrente bloqueou conscientemente a possibilidade de qualquer cura.
3. A pessoa pode estar subconscientemente determinada a permanecer doente.

O mestre cabalista Paul Foster Case advertiu que deveríamos ficar atentos, o dia inteiro, a respeito do que pensamos, dizemos e fazemos, porque essas coisas são poderosas sugestões para a nossa mente subconsciente. Se quisermos manter uma perfeita saúde, devemos tomar cuidado com os nossos pensamentos e ações relacionados com a nossa condição física. Devemos evitar dar nomes pejorativos a partes do nosso corpo e devemos ter em mente que cada célula é uma unidade consciente. Além disso, devemos dar ao nosso corpo os alimentos corretos, água pura, ar em abundância, luz solar e uma higiene adequada. Ao fazer essas coisas, fazemos poderosas sugestões para a nossa mente subconsciente de que desejamos uma saúde perfeita.

Thomson Jay Hudson descreve a sugestão como "o ato de impor indiretamente uma ideia à mente de outra pessoa". Em outras palavras, uma ideia transmitida a outra pessoa sem nenhum argumento, comando ou coerção. A mente subconsciente responde mais prontamente ao que é *insinuado* do que ao que é explicitamente declarado. A *Tábua de Esmeralda*, um antigo texto alquímico atribuído a Hermes Trismegisto, diz que o trabalho de controlar os nossos poderes ocultos precisa ser feito "suavemente e com grande talento".

As influências sutis são provenientes de diferentes áreas. O subconsciente é constantemente bombardeado por múltiplas sugestões oriundas de fontes como a sabedoria convencional, os meios de comunicação de massa, palavras pronunciadas por uma pessoa proeminente ou um amigo íntimo, o ambiente físico, gestos físicos que têm implicações específicas, a propaganda e assim por diante. Todos esses fatores podem influenciar a mente subconsciente sem que a pessoa esteja consciente disso.

Por conseguinte, é importante que permaneçamos atentos ao que está acontecendo na nossa vida cotidiana. O subconsciente, em perfeita obediência às nossas sugestões, pode criar situações contraditórias. Por exemplo, uma pessoa pode ter o hábito de utilizar afirmações para obter uma saúde perfeita.

Ao mesmo tempo, no entanto, ela pode estar comendo *junk food* ou deixando de proporcionar ao corpo os alimentos, água, ar e luz solar adequados. Consequentemente, a meta de manter a saúde perfeita foi neutralizada pelo poder sugestivo do comportamento habitual. Até mesmo uma primorosa sugestão de estímulo à saúde não obterá êxito nessas circunstâncias, porque não existe nenhuma congruência entre a meta e a ação. Não podemos enganar a mente subconsciente; ela conhece os nossos pensamentos e sentimentos mais íntimos. Portanto, *as sugestões mais eficazes são as nossas ações*. E a sugestão mais poderosa é aquela que está em harmonia com os nossos instintos naturais.

Essas considerações conduzem ao conceito da *congruência pessoal*. Congruência pessoal significa que os nossos pensamentos, ações e palavras estão em harmonia uns com os outros. Se isso não ocorrer, estaremos dando ao nosso subconsciente sugestões contraditórias, transmitindo uma ideia com os nossos pensamentos e outra, diferente, com as nossas ações. Isso é exemplificado pelo ditado popular "Faça o que eu digo, mas não faça o que eu faço". Infelizmente, a incongruência entre as intenções e as ações parece ser uma característica bastante comum.

A autossugestão também pode ser empregada com grandes vantagens para fins terapêuticos. Ela pode possibilitar que a pessoa resista a uma doença, evite uma doença, fortaleça o sistema imunológico e estimule o poder de cura do seu corpo. As atitudes positivas e as ações congruentes são a essência da boa saúde. Elas nos capacitam a reforçar o sistema imunológico e resistir à intrusão de qualquer doença.

Agora está claro como Quimby e os outros líderes do Novo Pensamento curavam a si mesmos por meio da sugestão e da autossugestão. Quimby chegou à conclusão de que os diagnósticos médicos da época eram, em muitos casos, errados. Ele afirmou no seu diário que criara as suas próprias doenças porque acreditara nos diagnósticos médicos que recebera. Quando ele começou a dar consultas, as pessoas procuravam a ajuda dele depois de ter tentado, sem sucesso, métodos alternativos de cura. Quimby era o último recurso. Ele dava a elas uma nova esperança: ele conseguia persuadi-las de que elas poderiam ficar curadas mudando a atitude mental delas. Essa era uma poderosa sugestão, considerando que elas já tinham tentado todos os métodos de medicina convencional e não convencional da época.

Os pacientes de Quimby ficavam curados por meio das suas sugestões construtivas. Depois da "explicação" dele a respeito da natureza irreal das doenças, os pacientes mudavam as imagens mentais de doença para imagens de saúde e bem-estar; consequentemente, pelo menos em alguns casos, eles recobravam a saúde. O próprio Quimby declarou que o segredo do seu êxito era o fato de ele ser capaz de convencer os pacientes de que as doenças estavam apenas na cabeça deles. Isso era reforçado pela sua personalidade magnética e a segurança com que ele oferecia esperança e alívio para os pacientes.

Não podemos negar os imensos benefícios que a filosofia e as organizações do Novo Pensamento proporcionaram a milhões de pessoas no mundo inteiro. Essa não é uma declaração vazia. Embora possa ser difícil acreditar, as evidências da cura sem remédios são esmagadoras e, em alguns casos, elas foram corroboradas pela profissão médica. Houve também evidências e depoimentos conclusivos de pessoas que ficaram curadas de doenças incuráveis sem tomar medicamentos. Na maioria dos casos, essas curas tiveram lugar depois que a medicina convencional não conseguiu curar os pacientes. No caso de alguns destes, não apenas a sua saúde melhorou como também tiveram o seu tempo de vida prolongado; outros alcançaram o sucesso nos seus negócios e relacionamentos aplicando os princípios de prosperidade do Novo Pensamento.

Joe Dispenza, por exemplo, estudante de neurociência e ex-membro da Ramtha's School of Enlightenment (uma escola esotérica baseada no ensinamento de uma entidade desencarnada identificada como Ramtha, canalizada por J. Z. Knight), escreveu um livro chamado *Evolve Your Brain*. Esse livro, que tem mais de quinhentas páginas, resume a maioria dos passos científicos modernos para provar o poder da mente sobre a matéria e mostrar como a cura tem lugar por meio da modificação da nossa atitude mental. Embora Dispenza não pareça ter ouvido falar em Quimby ou no Novo Pensamento, o livro respalda as ideias básicas do movimento, como é confirmado pelo subtítulo: *The Science of Changing Your Mind* [A Ciência de Como Mudar a sua Mente].

CAPÍTULO 23

A Autoajuda e o Empoderamento

Médico, cura-te a ti mesmo.
— Lucas 4:23

Este capítulo talvez seja um dos mais importantes deste livro. Sem os componentes metafísicos da autoajuda e do empoderamento, ou seja, a reivindicação do poder pessoal, os princípios descritos nos capítulos anteriores são muito menos significativos. A iniciativa e a ação pessoais são elementos vitais para a autocura.

A hipótese básica que conduziu ao desenvolvimento deste livro foi a ideia de que, em última análise, *as pessoas curam a si mesmas*. Nas modalidades de cura que examinamos, descobrimos que a mente subconsciente é a força motriz no restabelecimento da saúde. O objetivo principal é fazer com que o subconsciente do paciente acredite no placebo ou na sugestão. Métodos distintos de cura funcionam para diferentes pessoas. Para algumas, pode ser a devoção a um santo predileto; para outras, fazer uma peregrinação à gruta de Lourdes; e para outras ainda, acreditar em uma relíquia, pedra, árvore especial, um determinado cristal, ímãs ou algum outro objeto. É preciso ter uma coisa em mente. É a pessoa que confere poder ao objeto selecionado; o objeto em si não encerra nenhum poder. Uma vez que o sentimento de assombro ative a imaginação por meio de um desses símbolos, a mente subconsciente funcionará em conformidade com isso, desde que a pessoa tenha um forte desejo de ficar curada. Na ausência desse desejo, nenhum método será eficaz.

Em última análise, toda cura é uma autocura. Todo ser humano cria a sua própria realidade de acordo com as suas necessidades de autodesenvolvimento, e a doença pode ser parte disso. Uma enfermidade pode ser uma bênção para uma pessoa e uma maldição para outra. A doença e a cura respondem à Lei da Atração. Podemos atrair uma doença por meio de pensamentos interiores ou não declarados; inversamente, podemos redirecionar e refocalizar a nossa mente na saúde e, portanto, atraí-la. O propósito da hipnose e das terapias sugestivas, bem como dos outros métodos de tratamento, é implantar a imagem da cura na mente subconsciente do paciente.

Levando em conta o antigo aforismo oculto "A natureza desassistida falha", bem como a premissa de que a saúde é um estado natural do homem, podemos concluir que a doença é inatural. O conceito da *autoajuda* é importante; a pessoa precisa definir a intenção inicial – o desejo de ficar curada – para ativar os mecanismos interiores que conduzirão à recuperação. Sem essa intenção preliminar, nada acontecerá. Lembremo-nos do famoso adágio atribuído a Benjamin Franklin: "Deus ajuda aqueles que ajudam a si mesmos".

As escolas místicas ocidentais encaram o demônio – que pode ser equiparado ao mundo externo, sensorial – como uma ilusão que nos seduz por meio dos nossos sentidos. Alguns até mesmo se renderam a essa ilusão e se tornaram adoradores desse "demônio". Mas esse mundo ilusório, que a filosofia hindu chama de *maya*, é a criação coletiva da humanidade. Além disso, hoje em dia, as mensagens negativas transmitidas pelos meios de comunicação de massa, entre eles o cinema, a televisão, o rádio e os jornais, mantêm as pessoas mesmerizadas e alienadas ao promover uma ideologia de consumismo, individualismo e valores materialistas. A mídia cria necessidades superficiais, fazendo com que as pessoas acreditem que precisam de coisas materiais para serem felizes e realizadas. Não há nada errado com o avanço da tecnologia e os meios de comunicação de massa, desde que eles sejam usados como uma forma de entretenimento, educação e informação. O problema surge quando as pessoas se tornam escravas dessas invenções e passam a não ter tempo para passar com a família. Em vez de unir os membros das famílias, essas tecnologias os estão separando. A doença da humanidade moderna é a solidão, e a sua consequência é a depressão. Podemos nos sentir sozinhos e isolados mesmo tendo milhões de pessoas por perto. Além disso, a sociedade materialista moderna alienou os seres humanos; o homem e a mulher modernos se sentem alheios a si mesmos; eles carecem de significado na vida e perderam a sua verdadeira identidade. Em outras palavras, o homem se tornou um escravo do mundo sensorial, esquecendo a sua dimensão espiritual e o seu verdadeiro papel na esfera da vida como alguém que cria junto com Deus. Alguns perseguem o dinheiro e a fama ou ficam viciados em drogas ou álcool como uma maneira de encontrar felicidade ou uma compensação para a sua solidão, mas, no final, se deparam apenas com um vazio ainda maior.

Historicamente, os seres humanos criaram muitas técnicas de cura para curarem a si mesmos. Às vezes, eles recorrem a técnicas incomuns, como o método exótico de cura que usa secreções humanas — a terapia da urina. A primeira vez que ouvi falar nisso foi em Cusco, no Peru, mais ou menos há sete anos. Naquela época, achei que se tratava de um método folclórico usado pelos nativos. No entanto, pesquisas posteriores revelaram que eu estava errado; não se trata de uma técnica restrita aos habitantes de uma localidade no Peru e sim de uma técnica difundida no mundo inteiro e praticada por pessoas inteligentes e altamente instruídas que consideram a urina humana um elixir natural para a cura. Veja, por exemplo, o livro intitulado *Urine Therapy: Nature's Elixir for Good Health*, de autoria de Flora Peschek-Böhmer e Gisela Schreiber. Elas dirigem um centro de cura naturopático em Hamburgo, na Alemanha. Também encontramos na internet centros nos Estados Unidos que oferecem a terapia da urina. Um dos mais proeminentes é o Omaha's Heartland Healing Center, cujo website tem um artigo interessante com um exuberante subtítulo: "Welcome aboard. Coffee, tea or pee?" [Bem-vindo a bordo. Vai querer café, chá ou xixi?][1]

Seria tolice negar a eficácia da medicina e os tremendos avanços da tecnologia no tratamento e alívio de muitas doenças como a malária, a varíola e a cólera, bem como de várias doenças congênitas. O inconveniente é que a excessiva dependência da medicina e da tecnologia pode reduzir a capacidade das pessoas de curar a si mesmas. O tratamento mental pode desempenhar um papel complementar na prevenção da doença e na manutenção da saúde ideal. É preciso haver um relacionamento simbiótico entre as duas coisas. A nossa mente e o nosso espírito precisam ser alimentados com ideias positivas, construtivas e inspiradoras. Como afirmou Jesus Cristo, "Nem só do pão vive o homem". Precisamos também de alimento espiritual.

Místicos, pensadores religiosos e alguns segmentos da profissão médica consideram a prece um fator importante na restauração da saúde porque ela atua como uma poderosa afirmação implantada na mente subconsciente. Existem muitos livros que confirmam a eficácia da prece para recobrar a saúde, estabelecer relacionamentos harmoniosos e recuperar a situação financeira. O médico Gabriel Weiss publicou um livro intitulado *The Healing Power of Meditation*. O seu principal postulado é que o nosso corpo tem uma tremenda capacidade de curar a si mesmo por intermédio da prece e da meditação. Ele afirma ainda que a meditação pode destravar o poder de cura natural do corpo e "ativar um bem-estar genuíno e duradouro", entre outros benefícios.

Na realidade, a prece, a meditação e a visualização criativa podem alcançar o que são considerados milagres. O desenvolvimento do potencial humano durante a Era de Aquário vindoura é ilimitado; alguns cientistas afirmam que a expectativa de vida no ser humano poderá se estender para mil anos, semelhante àquela dos patriarcas antediluvianos da Bíblia. Isso pode ser difícil de acreditar, mas cientistas como o biólogo Aubrey de Grey consideram o envelhecimento uma doença e acreditam que a medicina do futuro deverá ser capaz de curá-la. Ele argumenta ainda que a juventude duradoura se tornará realidade em algumas décadas.[2]

As considerações metafísicas vão bem além dessas possibilidades. A busca de estudiosos autênticos da tradição de mistério ocidental é completar a Magnum Opus ou a Grande Obra, o que poderia ser interpretado como um perfeito autoconhecimento e a reinvenção de nós mesmos a fim de nos tornarmos um novo ser humano.

Os seres humanos têm acesso a uma força de poder incalculável que tudo permeia no mundo. A percepção consciente desse fato é indispensável se quisermos dirigir essa energia para a realização dos nossos empreendimentos. A autora espiritual Marianne Williamson expressa essa ideia com as seguintes palavras: "O nosso maior medo não é o de sermos inadequados. O nosso medo mais profundo é o de sermos imensuravelmente poderosos. É a nossa luz, não a nossa escuridão, que mais nos amedronta".[3]

As principais ideias a que chegamos durante esse estudo podem ser resumidas da seguinte maneira:

1. As aflições das pessoas foram criadas por elas mesmas, de modo que somente elas têm o poder de neutralizá-las.
2. As pessoas têm a capacidade de curar a si mesmas por meio da imaginação criativa, da determinação positiva e de expectativas positivas.

3. O corpo tem a capacidade de se recuperar desde que não exista nenhuma interferência da parte da mente ou do ambiente.
4. O corpo pode passar por períodos de purificação ou adaptação que podem se manifestar em um desconforto que pode ser interpretado como doença. A ingestão de remédios prejudiciais para aliviar essa condição pode bloquear o processo de recuperação do corpo.
5. Os distúrbios mentais, entre eles a ansiedade, a depressão e o transtorno do estresse pós-traumático (TEPT), podem se manifestar em disfunções corporais. Uma vez que a origem desses distúrbios seja removida, o corpo recuperará a saúde.
6. A sugestão e a autossugestão tanto podem criar a doença quanto curá-la.
7. A influência das personalidades saudáveis e magnéticas é contagiante e exerce uma influência positiva nas pessoas doentes, já que conduzem a imaginação dessas últimas para a saúde.

Quinta Parte

Tendências Modernas na Cura sem Remédios

CAPÍTULO 24

O Poder de Cura do Amor e do Perdão

Eis que o reino de Deus está entre vós.
— Lucas 17:21

Na última década do século XX, ocorreu uma mudança no paradigma de cura nos Estados Unidos. A medicina convencional está agora avançando em direção a um sistema mais abrangente e integral. Alguns cientistas no campo da neurociência, da nova biologia e da psicologia acreditam que estamos à beira de uma transformação médica que está transpondo a visão atual do espírito, mente e corpo como entidades separadas. Um número maior de médicos está hoje promovendo formas de cura mais humanistas e espirituais, em vez de aderir aos antigos conceitos materialistas fortemente baseados na tecnologia e em substâncias químicas nocivas. Isso é exemplificado pela introdução da cura por meio do amor e do perdão incondicionais, de escrever em diários, do desenho de mandalas, da pintura, da dança, da meditação, de passeios na natureza ou na floresta e dos exercícios de yoga.

No passado, os cuidados médicos tradicionais do Ocidente deixavam de incorporar a mente e a espiritualidade às questões de cura. Nos tempos modernos, médicos e profissionais da área de saúde ligados a eles estão ativamente buscando a reintegração da religião, da espiritualidade, da prece, da intenção e da imagética à equação da cura. Um exemplo proeminente foi a criação do Centro de Espiritualidade, Teologia e Saúde da University of Duke. Esse centro, fundado pelo doutor Harold G. Koenig e uma equipe de profissionais da área de saúde, vem estudando o impacto da espiritualidade na saúde mental e física. Eles postulam que a espiritualidade pode afetar os resultados físicos, inclusive o funcionamento do sistema imunológico e o bem-estar de uma pessoa.[1]

A utilização do poder do amor como agente de cura também foi promovida pelo médico Bernie Siegel, que acredita que o amor seja o mais poderoso estimulante do sistema imunológico. O doutor Siegel apresentou modalidades de alternativas pioneiras no seu best-seller *Love, Medicine and Miracles* [Amor, Medicina e Milagres]. Ele defende a prática do amor, da meditação, da imaginação, do relaxamento e do registro em um diário para vencer alguns tipos de câncer. Siegel também é coautor de *Faith, Hope and Healing*,* no qual ele apresenta casos de pacientes com câncer que ficaram curados ao seguir essas recomendações.

O doutor Deepak Chopra defende o método ayurvédico, um antigo sistema de cura indiano que inclui a alimentação vegetariana, exercícios de yoga e a meditação yogue clássica como uma maneira de melhorar a saúde. De acordo com essa perspectiva, por meio da prática da meditação regular, podemos controlar a mente, os sentidos e o corpo, promovendo um sentimento de paz interior e segurança pessoal.

Muitos médicos e enfermeiros escreveram livros recomendando a cura por intermédio da prece, da imposição das mãos, do Toque Terapêutico, da arteterapia, do desenho de imagens e de mandalas, e também de outros métodos. O doutor Michael Samuels e a enfermeira Mary Rockwood Lane, autores de *Creative Healing: How to Heal Yourself by Tapping Your Hidden Creativity*, são a favor da pintura, da escrita, da música e da dança como formas de cura, e afirmam que muitas pessoas ficaram curadas por meio desses métodos. A prática dessas técnicas pode estimular a secreção de endorfinas no cérebro, favorecendo os processos de recuperação do corpo. Além disso, o entusiasmo, a dor, o amor e o orgasmo podem aumentar a secreção de endorfinas no corpo.[2]

Finalmente, a opinião médica está começando a apoiar os princípios do Novo Pensamento com relação à influência da mente no processo de cura. O doutor Larry Dossey, médico eminente, por exemplo, "defende o papel da mente na saúde e o papel da espiritualidade nos cuidados com a saúde". No seu

---

* *Fé, Esperança e Cura*, publicado no Brasil pela Editora Cultrix, SP, 2011. (N. dos T.)

livro de 1989 *Recovering the Soul*,* Dossey introduziu a profissão médica no antigo conceito metafísico da mente não local — a ideia "de que a mente não está confinada ao cérebro, transcendendo o tempo e o espaço".[3] O livro pioneiro de Dossey, *Healing Words*** (1993), foi um trabalho seminal para as escolas de medicina, tendo estabelecido o precedente para cursos dedicados ao estudo do papel da prática religiosa e da prece na saúde.

Há também o antigo provérbio, "O riso é o melhor remédio". Essa afirmação foi testada por várias pesquisas. Os benefícios positivos do humor e do riso como método terapêutico para o corpo e o espírito são inquestionáveis. Uma boa risada mantém a mente e o corpo em equilíbrio e ajuda a pessoa a permanecer emocionalmente saudável. Os pensamentos produzem reações químicas no cérebro, e uma boa risada ativa a liberação das endorfinas de que o corpo precisa para promover uma sensação de bem-estar. Além disso, o riso relaxa o corpo inteiro, estimula o sistema imunológico, melhora a função dos vasos sanguíneos e aumenta o fluxo do sangue. O riso nos faz sentir bem e nos ajuda a manter uma atitude positiva em circunstâncias complicadas. Dizem que, quando Abraham Lincoln estava enfrentando momentos difíceis durante a Guerra Civil, ele costumava contar histórias engraçadas para os membros do seu gabinete como uma maneira de desviar a atenção deles dos problemas por alguns instantes.

O riso como um componente terapêutico foi popularizado por Norman Cousins (1915-1990), autor americano, jornalista político e professor, que recobrou a saúde assistindo a filmes e programas na televisão engraçados. Ele foi diagnosticado com uma doença terminal e, quando os médicos disseram que ele tinha poucas chances de sobreviver, Cousins desenvolveu um programa de recuperação que incluía vitamina C, uma atitude positiva, amor, fé, esperança e risadas. Ele relatou o seguinte: "Fiz a feliz descoberta de que passar dez minutos rindo a valer tinha um efeito anestésico e me concedia pelo menos duas horas de sono sem dor". Ele curou a si mesmo, viveu mais dezesseis anos e foi pioneiro na utilização do riso e do humor na cura.[4]

O segredo, portanto, é identificar a atividade à qual a nossa *essência* reage melhor, ou seja, aquela que mais gostamos de praticar e que nos faz sentir bem.

---

* *Reencontro com a Alma*, publicado no Brasil pela Editora Cultrix, SP, 1992. [Fora de catálogo.] (N. dos T.)
** *As Palavras Curam*, publicado no Brasil pela Editora Cultrix, SP, 1996. [Fora de catálogo] (N. dos T.)

Escrever em diários, redigir poemas, dançar, cuidar do jardim, fazer caminhadas nas montanhas, rezar, meditar, contemplar, participar de retiros religiosos e ler a biografia de santos e sábios são diferentes modalidades que podem ser usadas para a cura. Em outros casos, afastar-se de situações estressantes, optar por alimentos saudáveis, jejuar, praticar a respiração rítmica, recolher-se à região rural ou a um lugar em meio à natureza e viver uma vida tranquila também promoverá a cura.

A meta é redirecionar a mente do condicionamento negativo para pensamentos edificantes e construtivos, e entrar em sintonia com o infinito. Sentir prazer na atividade escolhida pode estimular as endorfinas necessárias e possibilitar que a força vital circule através do corpo. Como disse o autor e mitólogo Joseph Campbell: "Siga a sua felicidade". Temos que ter acesso ao nosso mundo interior, que é frequentemente ofuscado pela influência do mundo material e das exigências dos sentidos físicos. As práticas sugeridas anteriormente podem ajudar a equilibrar o relacionamento entre a natureza interior e o mundo físico.

Por fim, a maneira mais importante e natural de nos desvencilharmos das emoções negativas é *perdoar e esquecer*. Primeiro, você deve perdoar a si mesmo de uma maneira sincera e incondicional, e depois perdoar pessoas que possam tê-lo prejudicado direta ou indiretamente, inclusive os seus piores inimigos. O rancor é uma forma de energia negativa que faz mal a você. A melhor abordagem é aceitar que você atraiu tudo o que lhe aconteceu, para favorecer o seu desenvolvimento espiritual.

Capítulo 25

O Método Cabalístico de Tratamento

Um moderno sistema esotérico de cura sem remédios procede da tradição cabalística. Paul Foster Case, fundador da escola esotérica conhecida como Builders of the Adytum [Construtores do *Ádito* – BOTA], uma ramificação americana da Ordem Hermética da Aurora Dourada, escreveu amplamente sobre a Cabala, o tarô esotérico, a alquimia e o rosacrucianismo. Ele não é muito conhecido porque a maior parte dos seus textos é divulgada apenas por correspondência para membros do BOTA. Case delineou um sistema de cura por meio do som, da cor e da meditação sobre as chaves do Tarô. O princípio por trás desse sistema é que o som e a cor são vibrações, cada um operando em diferentes ritmos; desse modo, cada cor e som está associado a diferentes partes do corpo, de acordo com as suas correspondências astrológicas. Depois que a parte do corpo é identificada, meditamos sobre a chave do Tarô correspondente, usando o som e a cor associados. Lamentavelmente, muito poucas informações podem ser divulgadas a respeito desse método porque esses ensinamentos estão restritos aos associados do BOTA, os quais estão comprometidos, por juramento, a não revelá-los publicamente. (As pessoas que desejarem informações a respeito dos ensinamentos do BOTA devem visitar o website em inglês da escola em www.bota.org).

O falecido Israel Regardie foi o líder da revitalização da Aurora Dourada nos Estados Unidos. Apesar da oposição de alguns membros, ele não relutou em publicar os rituais e textos dessa ordem esotérica, que lhe haviam sido confiados sob diversos juramentos de sigilo com o título *The Golden Dawn*.

Como o leitor talvez se lembre, Israel Regardie foi citado anteriormente neste livro no capítulo sobre Mary Baker Eddy. Regardie escreveu amplamente sobre os pioneiros do movimento do Novo Pensamento e era versado na cura mental e nas terapias sugestivas, como podemos constatar no seu livro *The Romance of Metaphysics*, publicado em 1946.

Embora Regardie tivesse uma grande admiração por Eddy como agente de cura mental, ele propôs um método de terapia diferente do dela, baseado na Cabala Hermética. Eddy, da sua parte, teria condenado o método de Regardie. Ela detestava todos os ensinamentos ocultos, esotéricos, cabalísticos e de qualquer outro tipo que diferissem dos dela ou que contrastassem com a sua Ciência Cristã, que ela considerava como sendo o resultado de uma inspiração divina; todos os outros métodos de cura seriam falsos. Ela teria considerado essas coisas como *erros de conduta mal-intencionada* (o seu termo favorito para rotular ideias ou métodos que contradiziam os seus ou diferiam deles).

Numa época posterior, Regardie, psicoterapeuta junguiano, publicou um artigo intitulado "The Art of True Healing" [A Arte da Verdadeira Cura], baseado nos ensinamentos recebidos da Aurora Dourada. O tipo de tratamento terapêutico que ele descreveu é bem diferente daqueles descritos nos capítulos anteriores deste livro. Ele pode ser visto como uma forma de medicina energética.

O método se baseia na Árvore Cabalística da Sefirot (estágios de emanação do poder vital ou Consciência Cósmica), também conhecida como Árvore da Vida. A técnica utiliza a respiração rítmica, a meditação e a visualização da Sefirot do Pilar Central da Árvore. O Pilar Central corresponde à coluna vertebral, na qual os sete chakras, ou centros de energia psíquica, supostamente estão localizados. Meditar sobre os chakras e visualizá-los ativa o fluxo da força vital universal através desses centros psíquicos; isso por sua vez libera emoções negativas aprisionadas no corpo. Essa técnica também utiliza a visualização da cor e emprega o som para estimular os centros de energia do corpo e, por fim, inclui a prece e mantras religiosos.

Em "The Art of True Healing", que faz parte do livro *Foundations of Practical Magic*, Regardie descreve o princípio por trás do seu método:

Dentro de cada homem e mulher existe uma força que dirige e controla o curso inteiro da vida. Quando adequadamente utilizada, ela pode curar todas as aflições e doenças das quais a humanidade é herdeira. Todas as religiões afirmam esse fato. Todas as formas de cura mental ou espiritual, não importa o nome que elas adotem, prometem a mesma coisa. Até mesmo a psicanálise emprega esse poder, embora indiretamente, usando o termo hoje popular de *libido*.[1] (O grifo é de Regardie.)

Isso representa um afastamento do conceito de cura que Regardie retratou em *The Romance of Metaphysics*. Nessa época, ele flertava intelectualmente com o Novo Pensamento e acreditava que a doença procedesse de uma atitude mental negativa. Agora a doença era vista como resultado da depleção e do uso incorreto da força vital. Regardie disse que a ausência da respiração adequada e a incapacidade de compreender o fato de que estamos cercados pela força vital é o motivo pelo qual ficamos doentes. Não obstante, essa teoria pode ser vista como complementar ao Novo Pensamento, já que dirigimos essa força vital por meio dos nossos pensamentos e emoções. Regardie declara ainda:

Na atmosfera ambiente que nos circunda e permeia a estrutura de cada minúscula célula do corpo existe uma força espiritual. Essa força é onipresente e infinita. Ela está igualmente presente no objeto mais infinitesimal e na mais descomunal nebulosa ou universo insular. Essa força é a própria vida.[2]

A origem desse conceito é encontrada na escola hindu de filosofia conhecida como Vedanta, com a qual Regardie estava bastante familiarizado. O Vedanta afirma que existe uma substância indestrutível que permeia todo o universo, da estrela mais remota à partícula atômica mais minúscula. Regardie equipara essa força vital universal, conhecida na filosofia yogue como prana, a Deus. "Essa força Espiritual constitui o eu superior do homem; ela é o seu elo com a divindade; é Deus no homem. Cada célula no corpo deveria ser impregnada com essa energia universal". A doença, concluiu Regardie, é fundamentalmente atribuível à depleção da força vital.

De acordo com Regardie, a pessoa comum oferece tanta resistência ao livre fluxo dessa energia universal no seu corpo que fica cansada e doente. Regardie sustenta que o ser humano "se cercou de uma carapaça cristalizada de preconceitos e fantasias mal concebidas", que atuam como uma armadura que impede o livre fluxo da força vital. Por conseguinte, o ser humano deve praticar um sincero autoexame do seu sistema de valores. Regardie também recomenda o relaxamento consciente como um passo preliminar, e depois o relaxamento das tensões neuromusculares do corpo até que todas as células e músculos sejam trazidos para o âmbito da percepção consciente.

Regardie expõe dois princípios básicos para o bem-estar. Primeiro, devemos compreender conscientemente que vivemos nesse vasto reservatório espiritual de força vital. Segundo, devemos empregar a respiração regulada ou rítmica, semelhante aos exercícios respiratórios do yoga, para revitalizar o corpo.

Essas ideias estão de acordo com as filosofias hermética e yogue, segundo as quais o universo inteiro é um organismo vivo e segue uma lei imutável de ritmo e ciclo. Por conseguinte, a respiração rítmica mantém o nosso corpo em uma condição saudável. Em cada respiração, inspiramos prana, a força vital que revitaliza o corpo e a mente. Regardie argumenta que a incapacidade de captar esse conceito é a causa do fracasso de muitos sistemas de cura mental e espiritual.

Regardie recomenda ainda a meditação sobre os centros psicoespirituais localizados ao longo da medula espinhal. Esses centros de energia são conhecidos na filosofia yogue como chakras e, na Cabala, como a Sefirot do Pilar Central (que está associado à coluna vertebral). Eles são vórtices de energia através dos quais flui a força vital. Embora a filosofia yogue diga que existem sete desses centros, Regardie utiliza apenas cinco.

Regardie recomenda que concentremos a mente nesses centros. Em seguida, devemos entoar e vibrar os nomes de Deus associados a eles na Cabala. "Por fim, cada centro deve ser visualizado como tendo uma cor e uma forma particular. Lentamente, eles são estimulados e passam a funcionar, cada um de acordo com a sua natureza, derramando um fluxo de energia altamente espiritualizada e de poder no corpo e na mente".[3] Nesse ponto, podemos direcionar o poder espiritual resultante para que cure vários males de natureza tanto psicológica quanto física.

Essa energia também pode ser transmitida por meio da imposição das mãos. Desse modo, Regardie, assim como Mesmer, acredita na transmissão de energia de uma pessoa para outra. Além disso, Regardie concorda com Hudson e Troward em que a energia de cura pode ser enviada telepaticamente para outra pessoa que esteja a quilômetros de distância. Isso é conhecido como *cura à distância*.

Assim como Case, que disse que o subconsciente é o fator propulsivo no indivíduo, Regardie argumenta que esse método de cura pode curar até mesmo erupções psicogênicas, porque as "correntes de força surgem dos estratos mais

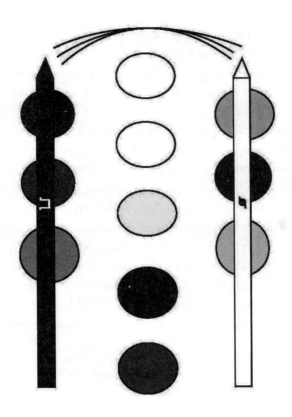

O Pilar Central da Árvore da Vida.

profundos do inconsciente, onde têm origem essas psiconeuroses e onde está confinada essa energia nervosa, impedindo o restabelecimento espontâneo da saúde".[4] Ao contrário da Ciência Cristã, que proíbe os seus membros de receber assistência médica, Regardie não exclui a utilidade de um médico:

> Quando a doença orgânica é o problema a ser combatido, o procedimento a seguir é ligeiramente diferente. (A pessoa deve permanecer sob os cuidados de um médico competente). Neste caso, uma corrente de força consideravelmente mais potente se faz necessária, capaz de dissolver a lesão e ser suficiente para pôr em ação as atividades sistêmicas e metabólicas a fim de formar novos tecidos e estruturas celulares. Para satisfazer a essas condições em um sentido ideal, pode ser necessária uma segunda pessoa para que a sua vitalidade, adicionada à da pessoa enferma, possa vencer o problema.[5]

Como acontece em qualquer tipo de cura, convencional ou não convencional, a participação da pessoa é extremamente importante. Para que um tratamento com esse método seja bem-sucedido, o paciente precisa estar totalmente receptivo e manter uma atitude de aceitação com relação à força que se aproxima.

Regardie recomenda a prece ou a contemplação como a etapa final desse método de cura, porque elas ativam esses centros psicoespirituais. Na realidade, a maioria das genuínas escolas esotéricas e organizações religiosas defende com veemência a meditação e a prece como uma forma de alcançar um estado mental superior e também de estimular o fervor emocional para o despertar dos centros espirituais. Desde tempos imemoriais, místicos apresentaram injunções como "exaltai-vos na prece". Os rituais cerimoniais também podem ser usados para despertar o mecanismo interior da cura.

Regardie afirma que esse sistema de tratamento pode ser usado não apenas para a cura como também para resolver vários problemas na vida, como expandir o potencial humano, eliminar aspectos negativos da nossa personalidade e resolver dificuldades conjugais.

Capítulo 26

As Terapias Comportamentais Racional e Cognitiva

Uma nova tendência psicológica de cura sem remédios surgiu nos Estados Unidos nas décadas de 1950 e 1960: a terapia racional emotiva comportamental (TREC) e a terapia comportamental cognitiva (TCC). Esses tipos de cura surgiram como uma reação ao dispendioso método psicanalítico, que pode levar muitos anos para produzir resultados. O autor Daniel Reid fez o seguinte comentário a respeito dessa abordagem:

> Os praticantes da medicina ocidental convencional atribuem os distúrbios emocionais exclusivamente à mente e, em geral, encaminham os pacientes emocionalmente perturbados para os psiquiatras. A típica explicação freudiana para as neuroses e o trauma emocional é que eles resultam de fixações da infância e de conflitos psicológicos não resolvidos, e a abordagem freudiana para tratar esses problemas é pedir ao paciente que se recoste em um divã para que o analista possa chegar à origem dos distúrbios por meio de horas intermináveis de conversas divagantes. Geralmente, a psicanálise se revela uma colossal perda de tempo e dinheiro que não proporciona um alívio duradouro dos distúrbios mentais e emocionais.[1]

Na década de 1950, Albert Ellis desenvolveu a TREC como uma terapia em curto prazo que modificou o curso da psicoterapia nos Estados Unidos. Essa escola adotou o slogan "Terapia em curto prazo, resultados em longo prazo". O princípio básico é que as pessoas, no decurso das suas vidas, adotaram convicções e comportamentos irracionais que impedem que elas alcancem as suas metas mais almejadas. Não raro, essas atitudes ou ideias irracionais assumem a forma de atitudes extremas ou dogmáticas que são incompatíveis com os seus desejos. O fundamento lógico é que, quando ficamos contrariados, isso não acontece por causa do acontecimento em si; mais exatamente, são as convicções que mantemos na nossa mente que nos fazem sentir deprimidos, ansiosos ou enraivecidos. Ellis era de opinião que os nossos sentimentos não controlam os nossos pensamentos; ao contrário, *os nossos pensamentos controlam os nossos sentimentos*. Consequentemente, as emoções negativas resultam de padrões de pensamento que adquirimos ao longo dos anos. (Essa ideia parece ser o oposto da teoria das emoções defendida por Troward e William James, para quem as emoções precedem os pensamentos.)

Seguindo essa tendência, na década de 1960, o psiquiatra Aaron T. Beck desenvolveu a TCC, que enfatiza a importância do pensamento na determinação dos nossos sentimentos e do nosso comportamento. Uma vez mais, os nossos pensamentos são vistos como sendo a causa dos nossos sentimentos e comportamentos, e não vice-versa. Nesse paradigma, fatores externos como pessoas e eventos são neutros. Beck afirmava que a maioria das nossas reações emocionais e comportamentais é adquirida; desse modo, a meta do tratamento é ajudar os clientes a *desaprender* as reações indesejadas e aprender novas maneiras de reagir e lidar com as situações externas. Consequentemente, a terapia deve se concentrar em modificar as atitudes da pessoa levando-a a se concentrar nos seus pensamentos, imagens e convicções, e em como estes se relacionam com o seu comportamento ao lidar com os problemas cotidianos da vida.

O denominador comum entre essas modalidades é que elas enfatizam a importância dos pensamentos sobre os sentimentos; elas são terapias a curto prazo e orientadas para metas. Afirmam que sempre que uma pessoa tem um problema psicológico, este resulta de um pensamento deturpado: o processo de pensamento é o problema e deve ser o alvo do tratamento. Nesse ponto, o leitor reconhecerá uma semelhança com a filosofia de Quimby. O principal princípio deste último era que as pessoas infligem doenças a si mesmas com os pensamentos que alimentam na mente. A modificação desses pensamentos negativos resultará na cura da pessoa.

Do mesmo modo, a ideia fundamental nas terapias cognitivas é que as pessoas devem modificar as suas maneiras deturpadas de pensar e eliminar o monólogo interior autodestrutivo e prejudicial, que pode estar ocorrendo incessantemente na sua mente. Elas devem substituir esses padrões por modos de pensar edificantes e construtivos. Se fizerem isso, a vida mudará para melhor. (Como vimos, esse ponto de vista é defendido pelo Novo Pensamento desde, pelo menos, a virada do século XX.) O papel do terapeuta é ajudar o paciente a identificar a qualidade de reações e pensamentos passados diante de eventos que geraram problemas, e a reinterpretar e redefinir esses eventos de uma maneira positiva. É interessante observar que a ideia básica das modalidades cognitivas foi enunciada pela primeira vez pelo filósofo grego Epicteto há cerca de dois mil anos, quando ele declarou o seguinte: "Os homens não são perturbados pelos acontecimentos, e sim pelas opiniões que têm a respeito deles".[2]

Na realidade, os pensamentos e as emoções estão intimamente conectados. O pensamento é uma forma de energia psíquica e contém um componente emocional; do mesmo modo, a emoção também é uma forma de energia psíquica e contém um componente de pensamento. Os pensamentos e sentimentos não podem existir independentemente. Um pensamento habitualmente gera uma emoção imediata; por exemplo, o pensamento de falar em público pela primeira vez com frequência gera a emoção da apreensão. A natureza de uma emoção depende da qualidade do pensamento: a emoção que surge quando pensamos a respeito de um chefe agressivo é diferente daquela que é gerada quando pensamos em um pai amoroso que vive longe de nós.

É a interpretação pessoal de um acontecimento externo que causa uma emoção específica, e essa emoção se manifesta em uma reação comportamental específica. Essa interpretação da realidade é moldada por um "crivo pessoal", composto por predisposições biológicas, convicções pessoais, preconceitos e concepções a respeito da vida. Em essência, a ideia é semelhante ao que os filósofos estoicos assinalaram: "As pessoas conferem ao seu mundo as cores dos seus pensamentos". Entretanto, os filósofos, psicólogos e outros cientistas comportamentais ainda não estão de acordo com relação ao que vem primeiro, a emoção ou o pensamento — um ponto a respeito do qual eles vêm discutindo ao longo da história.

CAPÍTULO 27

A Psicologia Energética e a Cura Energética

Toda cura envolve energia e intenção consciente.
— Doutor Gary E. Schwartz

O desenvolvimento de terapias em curto prazo sem medicamentos continuou nos Estados Unidos; um dos tipos mais recentes é a chamada psicologia energética ou cura energética. Uma nova forma de cura que apareceu durante as três últimas décadas, a psicologia energética (termo criado pelo psicólogo Fred Gallo) é uma técnica psicoterapêutica que combina a medicina oriental com as abordagens psicológicas ocidentais. Ela envolve uma alteração no paradigma da cura, de mudar o modo de pensar, como na terapia cognitiva, para liberar as emoções negativas aprisionadas no corpo. A psicoterapia tenta liberar as emoções negativas da mente subconsciente, ao passo que a psicologia energética libera a energia do sistema nervoso. O quiroprático George J. Goodheart, um dos pioneiros dessa nova perspectiva, explica o seguinte: "Se não corrigirmos a perturbação no sistema nervoso, haverá efeitos adversos nos aspectos físicos, químicos e emocionais da saúde".[1]

A base científica para esse ponto de vista é que, assim como tudo no mundo, o corpo humano é composto de energia. No capítulo sobre a terapia cabalística, encontramos a ideia de que existe uma energia de força vital que permeia e mantém tudo no universo, e que flui através dos chakras. Infelizmente, a medicina convencional se concentra principalmente na manifestação física da doença, desconsiderando os níveis mental e emocional da vida. Ela tampouco reconhece essa energia vibratória, embora ela abarque todo o universo e funcione como a base subjacente da vida. Na filosofia hermética, esse conceito não é novo; na realidade, essa energia é uma energia mental, de acordo com o primeiro princípio hermético do Mentalismo, um assunto discutido em O Caibalion.

A psicologia energética, ou medicina energética, tenta corrigir os desequilíbrios nos padrões de energia do corpo. Ela lida com o livre fluxo da energia através do corpo e, ao fazer isso, corrige distúrbios no campo de energia, possibilitando que o corpo cure a si mesmo. Como tudo é composto por padrões de energia, faz sentido trabalhar diretamente com essas influências.

A metafísica ensina que, além do corpo físico, temos corpos sutis, que são às vezes chamados de corpo emocional, corpo mental e corpo espiritual. Temos também um campo de energia, que é comumente conhecido como *corpo etérico* ou *aura*. O campo de energia circunda e permeia o corpo físico. Na física, a matéria é energia condensada; desse modo, o corpo físico também é uma expressão dessa energia. Esse corpo etérico, e não o cérebro, é o invólucro que contém os nossos pensamentos e emoções; ele é a energia que nunca se extingue ou desaparece, embora o cérebro se desintegre e desapareça quando morremos.

A psicologia energética lança mão dos conceitos dos meridianos, dos pontos da acupuntura e da acupressura da medicina chinesa. De acordo com a medicina chinesa, a força vital universal, chamada *chi* ou *ki*, circula através dos canais de energia sutil que se interconectam e regulam o fluxo dessa energia de força vital. Essa ideia vem sendo usada há milhares de anos para tratar doenças físicas e mentais por meio de práticas como a acupuntura.

A partir de um ponto de vista psicológico, quando uma pessoa é submetida a eventos traumáticos, a energia psíquica parece ficar aprisionada em algumas partes dos meridianos, criando um distúrbio ou interrupção no fluxo das energias sutis. Esse distúrbio pode se manifestar em doenças físicas ou emocionais. O objetivo fundamental da terapia é identificar a interrupção energética ou emocional e depois desobstruir o fluxo de energia.

O autor Daniel Reid descreve a importância das emoções na cura da seguinte maneira:

A emoção deixa a esfera da mente e entra no sistema de meridianos do corpo como uma forma de energia. Como todas as formas de energia humana, as emoções exercem profundos efeitos fisiológicos nos órgãos internos, glândulas e outros tecidos aos quais elas se dirigem através dos canais de energia. A palavra "emoção" é mais bem compreendida como uma contração de "energia em movimento (moção)", ou "e-moção". Em outras palavras, a mente atribui um valor a um estímulo sensorial físico ou cerebral, e depois põe em movimento uma poderosa corrente de energia emocional através dos canais de energia do corpo. Uma vez que a energia está em movimento, ela adquire vida própria.

Cada emoção que geramos desencadeia reações fisiológicas em todo o sistema, entre elas a secreção de vários hormônios, a liberação de neurotransmissores no cérebro e no sistema nervoso, mudanças no pulso e na pressão arterial, ajustes na respiração e a estimulação e supressão da digestão ou do peristaltismo.[2]

Essa citação é adequadamente complementada por uma declaração de Wilhelm Reich (1897-1957), um influente psicanalista austríaco, que disse que "a fixação e os conflitos causam distúrbios fundamentais no sistema bioelétrico, ficam somaticamente ancorados e é impossível separar o processo psíquico do somático."[3]

O tratamento se baseia na premissa de que as nossas experiências traumáticas na vida são registradas no sistema nervoso. O nosso sistema celular é como um gravador que armazena todos os problemas emocionais. Por essa razão, o doutor James V. Durlacher, autor de *Freedom From Fear Forever*, declara o seguinte: "Como o nosso corpo sabe exatamente qual é o problema e compartilhará esse segredo se lhe perguntarem isso, existe uma maneira de lidar com todos os medos. A chave para entender e tratar as fobias é equilibrar as energias no corpo com uma estimulação muito simples de pontos de acupressura específicos".[4] Nesse tipo de terapia, o processo de cura começa com o diagnóstico de interrupções específicas no sistema de energia do paciente, o que é feito por meio da *cinesiologia aplicada*, um sistema de testes musculares desenvolvido por Goodheart. A cinesiologia aplicada é definida como uma forma de diagnóstico que usa testes musculares para examinar como o corpo de uma pessoa foi condicionado por situações emocionais específicas; o corpo fornece informações a respeito de distúrbios psicológicos. A ideia por trás dessa abordagem é que, quando uma pessoa pensa a respeito de um trauma, ocorre uma reação em um músculo específico que fortalece ou enfraquece esse músculo. Goodheart também demonstrou que os meridianos da acupuntura estão conectados com emoções específicas. De acordo com Durlacher, "O doutor Goodheart descobriu que os mesmos músculos associados com os órgãos também estavam associados com a energia correspondente dos meridianos dos órgãos".[5]

O psiquiatra John Diamond foi o primeiro a diagnosticar problemas psicológicos e emocionais por meio do sistema de meridianos. Diamond foi pioneiro ao aplicar essa técnica nos seus pacientes e descobriu que conseguia chegar ao âmago dos problemas emocionais mais rápido do que usando métodos ortodoxos de tratamento como a psicanálise.

Foi o psicólogo Roger Callahan, usando o trabalho de Goodheart e Diamond, que concebeu o componente final da Psicologia energética. No início da década de 1980, Callahan propôs um método científico de tratamento de doenças psicológicas e físicas conhecido como Terapia do Campo do Pensamento, ou técnica de Callahan. O princípio subjacente é que dar pancadinhas em pontos de acupuntura enquanto pensamos a respeito de um acontecimento que produz ansiedade pode curar ansiedades e fobias, bem como outros distúrbios mentais e emocionais, em pouco tempo.

Esse processo de tratamento pode ser resumido nas seguintes etapas: primeiro, o terapeuta detecta uma interrupção ou distúrbio de energia no corpo aplicando a técnica do teste muscular. Em seguida, ele diagnostica o meridiano envolvido no distúrbio e, finalmente, pede que o paciente dê pancadinhas no próprio corpo em pontos de acupuntura específicos. Por meio desse método, o terapeuta é capaz de curar, de imediato, vários problemas psicológicos e traumáticos.

Callahan relata como desenvolveu esse método de cura. Em 1980, ele estava trabalhando com uma paciente chamada Mary, que tinha uma intensa fobia de água. Como resultado dessa fobia, ela sofria de fortes dores de cabeça e terríveis enxaquecas. Mary buscou ajuda para os seus problemas durante vários anos sem obter nenhum sucesso. Por fim, ela procurou Callahan que, inicialmente, também tentou ajudá-la por meio da psicoterapia convencional durante um ano e meio, também sem alcançar muito sucesso. Certo dia, durante uma sessão, quando Mary estava se queixando de dor de estômago, Callahan se viu impelido a dar batidinhas com a ponta dos dedos debaixo dos olhos de Mary. (No sistema de cura chinês, o ponto debaixo do olho é a extremidade do meridiano do estômago.) Para assombro de Callahan, depois que ele deu pancadinhas nesse ponto, Mary exclamou imediatamente que a sua fobia havia desaparecido, e correu até uma piscina próxima e começou a jogar água no rosto. Depois disso, todos os seus problemas emocionais desapareceram, inclusive os seus medos, dores de cabeça e pesadelos. Por incrível que pareça, ela ficou completamente livre dos seus problemas com um tratamento que durou poucos minutos.

A partir dessas experiências, Callahan postulou a sua teoria, que na verdade encontra-se no âmago de todos os métodos de cura energética. Lembre-se de que, no século XVIII, Mesmer já havia enunciado o ponto de vista de que a causa de todas as doenças é um distúrbio no sistema energético do paciente. Parece que Mesmer tinha antevisto a psicologia energética. Na realidade, Mesmer postulou que a doença era um "distúrbio na harmonia que deve estar presente no organismo humano; é uma interrupção perniciosa da maré rítmica de fluxo e refluxo da energia".[6] Os proponentes da psicologia energética, que provavelmente desconheciam as ideias de Mesmer, reconheceram apenas o método de cura chinês.

Depois que Callahan desenvolveu o seu sistema de tratamento, conhecido como Terapia do Campo do Pensamento, conhecido pela sigla TFT (Thought Field Therapy), surgiram muitas outras abordagens baseadas nos mesmos princípios. Todas essas modalidades foram incluídas na categoria da psicologia energética. Apareceram outras versões; talvez a mais bem-sucedida seja a Técnica da Liberdade Emocional, bastante conhecida pela sua sigla EFT (Emotional Freedom Technique), desenvolvida pelo engenheiro Gary Craig. Craig descreve a sua terapia como "uma versão emocional da acupuntura, na qual estimulamos certos pontos dos meridianos dando pancadinhas neles com a ponta dos dedos".

Entre outras formas estão o Diagnóstico da Energia e Métodos de Tratamento (EDxTM, sigla de Energy Diagnostic and Treatment Methods), desenvolvida por Fred Gallo. O doutor David Feinstein usa a mesma técnica com o nome de Psicologia Energética. Outros inovadores que adotaram o método de Callahan deram a ele diferentes nomes como Body Talks, Energy Tapping, Be Set Free Fast (BSFF) e Hypnotapping, este último sendo um tratamento que combina a hipnose com a TFT. Mas a essência do método é a mesma que aquela delineada por Callahan nos seus trabalhos como *Five Minute Phobia Cure*, *A Rapid Treatment of Phobias* e *Psychological Reversal*.

A cura energética parece validar a ideia metafísica de que uma energia eletromagnética circunda o corpo humano. Este é composto por cerca de cinquenta trilhões de células, e cada uma dessas células é uma unidade de consciência, um centro de energia; por conseguinte, o corpo humano é a soma de todos esses trilhões de unidades de energia conscientes. A consciência da célula aparentemente registra todos os traumas e problemas emocionais da nossa vida. Quando uma pessoa enfrenta uma situação traumática, o seu sistema energético é perturbado e, consequentemente, cria problemas psicológicos e emocionais como o transtorno do estresse pós-traumático, as fobias, os ataques de pânico, as ansiedades e os vícios. A pessoa pode não ter nenhuma lembrança dessas situações traumáticas, porque recordar todas elas seria insuportável para qualquer pessoa. No entanto, de tempos em tempos, a memória-pensamento de uma célula causa, de alguma maneira, um distúrbio no sistema de energia, gerando uma emoção negativa.

Consequentemente, a abordagem dos problemas emocionais e psicológicos tem se modificado gradualmente durante as três últimas décadas. Como foi explicado nas páginas anteriores, a abordagem da cura sem remédios começou mudando a atitude mental do paciente, evoluiu para uma abordagem mais comportamental, depois para terapias cognitivas e, finalmente, para o modelo da psicologia energética. Em um futuro próximo, é provável que o paradigma da psicoterapia seja reformulado e a abordagem psicológica da cura no meio acadêmico e nos círculos científicos se modifique.

A psicologia energética alega curar, em um curto intervalo de tempo, uma grande variedade de distúrbios físicos e emocionais, entre eles as fobias, os medos, a dor pela perda de um ente querido, os vícios, a dor física, o abuso sexual, a culpa, problemas como a asma e a prisão de ventre, o transtorno do estresse pós-traumático e a maioria das doenças físicas. No seu website, o engenheiro de Stanford Gary Craig, criador da EFT, documentou a cura de uma multiplicidade de doenças, físicas e psicológicas, entre elas diferentes tipos de câncer e doenças físicas duradouras, que remédios não conseguiram curar. (Seria interessante que o leitor interessado em usar essa técnica, que é bastante simples, visitasse o website em inglês da EFT, www.emofree.com.)

A terapia da psicologia energética foi estendida para muitas outras partes da vida humana. Ela é usada para o aperfeiçoamento do potencial humano no desempenho esportivo, na oratória, na perda de peso e em muitas outras áreas. As suas aplicações parecem ilimitadas.

Doenças renitentes que não respondem a nenhum método de tratamento podem ser causadas por um fator psicológico que precisa ser corrigido. O conceito da *reversão psicológica*, examinado no capítulo intitulado "A Sugestão e a Autossugestão", pode explicar por que e como muitas pessoas involuntariamente sabotam a sua própria cura. A teoria é que alguns pacientes estão subconscientemente determinados a fracassar e resistir a todo e qualquer processo de cura, embora possam conscientemente desejar recobrar a saúde. Callahan explica que a reversão psicológica representa um obstáculo para o processo de cura, e esta não terá lugar enquanto essa reversão não for corrigida. Esse impasse psicológico pode ser identificado e corrigido por meio de um exame do sistema de meridianos.

Atualmente, técnicas de psicologia energética estão sendo usadas, com enorme sucesso, em muitos distúrbios psicológicos, especialmente no transtorno do estresse pós-traumático (TEPT). Aqueles que promovem a psicologia energética afirmam que uma pessoa pode ficar curada da maioria dos distúrbios físicos e psicológicos em um intervalo de tempo relativamente curto sem tomar remédios. É interessante que o leitor interessado em verificar essas afirmações visite os websites desses métodos de cura, onde poderão ler e ouvir depoimentos pessoais.

Uma abordagem semelhante à psicologia energética é a técnica conhecida como Dessensibilização e Reprocessamento por meio de Movimentos Oculares, conhecida como EMDR (Eye Movement Desensitization and Reprocessing), desenvolvida por Francine Shapiro. Essa técnica foi concebida para lidar com distúrbios não resolvidos resultantes da exposição a eventos traumáticos ou negativos. Essa técnica aparentemente simples, que consiste em mover os olhos em diferentes direções enquanto pensamos a respeito do evento que produziu a ansiedade, se revelou extremamente eficaz. O website da EMDR afirma ter tido êxito no tratamento do TEPT em veteranos combatentes. Essa técnica está recebendo aceitação atualmente em círculos acadêmicos, e alguns terapeutas consideram o método equivalente à terapia comportamental cognitiva.

A diferença fundamental entre as terapias comportamentais racional ou cognitiva e a psicologia energética é que as primeiras enfatizam a mente, a razão e os pensamentos no seu modelo de tratamento, enquanto a segunda enfatiza o corpo, as emoções e os sentimentos. As primeiras tentam fazer com que a pessoa se liberte dos pensamentos negativos, enquanto a segunda procura fazer com que ela se liberte de emoções negativas. A terapia cognitiva diz que temos problemas psicológicos devido a um modo de pensar desordenado. O problema é o pensamento; consequentemente, este deve ser o alvo do tratamento. Se ele for corrigido, o problema se dissipará. Por outro lado, a psicologia energética diz que a causa das emoções negativas é um distúrbio, ou interrupção, no sistema de energia do corpo. Os pensamentos e as emoções são inseparáveis, e ambos envolvem a energia psíquica. Por conseguinte, a aplicação combinada dessas abordagens de acordo com as necessidades de casos específicos poderia resultar em um sistema de cura abrangente.

A psicologia energética promete se tornar um dos principais métodos de cura nos Estados Unidos e ao redor do mundo. Essas modalidades de cura pouco a pouco suplantarão a psicanálise e as psicoterapias tradicionais como modelos de tratamento. A vantagem da psicologia energética é que ela pode ser autoministrada. As pessoas comuns podem aprender a tratar dos seus próprios traumas, receios, ansiedades, etc. De acordo com o psicólogo Fred Gallo, o futuro da cura será a prevenção e a autocura.[7] As pessoas serão capazes de resolver os seus próprios distúrbios psicológicos com um impacto benéfico na sua saúde física e no ambiente social.

Nesse sentido, a psicologia energética oferece um perfeito paradigma para a autoajuda e autocura na Era de Aquário (Décimo Primeiro Signo do Zodíaco). Ela é uma fórmula fácil e objetiva para a recuperação da saúde por meio de simples pancadinhas em pontos de meridianos específicos do corpo. É uma terapia financeiramente viável, não invasiva, não requer uma segunda pessoa e não tem efeitos secundários negativos.

Uma das mais recentes modalidades da cura sem remédios é o Toque Terapêutico [Therapeutic Touch] (TT), que foi desenvolvida por Dora Kunz e Dolores Krieger no Pumpkin Hollow Retreat Center em Craryville, no estado de Nova York. Essa modalidade também se encaixa na categoria de cura energética, pois se baseia no princípio de que os seres humanos são compostos por campos de energia. Consta que o tratamento expande a cura e promove o fluxo de energias sutis. Ela está sendo gradualmente aceita na área médica para aliviar doenças de pouca gravidade.

Um denominador comum de todas essas modalidades terapêuticas modernas, entre elas o Novo Pensamento, a psicologia cognitiva, a psicologia energética e o Toque Terapêutico, é que todas foram desenvolvidas nos Estados Unidos.

CAPÍTULO 28

A Cura pela Fé e os Falsos Agentes de Cura

Surgirão muitos falsos profetas e enganarão a muitas pessoas.
— Mateus 24:11

Muito tem sido escrito a respeito da cura pela fé. (Para uma discussão adicional, consulte o capítulo "All Is Faith or Fear" [Tudo é Fé ou Medo] no meu livro *Beyond Conventional Wisdom*.) Ao longo da história, muitas curas pela fé foram registradas, a sua maioria em contextos religiosos. A Bíblia narra curas extraordinárias praticadas por Jesus Cristo, e consta que Cristo dotou os seus discípulos da faculdade de curar e ordenou que eles saíssem pelo mundo, curassem os doentes e aliviassem o sofrimento humano.

A lei natural da vida é a *crença*, de modo que a cura pela fé pode realizar maravilhas desde que o paciente acredite firmemente no praticante como agente de cura. Jesus Cristo encarava a fé como indispensável para as suas curas. Ele dizia coisas como "seja-vos feito segundo a vossa fé", "de acordo com a vossa fé, assim vos será feito", e assim por diante. Quando Paracelso, o médico do século XVI, afirma "Quer o objeto da tua fé seja verdadeiro ou falso, de qualquer maneira obterás os mesmos resultados", ele está apropriadamente atribuindo o poder de cura àquele que crê e a mais ninguém. A fé inabalável é o agente mais poderoso para desencadear o processo de cura da mente subconsciente.

Os proponentes do Novo Pensamento recomendam o emprego da prece científica como uma forma de reforçar o tratamento de cura. A prece comum é a reiteração do nosso mais profundo desejo apoiado por uma fé inabalável. Desse modo, o segredo da prece eficaz é implantar na mente subconsciente a imagem do resultado desejado. A prece e a fé caminham juntas. A antiga injunção "inflama-te com a prece" é o segredo de levar uma pessoa a uma sintonia harmoniosa com a mente subconsciente dela.

Joseph Murphy acreditava que a cura é o resultado de um relacionamento harmonioso entre a mente consciente e a mente subconsciente. Ele descrevia a fé da seguinte maneira:

> O agente de cura pela fé é aquele que cura sem um verdadeiro entendimento científico dos poderes e das forças envolvidos. Ele pode afirmar possuir um dom de cura especial, e a fé cega de uma pessoa nesses poderes poderá produzir resultados.
>
> Em muitas partes do mundo, os agentes de cura tradicionais tratam os seus pacientes com danças, fórmulas encantatórias e a invocação de espíritos. Uma pessoa pode ficar curada tocando as relíquias de um santo, vestindo trajes rituais especiais, acendendo uma vela ou incenso sagrado ou bebendo uma mistura de ervas especialmente preparadas. Qualquer coisa que leve o paciente a sinceramente acreditar no método ou processo tornará a cura muito mais provável.
>
> Qualquer método que nos afaste do medo e da preocupação e nos aproxime da fé e da esperança promoverá a cura.[1]

Na esfera da cura, o papel do praticante é estimular a mente subconsciente da pessoa doente para gerar a recuperação. Se o paciente acreditar no agente de cura e tiver fortes expectativas com relação à sua recuperação, a cura se manifestará de uma maneira compatível. A fé é um instrumento poderoso para ativar a imaginação e implantar imagens na mente subconsciente. Elas atuam inculcando uma poderosa autossugestão da recuperação da saúde. É claro que nem o paciente nem o praticante será capaz de compreender exatamente como a cura acontece, porque ela ocorre por meio do silencioso trabalho do subconsciente.

Algumas pessoas precisam de uma muleta psicológica, de um "agente externo", como a imagem de um santo, um totem ou uma relíquia. Elas precisam dessas coisas porque, bem no fundo, sentem-se impotentes e incapazes de recobrar a saúde por si mesmas. No entanto, essas coisas servem apenas para despertar a capacidade delas de produzir a cura interior. Repetindo, a verdade é que as pessoas curam a si mesmas por intermédio das suas próprias convicções e fé.

Não obstante, um ceticismo saudável é sempre necessário, especialmente na sociedade moderna, na qual sobejam charlatães, embusteiros e falsos profetas que afirmam possuir poderes ocultos especiais ou ter recebido da fonte divina faculdades exclusivas para curar. Mas isso é errado: em última análise, toda a cura é uma autocura. O conhecimento metafísico só é alcançado por meio de um exame sistemático das evidências e de testes rigorosos. Usando um processo semelhante ao da "dúvida cartesiana", devemos questionar qualquer revelação espiritual, cura por meio de poderes divinos ou praticantes que aleguem ter poderes espirituais. A dúvida metódica e o ceticismo saudável são ferramentas do discernimento científico e espiritual.

Na última parte do século XX, o mágico de palco James Randi se apresentou como o implacável desmascarador de todos os falsos agentes de cura pela fé. Aos 60 anos, depois de se aposentar, Randi, que era ilusionista profissional, começou a dedicar o seu tempo e esforço a investigar e desmascarar os falsos agentes de cura pela fé, bem como os farsantes que se diziam paranormais e detentores de poderes sobrenaturais. Por ser um ilusionista, Randi conhece as técnicas da mágica de palco, de modo que tem bastante competência em desmascarar fraudes.

Randi chegou ao ponto de fundar uma organização chamada James Randi Educational Foundation (JREF), que oferece um prêmio de um milhão de dólares (a "One Million Dollar Paranormal Challenge"*) para qualquer pessoa que consiga apresentar alguma prova de faculdades de cura ou poderes paranormais, sobrenaturais ou ocultos, em condições de teste acertadas por ambas as partes. Até hoje ninguém conseguiu reivindicar o prêmio.[2] Ele também desafiou pessoas famosas supostamente dotadas de faculdades paranormais que escreveram livros sobre a paranormalidade, entre elas Uri Geller. Randi acusou repetidamente Geller de tentar fazer com que truques mágicos passassem por manifestações de habilidades paranormais. Randi também publicou livros a respeito das falsas afirmações de charlatães, profetas, adivinhos e visionários ao longo da história.

---

* "Desafio Paranormal de Um Milhão de Dólares". (N. dos T.)

No livro *The Faith Healers*, Randi desmascara desapiedadamente evangelistas que fazem demonstrações públicas de cura na televisão e nas igrejas. Uma das vítimas de Randi foi o ministro evangélico Peter Popoff. Randi descobriu que Popoff usava um fone de ouvido para receber informações dos seus cúmplices a respeito de participantes que pediam uma cura. Popoff levava as pessoas a acreditar que as suas informações pessoais lhe tinham sido reveladas pelo Espírito Santo, quando, na realidade, tinham sido fornecidas pelos seus colaboradores através do fone. Randi também criticou outros agentes de cura pela fé, como Pat Robertson, V. A. Grant e Oral Roberts, entre outros. Não obstante, Randi acredita que a cura pela fé possa efetivamente ocorrer de vez em quando por causa do efeito placebo.[3]

Por sinal, podemos assinalar as declarações de falsos profetas como os ministros evangélicos Ronald Weinland e Harold Camping, que afirmavam ter sido inspirados pela Bíblia e profetizaram, com absoluta certeza, que o fim do mundo ocorreria em 2012. Aparentemente, o propósito dos falsos agentes de cura e profetas é conquistar poder e controle.

O fato de essas figuras terem surgido não significa que a religião em si esteja errada. O editor sênior da revista ODE, Tijn Touber, escreveu um artigo que pode lançar alguma luz sobre esse impasse. No artigo "How I Lost Faith: How the End of Religion Can Be the Beginning of God" [Como Perdi a Fé: Como o Fim da Religião Pode Ser o Começo de Deus],[4] Touber relata como veio a perceber que, na maior parte do tempo, supostos intermediários distorcem ou obstruem a conexão direta entre Deus e os seres humanos. Essa crítica parece aplicável a muitas formas de religião organizada dirigidas por fundamentalistas e pelo clero ortodoxo.

Às vezes, até mesmo pessoas instruídas acreditam nas curas evangélicas. Por exemplo, o ministro Jack E. Addington é autor de vários livros, entre eles uma obra interessante e bem escrita intitulada *The Secret of Healing*. Addington compareceu a encontros de cura apresentados pela evangelista Kathryn Kuhlman. Quando lhe perguntaram se ele acreditava no que acontecia nas apresentações públicas dela, ele escreveu o seguinte:

Se eu acredito que a cura acontece nos encontros da Senhora Kuhlman? Eu estava lá. Vi com os meus próprios olhos. Ouvi com os meus ouvidos. Sim, acredito que muitas pessoas foram curadas.

Assisti aos encontros na tenda de Oral Roberts que eram transmitidos pela televisão. Para mim, as curas eram extremamente convincentes. Considero Oral Roberts um homem de profunda convicção e poderosa fé.

Mas Addington está mais bem informado. Em capítulos anteriores do mesmo livro, ele declara que o "Poder onipotente", e não uma personalidade, é a fonte da cura. Em seguida ele pergunta: "Que parte Oral Roberts e Kathryn Kuhlman desempenham na cura?"[5] Ele não responde.

CAPÍTULO 29

O Poder de Cura da Mente

O papel do agente de cura é ajudar o paciente a curar a si mesmo.
— Albert Amao

A principal premissa deste livro é que a mente tem poder sobre a matéria. O corolário é que as pessoas têm a capacidade de curar a si mesmas. Esses princípios foram corroborados por recentes descobertas revolucionárias na área da epigenética (nova biologia), da neuroplasticidade (plasticidade do cérebro) e da psiconeuroimunologia (PNI). Essas descobertas estão confirmando o poder do pensamento sobre a estrutura e o funcionamento do nosso cérebro, bem como sobre o DNA e os genes. Em outras palavras, o poder da mente sobre o corpo está sendo conclusivamente demonstrado pela ciência. Essas descobertas estão realizando os sonhos dos alquimistas e magos medievais, que desejavam prolongar o tempo de vida humano e ajudar o corpo a regenerar a si mesmo.

Pesquisas modernas relativas ao sistema nervoso nos levam a crer que cérebros danificados têm o poder de curar a si mesmos. O livro do doutor Daniel G. Amen *Change Your Brain and Change Your Life* [Transforme seu Cérebro, Transforme a sua Vida] e *The Brain That Changes Itself* [O Cérebro que Muda a Si Mesmo], do doutor Norman Doidge, foram obras pioneiras nessa investigação. Com relação ao livro do doutor Doidge, o *New York Times* comentou que "O poder do pensamento positivo finalmente adquire uma credibilidade científica".

Não obstante, não é apenas o cérebro que muda ou cura a si mesmo, como sugerem os títulos desses livros; é o *pensamento* ou a *consciência* que cura e muda o cérebro. O cérebro é um órgão do corpo que está sob a influência do pensamento ou da consciência. O *cérebro é o epifenômeno da consciência*; ele é o *resultado* da mente. A força vital universal, ou consciência, cria o meio — neste caso o cérebro — para apreender a realidade e se expressar no mundo físico. Na realidade, de acordo com as filosofias da Cabala ocidental e do Vedanta oriental, a única coisa que existe é essa Consciência Universal.

Mesmo assim, essas descobertas indicam que o mundo científico e o meio acadêmico deram grandes passos ao reconhecer a influência da mente e dos pensamentos sobre o corpo físico. O avanço mais revolucionário dos tempos modernos é a compreensão de que os nossos pensamentos podem modificar a estrutura e as funções do cérebro *mesmo na velhice*. Isso não é incrível? Essa é uma indicação de que as pessoas poderão ser capazes de reinventar a si mesmas por meio da sua mente, na Era de Aquário que se aproxima.

O antigo paradigma da cura está mudando inexoravelmente da ideia de que o pensamento e a consciência são produtos do cérebro para a compreensão de que a consciência modela e reprograma o cérebro físico para atender às suas necessidades. Por conseguinte, a consciência cria o meio físico para se expressar. O cérebro é capaz de se reorganizar de acordo com as suas necessidades formando novas conexões neurais ao longo da vida. A neuroplasticidade também demonstra que os neurônios (células nervosas) no cérebro se reprogramam em casos de lesões e doenças. Eles também ajustam as suas atividades em resposta a novas situações, mudanças no ambiente ou novas experiências de aprendizado.

A ideia de que o pensamento e a consciência modificam a estrutura e o funcionamento do cérebro é, de fato, um conceito revolucionário no paradigma científico. Há algumas décadas, os cientistas consideravam algumas partes do cérebro fixas e imutáveis quando atingíamos a idade adulta. Eles também acreditavam que a maioria das lesões cerebrais era incurável. Mas a neuroplasticidade está demonstrando que o cérebro continua a se remodelar, e novos neurônios nascem continuamente mesmo na idade adulta avançada. O cérebro não é, como se pensava anteriormente, uma espécie de *hardware* fixo. Mais exatamente, ele continua a se modificar em resposta à qualidade dos pensamentos, da atividade mental e do ambiente social. Portanto, pensar e aprender — ou seja, manter esse maravilhoso órgão ativo — é essencial para a manutenção da sua vitalidade. Há um antigo ditado que diz que, "quando não usamos uma coisa, nós a perdemos". Essa interpretação científica oferece novas esperanças para aqueles que nascem com limitações mentais, dificuldades de aprendizagem e lesões cerebrais. Em *The Brain That Changes Itself*, Doidge narra histórias de pessoas desenganadas que se recuperaram por meio do poder do pensamento.[1]

Amen, neuropsiquiatra e neurocientista clínico, vai mais além, defendendo a ideia de que, ao mudar o cérebro, podemos mudar a nossa vida e o nosso destino. No seu livro, ele apresenta provas científicas de que a ansiedade, a depressão, a raiva e a obsessão estão relacionadas com a maneira como estruturas específicas no nosso cérebro funcionam; ele sugere que é possível para uma pessoa modificar a estrutura do seu cérebro.[2] Esse é um conceito revolucionário que abala as velhas crenças determinísticas relacionadas com as limitações do cérebro. Pesquisas científicas estão demonstrando que a imaginação produz mudanças na estrutura do cérebro, assim como o treinamento mental. Em outras palavras, uma pessoa que, na sua imaginação, pratique jogar sistematicamente uma bola de basquete na cesta desenvolve os mesmos circuitos cerebrais que alguém que se exercite fisicamente jogando a bola. Isso confirma que o ser humano é um *sistema de energia biopsíquica*. A ciência hoje afirma que os pensamentos geram descargas eletroquímicas no cérebro, e os sentimentos e as emoções liberam substâncias químicas no corpo. Isso poderia explicar como, ao substituir uma atitude mental negativa por uma positiva, uma pessoa pode recobrar a saúde.

Os seres humanos estão cercados por um campo de energia, que é, essencialmente, eletromagnético. Ele consiste em pensamentos (que podem ser considerados elétricos) e sentimentos (que podem ser considerados magnéticos). O antigo ensinamento metafísico era que os pensamentos são energia elétrica, e agora os neurologistas estão dizendo que "os pensamentos disparam os circuitos do cérebro", confirmando assim essa antiga ideia.

A Sabedoria Perene ensina que a força vital é um fluxo de energia que permeia todo o universo. Ela existe em um estado informe de possibilidades até que seja moldada pela consciência. Esta capta esse fluido e o converte em pensamentos e emoções. Essas formas-pensamento são, por sua vez, os modelos para a manifestação da energia emocional na realidade física. Por conseguinte, a *consciência transforma a força vital universal em formas mentais, e a energia emocional tenderá a cristalizá-las em uma realidade potencial*. Desse modo, o livre fluxo da energia universal é canalizado em uma estrutura mental (forma-pensamento) pela consciência.

Essas declarações estão de acordo com a física quântica moderna, que diz que o pensamento concentrado molda a energia quântica. Sem o foco da atenção, os quanta são apenas "potencial quântico". Quando uma coisa é observada, os quanta se reúnem para formar partículas subatômicas, depois átomos, depois moléculas, até que, por fim, se manifestam na esfera física de acordo com as formas-pensamento do observador. Além disso, a mecânica quântica diz que os átomos são feitos de vórtices de energia imateriais rodopiantes; consequentemente, o universo físico é, de fato, imaterial.[3] Além disso, *as circunstâncias externas são susceptíveis de ser modificadas pelo observador.* Usando esse postulado, Wayne Dyer afirma: "Se você muda a maneira como olha para as coisas, as coisas para as quais você olha mudam".[4] Tudo reside na atitude do indivíduo, e cada pessoa vivencia uma realidade única, diferente da de qualquer outra pessoa.

Na biologia, o doutor Francis Collins, diretor do Projeto do Genoma Humano, e o doutor Bruce Lipton, ex-professor de medicina e biólogo de pesquisa, sustentam que o ambiente e a mente desempenham um importante papel na modificação da estrutura do DNA, que é o código da vida. Anteriormente, a biologia afirmava que os genes determinam a estrutura do corpo físico bem como a predisposição para determinadas doenças. As limitações mentais e físicas eram consideradas hereditárias: não havia nada que pudéssemos fazer a respeito delas. Em outras palavras, o código genético era visto como imutável e predeterminante do destino do corpo humano. Essa ideia, assinala Lipton, "está arraigada nas ciências biológicas como uma verdade consensual, uma crença por meio da qual formamos a nossa referência para a saúde e para a doença".[5]

O novo paradigma é que as nossas convicções e a maneira como percebemos o ambiente exercem uma poderosa influência nos genes e na organização do DNA; por conseguinte, uma pessoa pode modificar predisposições adversas. Essa declaração é confirmada pela nova disciplina conhecida como biologia noética, da qual Lipton é um proeminente representante. Ele escreveu o seguinte:

> Hoje é reconhecido que o ambiente e, mais especificamente, a nossa percepção (interpretação) do ambiente, controla diretamente a atividade dos nossos genes. O ambiente controla a atividade dos genes por meio de um processo conhecido como controle epigenético.[6]

Em outro artigo científico, Lipton enfatiza a influência do ambiente e da percepção humana sobre as condições genéticas.

Percebemos que a ação dos genes e dos componentes neuroquímicos, o *hardware* do sistema nervoso central, era responsável pelos comportamentos e pelas nossas disfunções. A base da mecânica quântica, a química vibracional e os mecanismos de controle epigenético, contudo, proporcionam um novo e profundo entendimento da psicologia. O ambiente junto com as percepções da mente controlam o comportamento e a genética da biologia.[7]

Desse modo, o novo entendimento na biologia é que a mente e o ambiente influenciam o DNA. Lipton indica que a nova disciplina chamada epigenética explica casos de recuperação espontânea de graves lesões ou deficiências.[8] A epigenética é o estudo de mudanças na expressão dos genes que ocorrem independentemente das mudanças na sequência subjacente de DNA. Em certas circunstâncias, essas mudanças podem ser herdadas. Esse fato confere confirmação científica à declaração metafísica que levou Myrtle Fillmore a ficar curada de uma doença que ela tinha havia muito tempo: "Sou filha de Deus, e não herdo doenças". Este será o mantra do futuro. As pessoas devem se ater firmemente a essa afirmação até que se torne arraigada. A ideia é mudar a nossa mente mudando os nossos pensamentos e sentimentos habituais, e o nosso cérebro será reprogramado na mesma proporção.

Entretanto — e sempre há um *entretanto* — não devemos nos entregar a um otimismo cego e negar as limitações humanas. Neste mundo, somos limitados por leis físicas universais; elas são inexoráveis quer acreditemos nelas ou não. Por exemplo, a lei da gravidade e a lei dos ciclos na natureza se farão sentir por mais espiritual que uma pessoa possa ser. O poder da mente humana não pode prevalecer sobre essas leis universais. O mesmo se aplica à lei do envelhecimento. Podemos ampliar a extensão da vida, aperfeiçoar o corpo humano para que ele alcance uma eficiência ideal, mas, com o tempo, a lei insustável do envelhecimento se manifestará no nosso corpo físico.

Além disso, como o cérebro tem uma estrutura dupla, existem duas maneiras de apreender a realidade: uma é simbólica e a outra analítica. Essa divisão corresponde aos hemisférios direito e esquerdo do cérebro, respectivamente. Cada um deles tem a sua função específica e processa as informações de uma maneira diferente. O hemisfério esquerdo é verbal e analítico, enquanto o lado direito é simbólico e global. As pessoas tendem a processar as informações usando o seu hemisfério dominante. Isso limita o potencial humano. Os processos de aprendizado e pensamento são aprimorados quando o hemisfério menos dominante do cérebro é fortalecido e ambos os lados do cérebro participam de uma maneira equilibrada.

O poder da mente é extraordinário. Um exemplo ilustrará essa afirmação. Dois homens que exerceram uma profunda influência na vida de milhões de pessoas foram Phineas P. Quimby e José Silva (1914-99). O primeiro, como vimos, foi quem descobriu a cura mental e foi o pai do Novo Pensamento; o segundo foi o fundador do famoso Método Silva, uma técnica que se destina a otimizar o uso da mente e que é ensinada em todos os Estados Unidos e em outros países do mundo. Os dois homens tiveram uma criação semelhante. Ambos nasceram em famílias modestas. Quimby teve muito pouca instrução formal, ao passo que Silva não teve nenhuma. Quimby precisou trabalhar desde a tenra idade; Silva começou a trabalhar aos 6 anos, engraxando sapatos e vendendo jornais para ajudar a sua família. Desde cedo, ambos exibiram inventividade e criatividade. Mesmo sem uma educação formal, eles se destacaram nas suas áreas particulares. Além disso, esses dois homens notáveis nunca perderam a habilidade de usar o lado direito do cérebro. Isso é evidente devido ao fato de que eles retiveram a criatividade e a inventividade, que são atributos do lado direito do cérebro. Eles mantiveram ativamente a capacidade do seu cérebro simbólico, não verbal e metafórico, onde o poder mental e a criatividade são praticamente ilimitados.

CAPÍTULO 30

A Cura Mental Espiritual

Tudo é possível para aquele que crê.
— Marcos 9:23

Neste livro, usei os termos *cura mental*, *cura pela mente* e *cura mental espiritual* de uma forma intercambiável. No entanto, existem leves diferenças entre esses termos. Por exemplo, a *cura mental* pode ser encarada como a aplicação da força mental ou transmissão da energia pessoal. Mesmer achava que realizava as suas curas por meio da sua personalidade magnética e ao transmitir uma energia fluida universal para os doentes. Nesse caso, o agente de cura acredita que está realizando a cura por meio da sua imponente personalidade e poder mental; ele também considera o paciente um ser humano separado. No caso da *cura pela mente*, o praticante tenta inculcar sugestões de cura na mente da pessoa. Essa abordagem usa os métodos conhecidos como *terapias sugestivas*. Por fim, a *cura mental espiritual* encara a pessoa doente como uma entidade espiritual dotada de uma perfeita centelha divina que está encerrada em um "invólucro" físico que ficou doente. A cura mental espiritual tem efeitos duradouros. Ela fortalece a pessoa que desperta os recursos interiores dela para que a cura possa acontecer.

Em termos psicológicos, mudar a mente envolve persuadir a pessoa a substituir convicções e ideias negativas por positivas. De acordo com a metafísica, para que alguma coisa se expresse no mundo físico, ela primeiro precisa ser formulada na mente. Em outras palavras, toda causação é mental. A cura mental espiritual ocorre quando reconhecemos que, por trás da máscara pessoal, por trás do ser físico, existe um ser espiritual, que é sempre completo e perfeito. O Eu Interior e a mente precisam estar em harmonia para que a cura tenha lugar na esfera física. O reconhecimento desse fato afasta a ideia de que estamos vinculados a uma causação física.

A cura mental espiritual frequentemente envolve o uso da prece, que os adeptos do Novo Pensamento chamam de *prece científica* ou *tratamento mental espiritual*. A prece científica é completamente diferente do que geralmente é compreendido como prece. A sabedoria convencional encara a prece como uma súplica ou pedido de intercessão de um Poder Superior para resolver os nossos problemas ou conceder os nossos desejos. No Novo Pensamento, o ato de rezar é uma maneira de lembrar à pessoa que ela possui os recursos interiores para resolver a sua situação e atingir as suas metas, desde que elas estejam em harmonia com leis espirituais. No caso da cura, o propósito da prece é redirecionar o foco da mente para imagens de bem-estar em vez de doença. Addington define a prece científica ou tratamento mental espiritual com base na filosofia da Ciência da Mente:

> Trata-se de um processo de pensamento individual pelo qual o pensamento do homem é afastado da necessidade ou problema e colocado em sintonia direta com a Mente Divina, capacitando-o desse modo a expressar o seu bem maior. O tratamento mental espiritual, seja para si mesmo ou para outra pessoa, é uma clarificação da mente para que a ação perfeita divina do Poder da Mente Universal possa se manifestar.[1]

À medida que aumenta o nosso entendimento da verdadeira natureza da realidade, a distinção entre a cura energética e a cura mental espiritual está sendo reduzida. As linhas de distinção entre a espiritualidade e a ciência também estão desaparecendo, porque a ciência está demonstrando que não existe nenhuma diferença entre o que é chamado de matéria sólida e o que é chamado de energia psíquica. Cientistas do mundo inteiro estão começando atualmente a reconhecer a interconexão e a unidade de todo o universo.

De acordo com a metafísica, as aparências externas são meramente disfarces do Espírito Uno. O mundo metafísico é a manifestação da esfera espiritual. O nosso corpo reage não apenas à maneira como pensamos, sentimos e agimos, mas também ao ambiente social e físico do qual fazemos parte. Os seres humanos não são ilhas isoladas; eles estão interconectados em uma teia universal. Desse modo, as nossas atitudes e padrões de pensamento influenciam a nossa família e as pessoas com quem nos associamos, tendo também um efeito propagador no ambiente social. Cada escolha que fazemos afeta não apenas o futuro da nossa vida, mas da vida de outras pessoas também.

Acreditava-se, às vezes, que a cura mental espiritual se limitasse à cura de distúrbios emocionais e psicossomáticos causados principalmente pelo estresse e ansiedade. Acreditava-se também que a doença psicossomática só existisse na mente do paciente. No entanto, a ciência médica moderna encara a doença psicossomática como sendo real. O Sistema de Saúde da University of Michigan definiu a doença psicossomática como "um distúrbio que envolve tanto a mente quanto o corpo". Em outras palavras, a doença pode ter uma origem emocional ou mental, mas tem sintomas físicos. As doenças psicossomáticas não são imaginárias; elas são distúrbios físicos nos quais tanto as emoções *quanto* os padrões de pensamento desempenham um papel fundamental. Essas doenças geralmente se desenvolvem quando a capacidade de combater a doença da pessoa — em outras palavras, o sistema imunológico — foi enfraquecido pela ansiedade e o estresse.[2]

O conceito de cura do Novo Pensamento se baseia na ideia de que as causas das doenças são os pensamentos e as emoções. Essas causas são invisíveis e não podem ser detectadas pelos sentidos físicos, mas nós percebemos as manifestações. Os praticantes da medicina convencional encaram a situação exatamente da maneira oposta, considerando o efeito (as condições externas — neste caso, as doenças) como a causa. Desse modo, os seus esforços são voltados para a eliminação do resultado, não da causa. A solução é reverter esse paradigma e encarar os pensamentos e as emoções como a fonte das doenças. A mente afeta o corpo físico e as suas circunstâncias de acordo com o sistema de crenças da pessoa. Isso, por sua vez, produz mudanças químicas que, com o tempo, se manifestam no corpo como uma doença.

Os pensamentos e as emoções são invisíveis. Curar significa detectar e erradicar as causas que estão criando o problema. As descobertas atuais da medicina e da biologia estão apresentando evidências que apoiam a ideia de que a nossa mente pode realmente promover a cura e a recuperação. Essa é a linha seguida pelas pesquisas dos doutores Bruce Lipton, Francis Collins, Jeanne Achterberg, Daniel Amen e Norman Doidge, entre outros proeminentes cientistas. As pesquisas deles estão mostrando como as intenções e pensamentos concentrados afetam o nosso corpo para o bem ou para o mal. Elas confirmam predominantemente o poder do pensamento positivo e da intenção na recuperação da saúde.

O Novo Pensamento contemporâneo afirma que o pensamento positivo e a boa intenção podem ser um tratamento confiável como componentes complementares da cura. Desde o avanço da Nova Era na década de 1960, técnicas de cura holística como a imagética orientada, o relaxamento, o pensamento positivo e a liberação de emoções negativas foram consideradas métodos alternativos para a redução do estresse e da ansiedade, bem como para a promoção da saúde física e mental. Achterberg apresenta evidências convincentes de que certas técnicas orientadas podem utilizar o poder da mente para manter a aptidão física e emocional. Além disso, a medicina convencional moderna está usando hoje técnicas de cura como a imagética orientada, a prece, a meditação, a intenção, o pensamento positivo e o Toque Terapêutico como modalidades complementares.

Essas ideias se baseiam no princípio metafísico de que todo o universo e tudo o que ele contém são a manifestação da Mente Una (Consciência Universal), que é a Causa Primária. Essa Mente Infinita é uma energia consciente e inteligente, também chamada de energia da força vital ou *spiritus*. Paul Foster Case declarou que essa Consciência Infinita cria os seres humanos como uma forma de experimentar o mundo físico. Segundo ele, o universo está em um perpétuo estado de expansão e evolução. Embora sejamos "individuações" da fonte universal da vida, nós somos parte dela. Não existe nenhuma separação real no universo; tudo é uma coisa só.

Os instrumentos científicos para a apreensão da realidade estão em constante evolução. Uma teoria científica que hoje é encarada como uma verdade inabalável poderá, em um futuro próximo, se revelar errada, como aconteceu com a teoria geocêntrica e muitas outras teorias que, com o tempo, se tornaram obsoletas à medida que novas descobertas foram sendo feitas. Desde a época de Thomson Jay Hudson e Thomas Troward, a ciência fez avanços extraordinários, alguns dos quais corroboram princípios metafísicos. A física quântica, por exemplo, questiona a existência de uma realidade física como a sabedoria convencional a compreende. Na realidade, alguns cientistas defendem o ponto de vista de que o universo é imaterial, ou seja, mental.[3] Essa teoria confirma um antigo postulado da filosofia hermética conhecido como o princípio do Mentalismo.[4] A Cabala Hermética afirma que o universo é consciência pura. Quando Albert Einstein revelou a sua teoria da relatividade para o mundo científico e demonstrou que a matéria é apenas energia condensada, ele também estava confirmando a ideia do esoterismo de que tudo no universo é energia do pensamento, e essa energia está em um perpétuo estado de vibração. Esse era um conceito consagrado da doutrina hermética – que tudo no universo é substância mental. Vivemos na mente de Deus, não fora dela. Como disse o evangelista Paulo, "Porque é nele que temos a vida, o movimento e o nosso ser" (Atos 17:28).

Jesus Cristo, o primeiro agente de cura pela fé de quem temos um registro no mundo ocidental, ordenou aos seus apóstolos que curassem os doentes a fim de aliviar o sofrimento. Essa missão foi adotada como uma obrigação básica pela ordem Rosa-Cruz. O seu manifesto, o *Fama fraternitatis*, descreve a missão dos seus membros. A sua primeira estipulação era que "nenhum deles deveria praticar nenhuma outra coisa além de curar os doentes, e gratuitamente".

Essa é a característica inconfundível dos verdadeiros e autênticos agentes de cura espiritual: eles não buscam reconhecimento ou publicidade, e não se dedicam a essa ocupação para acumular dinheiro, prestígio ou poder. O seu trabalho é silencioso e humilde. Eles não precisam se vangloriar das suas realizações; a sua única meta é aliviar o sofrimento. Os verdadeiros agentes de cura espiritual nunca fazem a sua própria propaganda, porque, estritamente falando, o único verdadeiro agente de cura é o Cristo que reside em cada pessoa. Não podemos praticar a cura para acumular dinheiro, porque tão logo uma pessoa usa essa arte para fins comerciais, ela perde as habilidades de cura. Na realidade, a ordem Rosa-Cruz determinava que os seus membros tivessem outra profissão como uma maneira de ganhar a vida. Nos tempos modernos, isso pode parecer difícil, mas a verdade é que os verdadeiros rosacrucianos trabalham em prol do bem-estar da humanidade sem esperar nenhum reconhecimento ou vantagem material.

No passado, os círculos científicos e acadêmicos consideravam esse tipo de cura como magia, superstição, uma farsa absurda de praticantes fraudulentos.[5] Quando Quimby iniciou o seu trabalho de cura, as pessoas "instruídas" da época o chamavam de impostor, charlatão e vendedor de "óleo de cobra".* Esse último epíteto é interessante, porque, no passado, os charlatães costumavam fazer demonstrações públicas vendendo óleo de cobra como a panaceia, o remédio universal para todas as doenças. Ironicamente, foi comprovado que a cura

---

* *Snake oil*, no original. Em inglês, a expressão *snake oil* tornou-se sinônimo de uma coisa enganosa, fraudulenta. (N. dos T.)

mental espiritual é a "poção mágica" que cura doenças em situações nas quais a medicina convencional às vezes falha. É por esse motivo que a ideia de curar as doenças sem usar remédios está sendo gradualmente defendida e aceita por crescentes segmentos do público esclarecido.

As descobertas científicas estão possibilitando que rejeitemos convicções limitantes a respeito do potencial humano. Por exemplo, novos avanços estão pouco a pouco desmentindo a antiga afirmação de que os genes determinam a vida de uma pessoa. A nova biologia nos diz que as células são controladas por pensamentos e pelo ambiente físico, não pelos genes. Essa nova interpretação da biologia, expressa pelo doutor Bruce Lipton, é reanimadora:

> Os cientistas que seguem Darwin continuam a cometer o mesmo erro. O problema dessa ênfase insuficiente no ambiente é que ela conduziu a uma ênfase exagerada na "natureza" na forma do determinismo genético — a crença de que os genes "controlam" a biologia.[6]

O paradigma de cura do futuro é psicoespiritual. Ele considera os seres humanos como tendo três aspectos: biológico, mental e espiritual. Isso, por sua vez, implica uma cura integral do ser humano, não apenas do corpo, mas também das dimensões emocionais e espirituais.

Na condição de seres espirituais, precisamos do instrumento físico, do corpo, para manipular a realidade física. As interações entre as esferas espiritual e física geram respostas emocionais. Surgem problemas quando conferimos poder ao mundo exterior (realidade sensorial), permitindo desse modo que pensamentos negativos interfiram na nossa mente. O tratamento mental espiritual possibilita que recuperemos o nosso poder a fim de neutralizar os efeitos dos agentes nocivos (doenças) e, com o tempo, eliminá-los.

O principal fator que bloqueia a eficácia da mente espiritual é a incapacidade de entender que estamos circundados pela força vital infinita, que está disponível para todo mundo, e a ideia de que não temos nenhum poder sobre a realidade física aparentemente sólida. Com efeito, a verdade é exatamente o inverso. Como vimos, as teorias da relatividade e da mecânica quântica revelaram que os objetos físicos não têm a solidez que os nossos sentidos nos levam a acreditar. A ciência diz que a aparente densidade dos objetos físicos sólidos é moldada por minúsculos elementos eletromagnéticos, que estão em um estado de fluidez e constante vibração. Na realidade, a filosofia hermética (por exemplo, na obra conhecida como O *Caibalion*) e a mecânica quântica afirmam a mesma coisa. Ambas sustentam que *não existe nenhuma diferença entre a energia que assume a forma de pensamentos e aquela que assume a forma da matéria física*. Por conseguinte, a mente exerce influência, consciente ou inconscientemente, para o bem ou para o mal, sobre o corpo físico.

A física contemporânea também nos ofereceu um conceito inteiramente novo da natureza da realidade dizendo que a matéria está eternamente criando a si mesma, aparentemente a partir no nada. A partir desse vazio, fótons aparecem e desaparecem inesperadamente. A partir desse "nada" um átomo é formado, em seguida a molécula e, finalmente, a estrutura da matéria aparentemente sólida. Em outras palavras, a consciência está continuamente criando átomos a partir do nada. Isso significa que o universo se encontra em um constante curso de autocriação, e tudo no universo é um contínuo processo de autodesenvolvimento. Nesse mesmo espírito, a filosofia cabalística diz que a Mente Universal está continuamente se expressando em miríades de formas na dimensão física. Desse modo, os ensinamentos da filosofia hermética, do esoterismo e da Cabala estão em perfeita harmonia com as mais recentes teorias científicas sobre como o universo passa a existir. Toda manifestação física é, em última análise, o resultado da luz vibrando e se manifestando como energia, e essa luz que vibra pode ser controlada de uma forma mental.

Epílogo

> *Conhece a ti mesmo e saberás que és filho de Deus.*
> – Albert Amao

Empreendemos uma longa jornada estudando a história e o fundamento lógico da cura mental e espiritual. O denominador comum dessas abordagens é que todas elas têm o propósito de mudar a mente, inculcar uma sugestão de cura e corrigir o fluxo da força vital através da pessoa. As sugestões de cura podem ser transmitidas em múltiplas modalidades e funcionarão para diferentes pessoas de acordo com a sua constituição pessoal. O xis da questão é que a pessoa doente precisa recuperar o seu poder interior como ser espiritual e assumir o comando do seu bem-estar mental e físico.

Existem três premissas fundamentais na filosofia metafísica e esotérica: primeiro, o universo é uno; segundo, o universo e tudo que existe dentro dele estão interconectados; e, terceiro, tudo é uma manifestação de uma Mente ou Consciência suprema. Essa Consciência Universal se manifesta como uma energia que permeia todo o universo e é conhecida como força vital, *ruach* em hebraico, *pneuma* em grego e *spiritus* em latim. De acordo com a filosofia metafísica, não existe nenhuma separação; tudo é parte da Identidade Una. Na filosofia védica, isso é conhecido como *satchitananda*, a Mente Universal que é onisciente, onipresente e onipotente, e vive em estado de bem-aventurança. O universo inteiro está em um perpétuo estado de expansão, evolução e vir a ser. Na condição de seres humanos, somos manifestações individuais da Fonte Universal.

A sabedoria convencional do passado defendia a ideia de que o homem era cerceado por várias limitações que lhe eram impostas de uma maneira fatalista. Por exemplo, as pessoas acreditavam no determinismo astrológico, segundo o qual o destino é regido por estrelas distantes e não há muita coisa que possa se fazer a respeito disso. O determinismo religioso sustentava que a vida de um homem e o seu destino são impostos por um Deus distante, e o sofrimento humano é causado pelo "pecado original" cometido por Adão e Eva. O determinismo econômico de Karl Marx e Friedrich Engels afirma que a estrutura econômica de uma sociedade determina a natureza de todos os outros aspectos da vida; em outras palavras, a vida das pessoas é determinada pela posição delas no modo de produção e no seu relacionamento com as classes sociais em uma sociedade capitalista. O determinismo psicológico, exemplificado pela teoria psicanalítica de Freud, afirma que o comportamento humano e a saúde mental são determinados por desejos reprimidos e impulsos sexuais. Freud também alimentava o ponto de vista fatalista de que somos limitados pelo complexo de Édipo. O determinismo biológico e genético defendia o ponto de vista de que o corpo e o comportamento humanos são determinados por informações genéticas e hereditárias contidas no DNA.

Tendo em vista os tremendos avanços que a ciência e a tecnologia vêm fazendo nos últimos tempos, tornou-se claro que todas essas teorias determinísticas têm uma base defeituosa. No entanto, elas continuarão a nos influenciar enquanto acreditarmos nelas. A maior dádiva que Deus concedeu à humanidade é o livre-arbítrio. Esse livre-arbítrio pode ser exercido de acordo com o nosso nível de percepção consciente e de autodeterminação e autodomínio. Somente então somos capazes de moldar o nosso destino como desejamos.

O Evangelho da Era de Aquário é um evangelho de irmandade da humanidade e de iluminação universal.[1] As teorias determinísticas que predominaram nos últimos séculos estão se desintegrando para dar lugar a novos paradigmas holísticos. A física quântica agora está confirmando os ensinamentos da Sabedoria Perene que dizem que somos cocriadores da nossa vida e do nosso destino. A epigenética está mostrando o erro do determinismo genético. A neuroplasticidade do cérebro e descobertas da engenharia genética possibilitarão que os seres humanos reinventem a si mesmos.

Aos poucos, o problema dos relacionamentos humanos caracterizados pela dicotomia da dominação e submissão vai desaparecer. Historicamente, nos relacionamentos humanos, alguém desempenha o papel de líder e outra pessoa desempenha o papel de seguidor; às vezes esse sistema não é tão óbvio porque o controle é muito sutil e as partes não o percebem. A mesma coisa acontece nos grupos sociais. Teorias sociológicas demonstraram que o desenvolvimento da humanidade foi caracterizado pela luta pelo poder e controle. Essa luta se manifesta claramente em todos os tipos de organizações sociais, como nos grupos religiosos, políticos e econômicos. Algumas pessoas usam a religião, a política ou a economia como uma maneira de subjugar os outros e se aproveitar deles.

A sede de poder é causada pelo fato de que, dentro do ser humano, existe um medo arraigado da solidão e um sentimento de inferioridade, dos quais ele não tem consciência. O psicólogo Alfred Adler afirmava que a origem da neurose era o sentimento de inferioridade. Esse sentimento destrutivo é a força motriz por trás do nosso destino. Alguns buscam alcançar grandes realizações na vida como uma maneira de compensar esse sentimento de inadequação. Em outros casos, esse medo subconsciente arraigado impele as pessoas a obter poder sobre as outras por meio de métodos muito diferentes. A sabedoria convencional, as organizações religiosas e os grupos políticos na nossa sociedade inculcaram esse medo por intermédio da educação e dos meios de comunicação de massa, fazendo as pessoas acreditarem que são impotentes e, portanto, precisam de líderes ou organizações que possam pensar e tomar decisões por elas.

Como resultado, perdemos o nosso poder interior de autodeterminação. Consequentemente, costumamos agir a partir de uma condição de medo e não de amor e segurança. Desde a infância, fomos programados para ser seguidores; geralmente buscamos alguma coisa ou alguém em quem possamos nos apoiar. Aqui, o conceito de autossuficiência proposto por Ralph Waldo Emerson é extremamente importante.

Não importa qual seja a teoria ou método de tratamento, o princípio é sempre o mesmo. Por meio de palavras, ações ou outros recursos, o agente de cura transmite uma sugestão para o paciente, deslocando a mente deste último de uma *condição de medo* para uma *condição de mais poder*. Desse modo, ele faz com que a pessoa doente conte com a cura, e a imagem da saúde é impregnada no subconsciente. Como consequência, a capacidade de cura natural do corpo é ativada. Os casos de cura sugestiva e remissão espontânea têm sido confirmados pelas curas ocorridas em santuários sagrados e em antigas igrejas, como aquelas que ocorreram na gruta da Virgem de Lourdes. Eles também podem resultar da sugestão coletiva e da autossugestão, como as curas que ocorrem nos encontros evangélicos.

Jesus Cristo ensinou que o Pai que está dentro de Jesus é o pai que está dentro de você (João 14:9-11; 17:21). Ele nos mostrou o caminho, a direção a ser seguida, mas somos nós que temos que percorrer o caminho de volta. Por essa razão, líderes espirituais sinceros como Jiddu Krishnamurti rejeitaram sistematicamente qualquer "culto da personalidade" e incentivaram os seus seguidores a pensar e agir de uma maneira independente e procurar sozinhos a verdade. Krishnamurti disse o seguinte: "A verdade é uma terra sem caminhos", insinuando que não existe nenhum caminho fácil para alcançarmos a união com a Unidade.

A famosa declaração de René Descartes *Cogito ergo sum*, a pedra angular da metafísica ocidental, é habitualmente mal-interpretada. Ela é traduzida como "Penso, logo existo". A minha interpretação dessa declaração é que Descartes está se referindo ao ato do pensamento ou da consciência como uma expressão do "Eu Sou". "Eu Sou" é uma forma do verbo "ser", que é sinônimo da existência.

Curiosamente, encontramos a mesma insinuação nos nomes de Deus dados por Moisés na Bíblia. O primeiro nome era "*Ehyeh asher ehyeh*" ("Eu sou quem sou") — novamente uma forma do verbo "ser". O segundo nome foi o Tetragrammaton ou Yod-Heh-Vav-Heh, erroneamente transcrito em algumas traduções da Bíblia como "Yahweh" ou "Jeová". Interpretações abalizadas do Tetragrammaton são "Aquilo que era, é e será" ou "Serei aquilo que serei" — novamente, formas do verbo "ser".[2]

Por fim, João, o evangelista, expressou uma ideia semelhante quando solenemente iniciou o seu evangelho com "No princípio era o Verbo". A tradução do grego para o latim é "*In principio erat verbum et verbum erat apud Deum et Deus erat verbum*". (João 1:1, Vulgata Latina). O *verbum* (que deu origem à nossa palavra "verbo") representa Deus (que é, Consciência): o "Verbo" é a Consciência universal. (O Rabino David A. Copper sintetiza essa ideia no livro intitulado *God Is a Verb*.) A Cabala Hermética afirma que no princípio era o "Pensamento". Expresso em outras palavras, o Verbo (Deus ou Consciência) no início se expressava em um *pensamento*, que por sua vez se manifestou em um som (pensamento em vibração), e o som por sua vez é o princípio da criação. Isso expressa a verdadeira relação a que Descartes aludiu — o pensamento é a consequência de ser — e é por isso que a filosofia hindu diz que o universo é mantido pelo som sagrado "AUM".

Um antigo provérbio ocultista diz o seguinte: "Recoloque o rei no seu trono". Essa declaração é lindamente complementada pelo conhecido versículo bíblico "Eis que o reino de Deus está dentro de vós" (Lucas 17:21). A aplicação prática dessas declarações é a essência da cura mental espiritual: ela é o reconhecimento do Eu Interior em cada ser humano, o que é semelhante ao conceito de Jesus Cristo do "reino interior". Ela também é conhecida como a Consciência Interior. Nesse reino vive o Cristo Interior (ou Consciência), ou seja, o Rei que cria o seu "universo pessoal" de acordo com as suas necessidades para um maior desenvolvimento. Vivemos na nossa própria criação de acordo com as leis e regulamentações que nós mesmos instituímos. O problema surge quando atribuímos poder à manifestação externa da nossa criação que chamamos de realidade física.

Na realidade, fomos doutrinados desde a mais tenra infância com a crença materialista de que a sensação física é a única realidade. Mas como Paul Foster Case declarou, nós nos tornamos adoradores do demônio quando conferimos poder às aparências e circunstâncias externas e à causação material.[3] A solução para esse impasse foi oferecida pelo grande metafísico Jesus Cristo quando disse: o reino dos céus está dentro de vós". E o Rei é o Cristo dentro de você.

Notas

Introdução

1. Micki McGee, *Self-Help, Inc.: Makeover Culture in American Life* (Nova York: Oxford University Press, 2005), 11.
2. Marco R. della Cava, "The Secret History of *The Secret*," *USA Today*, 29 de março de 2006; usatoday30.usatoday.com/life/books/news/2007-03-28-the-secret-churches_N.htm.
3. Albert Amao, *Beyond Conventional Wisdom* (Bloomington, IN: AuthorHouse, 2006).
4. James Allen, *As a Man Thinketh* (Nova York: Barnes & Noble, 1992), 10.

Capítulo 1. Franz Anton Mesmer: O Pai do Mesmerismo

1. "Franz Anton Mesmer," http://www.anton-mesmer.com/index.htm.
2. "Great Theosophists: Anton [sic] Mesmer," *Theosophy* 26:10 (Agosto de 1938), 434–40, http://www.wisdomworld.org/setting/mesmer.html.
3. Stefan Zweig, *Mental Healers* (Nova York: Ungar, 1932), 31.
4. "Franz Anton Mesmer," http://www.knowledgerush.com/kr/encyclopedia/Franz_Anton_Mesmer/.

Capítulo 2. O Fenômeno Metafísico da Nova Inglaterra

1. "New Thought: What It Is and How It Can Help YOU!", Calgary New Thought Centre, http://cornerstone.wwwhubs.com/history2.htm.
2. Ibid.

Capítulo 3. Phineas Parkhurst Quimby: O Pai do Novo Pensamento

Epígrafe: Citado em Julius W. Dresser, *The True History of Mental Science*, Boston: Alfred Mudge, 1887, 27.

1. Willa Cather e Georgine Milmine, *The Life of Mary Baker G. Eddy and the History of Christian Science* (Lincoln: University of Nebraska Press, 1993 [1909]), 45.
2. Horatio W. Dresser, org., *The Quimby Manuscripts, Showing the Discovery of Spiritual Healing and the Origin of Christian Science* (Nova York: Thomas Crowell, 1921), 28.
3. "Mercury(I) Chloride"; http://en.wikipedia.org/wiki/Mercury%28I%29_chloride. Consulte também "Heavy Metal Medicine" em http://pubs.acs.org/subscribe/journals/tcaw/10/i01/html/01chemch.html.
4. Horatio W. Dresser, org., *Quimby Manuscripts*, 28.
5. Consulte Annetta G. Dresser, *The Philosophy of P. P. Quimby* (Boston: Builders Press, 1895), http://jadresser.wwwhubs.com/quimby1.htm.; e Horatio W. Dresser, *A History of the New Thought Movement* (Nova York: Thomas Crowell, 1919).
6. Horatio W. Dresser, *New Thought Movement*, 31–32.
7. Horatio W. Dresser, org., *Quimby Manuscripts*, 33–34.
8. Ibid., 34.
9. Ibid., 35
10. Ibid., 36.
11. Julius W. Dresser, *True History of Mental Science*, 8; e Annetta G. Dresser, *Philosophy of P. P. Quimby*, 19–20.
12. Annetta G. Dresser, *Philosophy of P. P. Quimby*, 46.
13. Ibid., 13.
14. Consulte Horatio W. Dresser, *New Thought Movement* e *Quimby Manuscripts*.
15. Horatio W. Dresser, *New Thought Movement*, 52.
16. Ibid.
17. Annetta G. Dresser, *Philosophy of P. P. Quimby*, 41.
18. Horatio W. Dresser, *New Thought Movement*, 24.
19. Annetta G. Dresser, *Philosophy of P. P. Quimby*, 103–4.
20. "Andrew Jackson Davis: The First American Prophet and Clairvoyant," http://www.andrewjacksondavis.com.
21. "Andrew Jackson Davis," http://www.fst.org/ajdavis.htm.
22. "Andrew Jackson Davis: The First American Prophet and Clairvoyant," http://www.andrewjacksondavis.com.

Capítulo 4. Warren Felt Evans e Julius e Annetta Dresser: Pioneiros do Novo Pensamento

1. Julius A. Dresser, *True History of Mental Science*, 8 (consulte a nota do capítulo 3, *epígrafe*).
2. Annetta G. Dresser, *Philosophy of P. P. Quimby*, 19 (consulte o capítulo 3, n. 5).
3. Ibid., 43–44.
4. "Annetta and Julius Dresser: Early Practitioners of the Quimby System of Mental Treatment of Diseases," http://jadresser.wwwhubs.com/.
5. C. Alan Anderson e Deborah G. Whitehouse, *New Thought: A Practical American Spirituality* (Nova York: Crossroad, 1995), 21–22.
6. Citado em Horatio W. Dresser, *New Thought Movement*, 74 (consulte o capítulo 3, n. 5).
7. Anderson e Whitehouse, *New Thought*, 22.
8. Harry Gaze, *Thomas Troward: An Intimate Memoir of the Teacher and the Man* (Los Angeles, CA: DeVorss, 1992), 4.
9. "Horatio Dresser," http://en.wikipedia.org/wiki/Horatio_Dresser.

Capítulo 5. Mary Baker Eddy: Fundadora da Ciência Cristã

Epígrafe: Mary Baker Eddy, *Miscellaneous Writings, 1883–1896* (Boston: First Church of Christ, Scientist, 1896 [1924]), 348.

1. Citado em Israel Regardie, *Romance of Metaphysics* (Chicago: Aries, 1946), 75.
2. Cather e Milmine, *Life of Mary Baker Eddy*, 42–43 (consulte o capítulo 3, n. 1).
3. Regardie, *Romance of Metaphysics*, 72.
4. Annetta G. Dresser, *Philosophy of P. P. Quimby*, 50 (consulte o capítulo 3, n. 5).
5. Regardie, *Romance of Metaphysics*, 72.
6. Existem várias cartas de Mary Baker Eddy escritas para Quimby bem como poemas e artigos a respeito dele publicados nos jornais locais. Cópias desses documentos podem ser encontradas em Annetta G. Dresser, *Philosophy of P. P. Quimby*; Horatio W. Dresser, *New Thought Movement* (consulte o capítulo 3, n. 5); e Cather e Milmine, *Life of Mary Baker Eddy*, entre outros.
7. *Portland Courier*, 7 de novembro de 1862. O texto completo desta carta pode ser encontrado em Cather e Milmine, *Life of Mary Baker Eddy*, 58–59.
8. "Mary Baker Eddy (1821–1910): Founder of Christian Science," http://marybakereddy.wwwhubs.com/.
9. Citado em Horatio W. Dresser, *New Thought Movement*, 108.
10. Regardie, *Romance of Metaphysics*, 77.

11. Ibid.
12. "People: The Universal Friend," http://www.yatescounty.org/upload/12/historian/friend.html.
13. Isaac Woodbridge Riley, "The Faith, The Falsity, and the Failure of Christian Science", *Journal of the American Medical Association*, 1925; 85 (12): 924; http://jama.jamanetwork.com/article.aspx?articleid=237520#qur.defined.
14. Viktor E. Frankl, *Man's Search for Ultimate Meaning* (Nova York: Plenum, 1997), 15.
15. Mary Baker Glover (Mary Baker Eddy), *Science and Health with Key to the Scriptures* (Boston: Christian Science Publishing, 1875), 1. De acordo com as biógrafas de Eddy, ela forneceu três diferentes datas para a sua "grande descoberta", recuando a 1853: Cather e Milmine, *Life of Mary Baker Eddy*, 77.
16. Julius W. Dresser, *True History of Mental Science*, 26 (consulte a nota do capítulo 3, epígrafe). Consulte também Cather e Milmine, *Life of Mary Baker Eddy*, 70, no qual o poema está reproduzido na íntegra.
17. Mary Baker Eddy, *Retrospection and Introspection* (Boston: Curadores do Testamento de Mary Baker Eddy, 1891), 24.
18. Cather e Milmine, *Life of Mary Baker Eddy*, 86.
19. Ibid., 73–74.
20. Zweig, *Mental Healers*, 162–63 (consulte o capítulo 1, n. 3). Consulte também Cather e Milmine, *Life of Mary Baker Eddy*, capítulo 5.
21. Cather e Milmine, *Life of Mary Baker Eddy*, 135.
22. Ibid., 129.
23. "Mary Baker Eddy," http://en.wikipedia.org/wiki/Mary_Baker_Eddy.
24. Regardie, *Romance of Metaphysics*, 10.
25. Eddy, *Science and Health with Key to the Scriptures*, 468.
26. "Mary Baker Eddy," http://marybakereddy.wwwhubs.com/.
27. Citado em Regardie, *Romance of Metaphysics*, 9.
28. "Mary Baker Eddy," http://marybakereddy.wwwhubs.com/.
29. Eddy, *Retrospection and Introspection*, 76.
30. Cather e Milmine, *Life of Mary Baker Eddy*, 87.
31. "Em todas as relações da vida, Quimby parece ter sido leal e honrado. Fora da sua teoria, ele vivia apenas para a sua família e era um constante companheiro de brincadeiras dos seus filhos. O único interesse que ele tinha pelos seus pacientes era o de curá-los. Ele tratava todos os que o procuravam, quer pudessem pagar ou não pelo tratamento. Durante vários anos, Quimby não manteve contas e não cobrava um valor fixo pelo seu trabalho. Os pacientes, quando julgavam conveniente, enviaram para ele a remuneração que desejavam" (Cather e Milmine, *Life of Mary Baker Eddy*, 50).

32. Regardie, *Romance of Metaphysics*, 13.
33. Zweig, *Mental Healers*, 123.
34. Eddy, *Science and Health with Key to the Scriptures*, 584.
35. Mary Baker Eddy, *Unity of Good* (Boston: Curadores do Testamento de Mary Baker Eddy, 1908), 9–10.
36. O artigo está reproduzido em Annetta G. Dresser, *Philosophy of P. P. Quimby*, 19–20.
37. Cather e Milmine, *Life of Mary Baker Eddy*, 52.
38. Consulte o artigo "From Fear to Faith" em Amao, *Beyond Conventional Wisdom*.
39. Regardie, *Romance of Metaphysics*, 131–32.
40. Thomson Jay Hudson, *The Law of Psychic Phenomena* (Chicago: A. C. McClurg, 1893), 157.
41. Citado na revista *Healing Thoughts*, nº 15, Plainfield Christian Science Church (Novembro de 1989): 3.
42. Consulte o capítulo final em Eddy, *Unity of Good*, intitulado "There Is No Matter".
43. Ibid., 31–32.
44. Hudson, *Law of Psychic Phenomena*, 163.
45. Fleta Campbell Springer, *According to the Flesh: A Biography of Mary Baker Eddy* (Nova York: Coward-McCann, 1930), 299.
46. Ibid., 418.
47. Stephen Barrett, "Some Thoughts about Faith Healing," http://www.quackwatch.com/01QuackeryRelatedTopics/faith.html.
48. Hudson, *Law of Psychic Phenomena*, 164.
49. Barrett, "Some Thoughts about Faith Healing".
50. Mary Baker Eddy, *Miscellaneous Writings, 1883–1896*, 249.

Capítulo 6. Emma Curtis Hopkins: Mestre dos Mestres

1. "Emma Curtis Hopkins," http://desert.xpressdesigns.com/ech.html.
2. "Emma Curtis Hopkins: Teacher of Teachers," http://emmacurtishopkins.wwwhubs.com.
3. "Emma Curtis Hopkins," http://desert.xpressdesigns.com/ech.html.

Capítulo 7. Malinda Cramer e as Irmãs Brooks: Fundadoras da Igreja da Ciência Divina

1. "Malinda Cramer: Founder of Divine Science," http://malindacramer.wwwhubs.com/.

2. Malinda E. Cramer, "Spiritual Experience," *Harmony Magazine* 7:1 (Outubro de 1894), http://divinescience.com/bio_malindaRecord.htm.
3. Divine Science.com, http://divinescience.com/ds_history.htm.
4. Joseph Murphy, *The Power of Your Subconscious Mind* (Nova York: Penguin, 2008), 82.
5. Divine Science.com, http://divinescience.com/ds_history.htm.
6. Ibid.
7. "Divine Science Founders," http://www.dsschool.org/founders/index.html.
8. Anderson e Whitehouse, *New Thought*, 24–25 (consulte o capítulo 4, n. 5).

Capítulo 8. Charles e Myrtle Fillmore: Fundadores da Unity

1. Anderson e Whitehouse, *New Thought*, 1 (consulte o capítulo 4, n. 5).
2. Ibid., 25.
3. "Charles Fillmore (1854–1948): A Modern Way-Shower," http://charlesfillmore.wwwhubs.com.

Capítulo 9. Ernest Holmes: Fundador da Ciência Religiosa

1. Ernest Holmes, *The Science of Mind: A Philosophy, A Faith, A Way of Life*, rev. ed. (Nova York: Tarcher/Putnam, 1997 [1938]), 35.
2. Ibid., 168.
3. Donald Curtis, "Who Taught Ernest Holmes?," *Science of Mind* (Janeiro de 1996), 23.
4. Ibid.
5. Ibid., 24.
6. Ibid., 26.

Capítulo 10. Ambroise-Auguste Liébeault e Hippolyte Bernheim: A Escola de Hipnose de Nancy

1. C. G. Jung, *Psychology and the Occult*, tradução de R. F. C. Hull (Princeton: Princeton/Bollingen, 1977), 116.
2. "Ambroise-Auguste Liébeault", obituário, *British Medical Journal*, 19 de março de 1904, http://www.pubmedcentral.nih.gov/picrender.fcgi?artid=2353478andblobtype=pdf.

3. Citado em Hudson, *Law of Psychic Phenomena*, 168–69 (consulte o capítulo 5, n. 40).
4. "Sigmund Freud Chronology," http://www.freud-museum.at/freud/chronolg/1889-90e.htm. A carta era datada de 28 de dezembro de 1887.

Capítulo 11. William James: O Pai da Psicologia Americana

1. William James, *The Varieties of Religious Experience* (Nova York: Barnes & Noble, 2004 [1902]), 122.
2. John J. McDermott, *The Writings of William James: A Comprehensive Edition* (Chicago: University of Chicago Press, 1977), 6–7. Consulte também James, *Varieties*, 146–47.
3. John C. Durham, "Understanding the Sacred," http://auss.forumotion.eu/t12--understanding-the-sacred-by-john-c-durham-2001.
4. James, *Varieties*, xxv.
5. "William James," *Stanford Encyclopedia of Philosophy*, http://plato.stanford.edu/entries/james/.
6. Citado em Claire Dunne, *Carl Jung: Wounded Healer of the Soul* (Nova York: Parabola, 2000), 3.
7. James, *Varieties*, 39.
8. Citado em Edward Hoffman, "William James: The Pragmatic Visionary", *Quest: Journal of the Theosophical Society in America*, 98:3 (Verão de 2010), 98.
9. James, *Varieties*, 102.
10. McDermott, *Writings of William James*, 7.

Capítulo 12. Thomson Jay Hudson: A Hipótese de Trabalho Científica

1. Jung, *Psychology and the Occult*, 6 (consulte o capítulo 10, n. 1).
2. *The Interpretation of Dreams*, livro considerado a obra-prima de Freud, foi publicado pela primeira vez em novembro de 1899, embora esteja datado de 1900. Ele foi seguido por *The Psychopathology of Everyday Life* em 1901 e por *Three Essays on the Theory of Sexuality* em 1905.
3. Ervin Seale, "Introduction to the 1968 Edition," Thomson Jay Hudson, *Law of Psychic Phenomena* (consulte o capítulo 5, n. 40).
4. Erich Fromm, *Greatness and Limitations of Freud's Thought* (Nova York: Harper and Row, 1980), 23.
5. Zweig, *Mental Healers*, 291 (consulte o capítulo 1, n. 3).
6. Consulte Israel Regardie, *The Golden Dawn* (St. Paul, MN: Llewellyn, 1993).

7. Hudson, *Law of Psychic Phenomena*, 144, 166.
8. Ibid., 323.
9. De acordo com Holmes, a "sugestão da raça é uma coisa bastante real, e cada pessoa carrega consigo (e tem gravada na sua mentalidade) muitas impressões nas quais ela nunca pensou ou vivenciou conscientemente". Ele define ainda esse conceito como "a tendência de reproduzir o que a raça pensou e vivenciou. Essa sugestão da raça é uma fonte prolífica de doenças" (*Science of Mind*, 348, 624; consulte o capítulo 9, n. 1).
10. Citado em Murphy, *Power of Your Subconscious Mind*, 38 (consulte o capítulo 7, n. 4).
11. Hudson, *Law of Psychic Phenomena*, 150.
12. Seria interessante que o leitor interessado neste assunto consultasse os textos de Allan Kardec (Hippolyte Léon Denizard Rivail, 1804–69) e de Léon Denis (1846–1927), divulgadores desse movimento na França.
13. Hudson, *Law of Psychic Phenomena*, 337.
14. Hudson, ibid., 333.

Capítulo 13. Thomas Troward: Fundador da Ciência Mental

1. Gaze, *Thomas Troward*, 1–3 (capitulo 4, n. 8).
2. Ibid., 3–4.
3. Ibid., viii.
4. Troward usa a palavra "personalidade" como equivalente de "imagem" ou "representação".
5. Thomas Troward, *Edinburgh Lectures on Mental Healing* (Nova York: Dodd, Mead, 1909), thomastroward.wwwhubs.com/elomstitle.htm.
6. Ibid.
7. Ibid.
8. Ibid.
9. *Jesus mihi omnia* era o lema rosacruciano. De acordo com Paul Foster Case, o nome Jesus significa "A autoexistência liberta". Ligado a *omnia* ("todas as coisas"), isso insinua o ponto de vista rosacruciano característico, que é que tudo contribui para a libertação. Consulte Paul Foster Case, *The True and Invisible Rosicrucian Order* (York Beach, ME: Weiser, 1985), 121.
10. Ibid.
11. Case, *The True and Invisible Rosicrucian Order*, 53.
12. Troward, *Edinburg Lectures*, 122.
13. Aqueles interessados neste assunto são incentivados a ler o artigo "Jesus the Nazarene: The True Rose and Cross," de autoria de V. H. Frater T. S. O., publicado no

website da Esoteric Order of the Golden Dawn, http://www.esotericgoldendawn.com/rosicrucian_jesusnazarene.htm.

Capítulo 14. Émile Coué: A Autossugestão e o Efeito Placebo

Epígrafe: Émile Coué, *Self-Mastery through Conscious Autosuggestion* (Nova York: American Library Services, 1922), 14.

1. Hudson, *Law of Psychic Phenomena*, 148 (consulte o capítulo 5, n. 40).
2. Michael McThoerosen, "The Discoveries of Emile Coué," http://www.spiritual-mind-control.com/emilie-coue.html.
3. Émile Coué, *Self Mastery through Conscious Autosuggestion* (Nova York: American Library Services, 1922), 7. Uma cópia gratuita pode ser encontrada na internet em http://api.ning.com/files/GtJDVS4lBqE41PyKuBxNpJt85XqRUH7jkOtyWD4SmbW1hqCcoUp8oHLmE2VjVGbUEg8wti4nTX-PDOBpDSIpkw/selfmasterythrou00coue.pdf

Capítulo 15. Sigmund Freud: O Pai da Psicanálise

1. C. L. Rich e F. N. Pitts Jr., "Suicide by Psychiatrists: A Study of Medical Specialists among 18,730 Consecutive Physician Deaths during a Five-Year Period, 1967–72," *Journal of Clinical Psychiatry*, 41:8 (Agosto de 1980), 261–63, http://www.ncbi.nlm.nih.gov/pubmed/7400103.
2. René DesGroseillers, "Sigmund Freud: Life and Work," http://www.freudfile.org/charcot.html.
3. Peter Gay, "Sigmund Freud: A Brief Life", in Sigmund Freud, *The Ego and the Id*, tradução de James Strachey (Nova York: W. W. Norton, 1990), xiii–xiv.
4. James Durlacher, *Freedom from Fear Forever* (Tempe, AZ: Van Ness, 1995), 18.
5. Mikkel Borch-Jacobsen e Douglas Brick, "Neurotica: Freud and the Seduction Theory," *October*, vol. 76 (Primavera de 1996), 15–43, http://www.revalvaatio.org/wp/wp-content/uploads/borch-jacobsen-neurotica.pdf.
6. "Sigmund Freud: Biography," http://www.freud-sigmund.com/file/biography/.
7. "Sigmund Freud (1856–1939)," *Internet Encyclopedia of Philosophy*, http://www.iep.utm.edu/f/freud.htm.
8. Consulte, por exemplo, Lenore Terr, *Unchained Memories: True Stories of Traumatic Memories Lost and Found* (Nova York: Basic Books, 1995); Elizabeth Loftus e Katherine Ketcham, *The Myth of Repressed Memory: False Memories and Allegations of Sexual Abuse* (Nova York: St. Martin's, 1996); Mark Pendergrast e Melody Gavigan, *Victims of*

Memory: Incest Accusations and Shattered Lives, 2ª ed. (Hinesburg, VT: Upper Access, 1996); e Richard Ofshe e Ethan Watters, Making Monsters: False Memories, Psychotherapy, and Sexual Hysteria (Berkeley: University of California Press, 1996).
9. Judy Siegel-Itzkovich, "Freud's Theory of Repression Should Be Dropped", Jerusalem Post, 13 de abril de 2008, http://www.jpost.com/HealthAndSci-Tech/Health/Article.aspx?id=98064.
10. Zweig, Mental Healers, 357–58.
11. "Sigmund Freud (1856–1939)," Internet Encyclopedia of Philosophy.
12. Consulte Frederick Crews, The Memory Wars: Freud's Legacy in Dispute (Nova York: New York Review Books, 1990), http://human-nature.com/articles/crews.html.
13. Jeffrey Moussaieff Masson, org., The Complete Letters of Sigmund Freud to Wilhelm Fliess (1887–1904) (Cambridge: Harvard University Press, 1985), 272.
14. C. G. Jung, Memories, Dreams, Reflections, org. Aniela Jaffé, tradução de Richard e Clara Winston (Nova York: Pantheon, 1973), 150.
15. Robert I. Simon, "Great Paths Cross: Freud and James at Clark University, 1909", http://www.uky.edu/~eushe2/Pajares/JamesSimon1967.pdf.
16. Jeffrey Moussaieff Masson, The Assault on Truth: Freud's Suppression of the Seduction Theory (Nova York: Harper, 1984), 233–50.
17. Sigmund Freud, The Interpretation of Dreams, tradução de A. A. Brill (Nova York: Barnes & Noble, 2005), xii.
18. E. M. Thornton, The Freudian Fallacy (Nova York: Dial, 1984); consulte também Masson, Assault on Truth, 7.
19. Jürgen vom Scheidt, "Sigmund Freud and Cocaine," Psyche 27, (1973), 385–430, http://www.pep-web.org/document.php?id=paq.043.0693c. Consulte também "Freud and Cocaine—The Deal," http://www.historyhouse.com/in_history/cocaine.
20. Thornton, Freudian Fallacy, ix.
21. Thomas Szasz, The Myth of Psychotherapy (Syracuse, NY: Syracuse University Press, 1978), xi.

Capítulo 16: Carl Gustav Jung: O Médico da Alma

1. Dunne, Carl Jung, 21 (consulte o capítulo 11, n. 6).
2. "Carl G. Jung," http://en.wikipedia.org/wiki/Carl_Jung#cite_note-10.
3. "Carl Jung Biography," http://soultherapynow.com/articles/carl-jung.html.
4. Joseph Campbell, org., The Portable Jung (Nova York: Viking, 1971), xv.
5. Jung, Memories, Dreams, Reflections, 149 (consulte o capítulo 15, n. 14).
6. Citado em Dunne, Carl Jung, 28.
7. Ibid.

8. Jung, *Memories, Dreams, Reflections*, 155.
9. Sigmund Freud, *Moses and Monotheism*, tradução de Katherine Jones (Nova York: Vintage, 1967), 71.
10. Szasz, *Myth of Psychotherapy*, 173 (consulte o capítulo 15, n. 21).
11. C. G. Jung, *The Red Book*, tradução de Sonu Shamdasani et al. (Nova York: W. W. Norton, 2009), quarta-capa.
12. Richard Wilhelm e Cary F. Baynes, tradutores, *The Secret of the Golden Flower: A Chinese Book of Life* (Nova York: Causeway Books, 1975).
13. Citado em Dunne, *Carl Jung*, 3 (consulte o capítulo 11, n. 6).
14. David Allen Hulse, *New Dimensions for the Cube of Space* (York Beach, ME: Samuel Weiser, 2000), 126–27.
15. Eva Pierrakos, "The Language of the Unconscious," palestra [lecture] 124, Pathwork Center, http://pathwork.org/lectures/the-language-of-the-unconscious.
16. Existem ricas lições espirituais transcritas a partir das sessões de canalização da senhora Pierrakos para qualquer pessoa interessada nelas. Esse material pode ser encontrado gratuitamente na internet no website do Pathwork Center, http://pathwork.org/the-lectures/. As palestras "What Is the Path?" e "The Language of the Unconscious" são particularmente recomendadas.

Capítulo 17. O Novo Pensamento e a Lei da Atração

1. Napoleon Hill, *Think and Grow Rich*, livro de áudio, 1ª parte, "Definiteness and Purpose", http://www.youtube.com/watch?v=tq2jIDwleLA&list=PL02D2AEF294 A36BBA. Quando você clicar no link, espere Hill começar a falar; ele mencionará o material citado mais de uma vez. Assista também: http://www.youtube.com/watch?v=UmCtWskzmAQ.
2. "Three Initiates", *The Kybalion: Hermetic Philosophy* (Chicago: Yogi Publication Society, 1940 [1908]), 171. Atkinson foi identificado como o autor dessa obra pseudônima: consulte a introdução a Philip Deslippe, org., *The Kybalion: The Definitive Edition* (Nova York: Tarcher/Penguin, 2011); também Mitch Horowitz, *Occult America: The Secret History of How Mysticism Shaped Our Nation* (Nova York: Bantam, 2009), 210.
3. "Gary E. Schwartz, PhD," http://authors.simonandschuster.com/Gary-E-Schwartz--Ph-D/16578798/books.
4. Consulte também Wayne W. Dyer, *The Power of Intention: Learning to Co-Create Your World Your Way* (Carlsbad, CA: Hay House, 2004).
5. Consulte o capítulo "The Fallacy of Predictions" em Amao, *Beyond Conventional Wisdom*.

6. Richard C. Henry, "The Mental Universe," *Nature* 436:29 (7 de julho de 2005), http://henry.pha.jhu.edu/The.mental.Universe.pdf.

Capítulo 18. O Conceito da Egrégora

1. "Egregore," http://en.wikipedia.org/wiki/Egregore.
2. Dion Fortune, *Applied Magic* (York Beach, ME: Samuel Weiser, 2000), 14.
3. Jung, *Memories, Dreams, Reflections*, 183 (consulte o capítulo 15, n. 14).
4. Mircea Eliade, *The Myth of the Eternal Return* (Princeton: Princeton University Press, 2005), 3–4.
5. "Inca Mythology," http://en.wikipedia.org/wiki/Apu_Illapu.
6. Jack Ensign Addington, *The Secret of Healing* (Los Angeles: Science of Mind, 1979), 18.
7. "Bernadette Soubirous", http://en.wikipedia.org/wiki/Bernadette_Soubirous.
8. Addington, *Secret of Healing*, ibid.
9. James Randi, *The Faith Healers* (Amherst, Nova York: Prometheus, 1989), 22–23.
10. De acordo com James Randi, cinco milhões de pessoas visitam anualmente o santuário, ocupando quatrocentos hotéis: ibid., 20.
11. Ibid., 21.

Capítulo 19. A Cura Espontânea e o Efeito Placebo

Epígrafe: Citado em Marilyn Ferguson, *The Aquarian Conspiracy: Personal and Social Transformation in the 1980s* (Los Angeles: Tarcher, 1980), 249.

1. R. Barker Bausell, *Snake Oil Science: The Truth about Complementary and Alternative Medicine* (Nova York: Oxford University Press, 2007), 275.
2. James Harvey Young, "Why Quackery Persists," http://www.quackwatch.com/01QuackeryRelatedTopics/persistance.html.
3. Bruce H. Lipton, *The Biology of Belief* (Nova York: Hay House, 2008).
4. Bruce H. Lipton, "Mind over Genes," http://okbodytalk.com/bruce-lipton-mind-over-genes/.
5. Stephen Barrett, "Spontaneous Remission and the Placebo Effect", http://www.quackwatch.org/04ConsumerEducation/placebo.html.
6. Citado em Jeanne Achterberg, *Imagery in Healing: Shamanism and Modern Medicine* (Boston: New Science Library, 1985), 97.
7. Murphy, *Power of Your Subconscious Mind*, 46 (consulte o capítulo 7, n. 4).

8. Young, "Why Quackery Persists". Consulte também Stephen Barrett e William T. Jarvis, *The Health Robbers: A Close Look at Quackery in America* (Amherst, NY: Prometheus, 1993).
9. Young, "Why Quackery Persists".
10. Ibid.

Capítulo 20. O Papel das Imagens na Cura

1. Citado em Szasz, *Myth of Psychotherapy*, 62 (consulte o capítulo 15, n. 21).
2. Murphy, *Power of Your Subconscious Mind*, 47, 67 (consulte o capítulo 7, n. 4).
3. Paul Foster Case, *The Secret Doctrine of the Tarot* (Los Angeles, CA: Builders of the Adytum), 1919. Consulte também Case, *Occult Fundamentals and Spiritual Unfoldment, vol. 1: The Early Years* (Laguna Niguel, CA: Fraternity of the Hidden Light, 2008).
4. "The Academy for Guided Imagery," http://www.academyforguidedimagery.com/about/index.html. O website indica que "a Academy oferece treinamento de pós-graduação para profissionais da área da saúde, e é uma fonte de produtos e programas para os cuidados consigo mesmo para aqueles sofrem de uma doença crônica, difícil ou dolorosa".
5. Simonton Cancer Center, http://www.simontoncenter.com.
6. Achterberg, *Imagery in Healing*, 8 (consulte o capítulo 19, n. 6).
7. Ibid., 3.
8. Daniel Reid, *The Complete Book of Chinese Health and Healing* (Nova York: Barnes & Noble, 1994), 76.
9. Achterberg, *Imagery in Healing*, 12.
10. Ibid., 13.
11. Ibid., 6.

Capítulo 21. O Poder de Cura da Mente Subconsciente

Epígrafe: Murphy, *Power of Your Subconscious Mind*, 64 (consulte o capítulo 7, n. 4).
1. Zweig, *Mental Healers*, 31 (consulte o capítulo 1, n. 3).
2. C. George Boeree, "Carl Jung," http://webspace.ship.edu/cgboer/jung.html.
3. Ralph Waldo Emerson, "Self-Reliance", *Essays: First Series*, http://www.emersoncentral.com/selfreliance.htm.
4. Ibid.
5. Henry, "Mental Universe". Consulte também Lynne McTaggart, *The Field: The Quest for the Secret Force of the Universe*, edição revista (Nova York: Harper, 2008)

e Elisabet Sahtouris, "A Scientist's Thoughts about Redefining Our Concept of God," http://www.ratical.org/LifeWeb/Articles/whatsgod.html.
6. Paul Foster Case, *Wisdom of Tarot: The Golden Dawn Tarot, Series 1* (Laguna Niguel, CA: Rosicrucian Order of the Golden Dawn, 2009), 43; consulte também as suas aulas por correspondência sobre o Tarô.
7. Paul Foster Case, *The Secret Doctrine of the Tarot* (Laguna Niguel, CA: Rosicrucian Order of the Golden Dawn, 2009). Consulte também as suas aulas por correspondência sobre o Tarô.

Capítulo 22. A Sugestão e a Autossugestão

1. Holmes, *Science of Mind*, 605 (consulte o capítulo 9, n. 1).
2. Murphy, *Power of Your Subconscious Mind*, 66 (consulte o capítulo 7, n. 4).
3. Roger e Joanne Callahan, *Thought Field Therapy and Trauma: Treatment and Theory* (Indian Fields, CA: Callahan Techniques, 1996).
4. Troward, *Edinburgh Lectures* (consulte o capítulo 13, n. 5).

Capítulo 23. A Autoajuda e o Empoderamento

1. "Coffee, Tea, or Pee?," http://www.heartlandhealing.com/pages/archive/urine_therapy/index.html.
2. Aubrey de Grey, "Mr. Immortality". *The Week* (16 de novembro de 2007), 52–53.
3. Marianne Williamson, *A Return to Love: Reflections on the Principles of A Course in Miracles* (Nova York: Harper Collins, 1992), 190–91.

Capítulo 24. O Poder de Cura do Amor e do Perdão

1. "Dr. Harold G. Koenig Establishes Duke Center for the Study of Religion, Spirituality, and Health", http://www.thenewmedicine.org/timeline/spirituality_research; Duke Center for Spirituality, Theology and Health [Centro de Espiritualidade, Teologia e Saúde da Universidade Duke], http://www.spiritualityandhealth.duke.edu/about/hkoenig/.
2. "Endorphins: Natural Pain and Stress Fighters," http://www.medicinenet.com/script/main/art.asp?articlekey=55001.
3. Consulte o website de Larry Dossey, http://www.dosseydossey.com/larry/default.html.
4. "Norman Cousins," http://en.wikipedia.org/wiki/Norman_Cousins.

Capítulo 25. O Método Cabalístico de Tratamento

1. Israel Regardie, "The Art of True Healing," in *Foundations of Practical Magic* (Wellingborough, Northamptonshire, Reino Unido: Aquarian Press, 1979), http://www.hermetics.org/pdf/TheArtofTrueHealing.pdf.
2. Ibid., 138.
3. Ibid., 143.
4. Ibid., 150
5. Ibid.

Capítulo 26. As Terapias Comportamentais Racional e Cognitiva

1. Reid, *Complete Book of Chinese Health*, 76 (consulte o capítulo 20, n. 8).
2. Cognitive Behavior Therapy Self-Help Resources, Epictetus [Recursos de Autoajuda da Terapia Comportamental Cognitiva, Epicteto] — citações (55–135 AD), http://www.get.gg/epictetus.htm.

Capítulo 27. A Psicologia Energética e a Cura Energética

1. Citado em Durlacher, *Freedom from Fear*, 2 (consulte o capítulo 15, n. 4).
2. Reid, *Complete Book of Chinese Health*, 77 (consulte o capítulo 20, n. 8).
3. Citado em ibid., 78.
4. Durlacher, *Freedom from Fear*, 3.
5. Ibid., 7.
6. Citado em Zweig, *Mental Healers*, 31 (consulte o capítulo 1, n. 3).
7. Consulte o website de Gallo, http://energypsych.com.

Capítulo 28. A Cura pela Fé e os Falsos Agentes de Cura

1. Murphy, *Power of Your Subconscious Mind*, 70 (consulte o capítulo 7, n. 4).
2. Consulte os seguintes websites: http://www.randi.org/site, http://www.skepdic.com/randi.html, http://en.wikipedia.org/wiki/James_Randi.
3. Consulte Randi, *Faith Healers* (consulte o capítulo 18, n. 9); também http://www.pointofinquiry.org/james_randi_the_faith_healers.
4. Tijn Touber, "How I Lost Faith: How the End of Religion Can Be the Beginning of God", *ODEwire*, http://odewire.com/52717/how-i-lost-faith-how-the-end-of-religion-can-be-the-beginning-of-god.html.
5. Addington, *Secret of Healing*, 28 (consulte o capítulo 18, n. 6).

Capítulo 29. O Poder de Cura da Mente

1. Norman Doidge, *The Brain That Changes Itself: Stories of Personal Triumph from the Brain Sciences* (Nova York: Penguin, 2007).
2. Daniel G. Amen, *Change Your Brain and Change Your Life* (Nova York: Random House, 2010).
3. Henry, "Mental Universe," (consulte o capítulo 17, n. 6).
4. Consulte Wayne Dyer, "When you change the way you look at things", http://youtube.com/watch?v=urQPraeeYOw.
5. Bruce H. Lipton, "Insight Into Cellular Consciousness", http://www.brucelipton.com.
6. Lipton, "Mind over Genes", http://okbodytalk.com/bruce-lipton-mind-over-genes/.
7. Lipton, "Embracing the Immaterial Universe," http://www.brucelipton.com/media/embracing-immaterial-universe.
8. Lipton, "Mind over Genes".

Capítulo 30. A Cura Mental Espiritual

1. Addington, *Secret of* Healing, viii (consulte o capítulo 18, n. 6).
2. University of Michigan Health System [Sistema de Saúde da Universidade de Michigan], http://www.med.umich.edu/1libr/aha/umpsysom.htm.
3. Henry, "Mental Universe" (consulte o capítulo 17, n. 6)
4. Consulte *The Kybalion*; também Stanley Sobottka, *A Course on Consciousness*, http://faculty.virginia.edu:80/consciousness/home.html.
5. Por exemplo, médicos como James Harvey Young e Stephen Barrett consideram esse tipo de tratamento como sendo um narcótico ou anestésico mental destinado a aliviar o sofrimento de pessoas ingênuas.
Consulte http://www.quackwatch.org/index.html.
6. Lipton, *Biology of Belief*, 17 (consulte o capítulo 19, n. 3).

Epílogo

1. Consulte Albert Amao, *The Dawning of the Golden Age of Aquarius: Redefining the Concepts of God, Man, and the Universe* (Bloomington, IN: AuthorHouse, 2012).
2. Consulte Paul Foster Case, *The Name of Names* (Los Angeles: Builders of the Adytum, 1981); David A. Cooper, *God Is a Verb: Kabbalah and the Practice of Mystical Judaism* (Nova York: Riverhead, 1998); e Arthur Green, *Ehyeh: A Kabbalah for Tomorrow* (Woodstock, VT: Jewish Lights, 2004).
3. Paul Foster Case, *Occult Fundamentals and Spiritual Unfoldment* (Laguna Niguel, CA: Fraternity of the Hidden Light, 2008), 148.

Bibliografia

Achterberg, Jeanne. *Imagery in Healing: Shamanism and Modern Medicine.* Boston: New Science Library, 1985.
Addington, Jack Ensign. *The Secret of Healing.* Los Angeles: Science of Mind, 1979.
Allen, James. *As a Man Thinketh.* Nova York: Barnes & Noble, 1992.
Amao, Albert. *Beyond Conventional Wisdom.* Bloomington, IN: AuthorHouse, 2006.
_____. *The Dawning of the Golden Age of Aquarius.* Bloomington, IN: AuthorHouse, 2007.
Amen, Daniel G. *Change Your Brain and Change Your Life.* Nova York: Random House, 2010.
Anderson, C. Alan, and Deborah Whitehouse. *New Thought: A Practical American Spirituality.* Nova York: Crossroad, 1995.
Anonymous. "The Academy for Guided Imagery". http://www.academyforguidedimagery.com/about/index.html.
_____. "Ambroise-Auguste Liébeault", obituário, *British Medical Journal*, 19 de março de 1904, 706. http://www.pubmedcentral.nih.gov/picrender.fcgi?artid=2353478&blobtype=pdf.
_____. "Andrew Jackson Davis". http://www.fst.org/ajdavis.htm.
_____. "Andrew Jackson Davis: The First American Prophet and Clairvoyant". http://www.andrewjacksondavis.com.
_____. "Annetta and Julius Dresser: Early Practitioners of the Quimby System of Mental Treatment of Diseases". http://jadresser.wwwhubs.com.
_____. "Bernadette Soubirous". http://en.wikipedia.org/wiki/Bernadette_Soubirous.
_____. "Carl G. Jung". http://en.wikipedia.org/wiki/Carl_Jung#cite_note-10.
_____. "Carl Jung Biography". http://soultherapynow.com/articles/carl-jung.html.

_____. "Charles Fillmore (1854–1948): A Modern Way-Shower". http://charlesfillmore.wwwhubs.com.

_____. "Coffee, Tea, or Pee?" http://www.heartlandhealing.com/pages/archive/urine_therapy/index.html.

_____. "Divine Science Founders". http://www.dsschool.org/founders/index.html.

_____. "Dr. Harold G. Koenig Establishes Duke Center for the Study of Religion, Spirituality, and Health". http://www.thenewmedicine.org/timeline/spirituality_research.

_____. "Egregore". http://en.wikipedia.org/wiki/Egregore.

_____. "Emma Curtis Hopkins". http://desert.xpressdesigns.com/ech.html.

_____. "Emma Curtis Hopkins: Teacher of Teachers". http://emmacurtishopkins.wwwhubs.com.

_____. "Endorphins: Natural Pain and Stress Fighters". http://medicinenet.com/script/main/art.asp?articlekey=55001.

_____. "Franz Anton Mesmer". http://anton-mesmer.com/index.htm.

_____. "Franz Anton Mesmer". http://knowledgerush.com/kr/encyclopedia/Franz_Anton_Mesmer.

_____. "Freud and Cocaine—The Deal". http://historyhouse.com/in_history/cocaine.

_____. "Gary E. Schwartz, PhD". http://authors.simonandschuster.com/Gary-E-Schwartz-Ph-D/16578798/books.

_____. "Great Theosophists: Anton [sic] Mesmer". *Theosophy* 26:10 (Agosto de 1938), 434–440. http://wisdomworld.org/setting/mesmer.html.

_____. "Heavy Metal Medicine". http://pubs.acs.org/subscribe/journals/tcaw/10/i01/html/01chemch.html.

_____. "Inca Mythology". http://en.wikipedia.org/wiki/Apu_Illapu.

_____. "Larry Dossey, MD: Biography". http://dosseydossey.com/larry/default.html.

_____. "Malinda Cramer: Founder of Divine Science". http://malindacramer.wwwhubs.com.

_____. "Mary Baker Eddy (1821–1910): Founder of Christian Science". http://marybakereddy.wwwhubs.com.

_____. "Mercury(I) Chloride". http://en.wikipedia.org/wiki/Mercury%28I%29_chloride.

_____. "Norman Cousins". http://en.wikipedia.org/wiki/Norman_Cousins.

_____. "People: The Universal Friend". http://www.yatescounty.org/upload/12/historian/friend.html.

_____. "Sigmund Freud (1856–1939)". *Internet Encyclopedia of Philosophy*. http://iep.utm.edu/f/freud.htm.

_____. "Sigmund Freud: Biography". http://freud-sigmund.com/file/biography.

_____. "Sigmund Freud Chronology". http://freud-museum.at/freud/chronolg/1889-90e.htm.

_____. "William James". *Stanford Encyclopedia of Philosophy*. http://plato.stanford.edu/entries/james.

Bair, Deirdre. *Jung: A Biography*. Boston: Little, Brown, 2003.

Barrett, Stephen. "Some Thoughts about Faith Healing". http://quackwatch.com/01QuackeryRelatedTopics/faith.html.

_____. "Spontaneous Remission and the Placebo Effect". http://quackwatch.com/04ConsumerEducation/placebo.html.

Barrett, Stephen e William T. Jarvis. *The Health Robbers: A Close Look at Quackery in America*. Amherst, NY: Prometheus, 1993.

Bausell, R. Barker. *Snake Oil Science: The Truth about Complementary and Alternative Medicine*. Nova York: Oxford University Press, 2007.

Boeree, C. George. "Carl Jung". http://webspace.ship.edu/cgboer/jung.html.

Borch-Jacobsen, Mikkel e Douglas Brick. "Neurotica: Freud and the Seduction Theory", *October* 76 (Primavera de 1996): 15–43. http://revalvaatio.org/wp/wp-content/uploads/borch-jacobsen-neurotica.pdf.

Calgary New Thought Centre. "New Thought: What It Is and How It Can Help YOU!" http://cornerstone.wwwhubs.com/history2.htm.

Callahan, Roger e Joanne. *Thought Field Therapy and Trauma: Treatment and Theory*. Indian Fields, CA: Callahan Techniques, 1996.

Campbell, Joseph, org. *The Portable Jung*. Nova York: Penguin, 1971.

Case, Paul Foster. *The Early Writings*, vol. 1: *Occult Fundamentals and Spiritual Unfoldment*. Laguna Niguel, CA: Fraternity of the Hidden Light, 2008.

_____. *The Early Writings*, vol. 2: *Esoteric Secrets of Meditation and Magic*. Covina, CA: Fraternity of the Hidden Light, 2008.

_____. *The Name of Names*. Los Angeles: Builders of the Adytum, 1981.

_____. *The Secret Doctrine of the Tarot*. Los Angeles: Rosicrucian Order of the Golden Dawn, 2009.

_____. *The True and Invisible Rosicrucian Order*. York Beach, ME: Samuel Weiser, 1985.

_____. *Wisdom of Tarot: The Golden Dawn Tarot, Series 1*. Laguna Niguel, CA: Rosicrucian Order of the Golden Dawn, 2009.

Cather, Willa, and Georgine Milmine. *The Life of Mary Baker G. Eddy and the History of Christian Science*. Lincoln: University of Nebraska Press, 1993 [1909].

Cooper, David A. *God Is a Verb: Kabbalah and the Practice of Mystical Judaism*. Nova York: Riverhead, 1998.
Coué, Émile. *Self Mastery through Conscious Autosuggestion*. Nova York: American Library Services, 1922.
Cramer, Malinda E. "Spiritual Experience". *Harmony Magazine* 7, nº 1(Outubro de 1894). http://divinescience.com/bio_malindaRecord.htm.
Crews, Frederick. *The Memory Wars: Freud's Legacy in Dispute*. Nova York: New York Review Books, 1990.
Curtis, Donald. "Who Taught Ernest Holmes?" *Science of Mind* (Janeiro de 1996): 22–28.

Della Cava, Marco R. "The Secret History of *The Secret*". *USA Today*, 29 de março de 2006. http://usatoday30.usatoday.com/life/books/news/2007-03-28-the-secret-churches_N.htm.
DesGroseillers, René. "Sigmund Freud: Life and Work". http://freudfile.org/charcot.html.
Deslippe, Philip, org. *The Kybalion: The Definitive Edition*. Nova York: Tarcher/Penguin, 2011.
Dispenza, Joe. *Evolve Your Brain: The Science of Changing Your Mind*. Deerfield Beach, FL: HCI, 2007.
Doidge, Norman. *The Brain That Changes Itself: Stories of Personal Triumph from the Brain Sciences*. Nova York: Penguin, 2007.
Dresser, Annetta G. *The Philosophy of P. P. Quimby*. Boston: Builders Press, 1895.
Dresser, Horatio W. *A History of the New Thought Movement*. Nova York: Thomas Crowell, 1919.
Dresser, Horatio W., org. *The Quimby Manuscripts, Showing the Discovery of Spiritual Healing and the Origin of Christian Science*. Nova York: Thomas Crowell, 1921.
Dresser, Julius A. *The True History of Mental Science*. Boston: Alfred Mudge, 1887.
Dunne, Claire. *Carl Jung, Wounded Healer of the Soul*. Nova York: Parabola, 2000.
Durham, John C. "Understanding the Sacred". auss.forumotion.eu/t12-understanding--the-sacred-by-john-c-durham-2001.
Durlacher, James V. *Freedom from Fear Forever*. Tempe, AZ: Van Ness, 1995.
Dyer, Wayne W. *The Power of Intention: Learning to Co-Create Your World Your Way*. Carlsbad, CA: Hay House, 2004.

Eddy, Mary Baker. *Miscellaneous Writings, 1883–1896*. Boston: First Church of Christ, Scientist, 1924 [1896].

Eddy, Mary Baker. *Retrospection and Introspection*. Boston: Trustees under the Will of Mary Baker Eddy, 1891.

_____. [Mary Baker Glover]. *Science and Health*. Boston: Christian Scientist Publishing Company, 1875.

_____. *Science and Health with Key to the Scriptures*. Boston: The First Church of Christ, Scientist, 1971.

_____. *Unity of Good*. Boston: The Trustees under the Will of Mary Baker Eddy, 1908.

Eliade, Mircea. *The Myth of the Eternal Return*. Princeton: Princeton University Press, 2005.

Emerson, Ralph Waldo. "Self-Reliance". *Essays: First Series*. http://emersoncentral.com/selfreliance.htm.

Ferguson, Marilyn. *The Aquarian Conspiracy: Personal and Social Transformation in the 1980s*. Los Angeles: Tarcher, 1980.

Fortune, Dion. *Applied Magic*. York Beach, ME: Samuel Weiser, 2000.

Frankl, Viktor E. *Man's Search for Ultimate Meaning*. Nova York: Plenum, 1997.

Freud, Sigmund. *The Ego and the Id*. Tradução de James Strachey. Nova York: W. W. Norton, 1990.

_____. *The Interpretation of Dreams*. Nova York: Barnes & Noble, 2005.

_____. *Moses and Monotheism*. Tradução de by Katherine Jones. Nova York: Vintage, 1967.

_____. *Three Essays of the Theory of Sexuality*. Tradução de James Strachey. Nova York: Basic Books, 1962.

Fromm, Erich. *Greatness and Limitations of Freud's Thought*. Nova York: Harper and Row, 1980.

Gardner, Martin. *The Healing Revelations of Mary Baker Eddy: The Rise and Fall of Christian Science*. Buffalo, NY: Prometheus Books, 1993.

Gaze, Harry. *Thomas Troward: An Intimate Memoir of the Teacher and the Man*. Los Angeles: DeVorss, 1993.

Green, Arthur. *Ehyeh: A Kabbalah for Tomorrow*. Woodstock, VT: Jewish Lights, 2004.

Hoffman, Edward. "William James: The Pragmatic Visionary". *Quest: Journal of the Theosophical Society in America*, 98, nº 3 (Verão de 2010): 96–99.

Henry, Richard C. "The Mental Universe". *Nature* 436, nº 29 (7 de julho de 2005). http://henry.pha.jhu.edu/The.mental.Universe.pdf.

Holmes, Ernest. *The Science of Mind: A Philosophy, a Faith, a Way of Life*. Rev. org. Nova York: Tarcher/Putnam, 1997 (1938).

Horowitz, Mitch. *Occult America: The Secret History of How Mysticism Shaped Our Nation*. Nova York: Bantam, 2009.

Hudson, Thomson Jay. *The Law of Psychic Phenomena*. Salinas, CA: Hudson-Cohan, 1977 [1893].

Hulse, David Allen. *New Dimensions for the Cube of Space*. York Beach, ME: Samuel Weiser, 2000.

James, William. *The Varieties of Religious Experience*. Nova York: Barnes & Noble, 2004 [1902]. [*As Variedades da Experiência Religiosa*, Editora Cultrix, SP, 1992. (fora de catálogo)]

Jung, C. G. *Memories, Dreams, Reflections*. Organização de Aniela Jaffe. Tradução de Richard e Clara Winston. Nova York: Vintage, 1989.

_____. *Psychology and the Occult*. Tradução de R. F. C. Hull. Princeton: Princeton/Bollingen, 1977.

_____. *Red Book*. Tradução de Sonu Shamdasani, et al. Nova York: W. W. Norton, 2009.

Lipton, Bruce H. *The Biology of Belief*. Nova York: Hay House, 2008.

_____. "Embracing the Immaterial Universe". http://brucelipton.com.

_____. "Insight Into Cellular Consciousness". http://brucelipton.com.

_____. "Mind over Genes". http://okbodytalk.com/bruce-lipton-mind-over-genes.

Loftus, Elizabeth, and Katherine Ketcham. *The Myth of Repressed Memory: False Memories and Allegations of Sexual Abuse*. Nova York: St. Martin's, 1996.

Masson, Jeffrey Moussaieff. *The Assault on Truth: Freud's Suppression of the Seduction Theory*. Nova York: Harper, 1984.

Masson, Jeffrey Moussaieff, org. *The Complete Letters of Sigmund Freud to Wilhelm Fliess (1887–1904)*. Cambridge: Harvard University Press, 1985.

McDermott, John, org. *The Writings of William James: A Comprehensive Edition*. Chicago: University of Chicago Press, 1977.

McGee, Micki. *Self-Help, Inc.: Makeover Culture in American Life*. Nova York: Oxford University Press, 2005.

McTaggart, Lynne. *The Field: The Quest for the Secret Force of the Universe*, rev. org. Nova York: Harper, 2008.

McThoerosen, Michael. "The Discoveries of Emile Coué". http://spiritual-mind-control.com/emilie-coue.html.

Murphy, Joseph. *The Power of Your Subconscious Mind*. Nova York: Penguin, 2008.

Ofshe, Richard e Ethan Watters. *Making Monsters: False Memories, Psychotherapy, and Sexual Hysteria*. Berkeley: University of California Press, 1996.

Pendergrast, Mark. *Victims of Memory: Incest Accusations and Shattered Lives*. 2ª ed. Hinesburg, VT: Upper Access, 1996.

Peschek-Böhmer, Flora, e Gisela Schreiber. *Urine Therapy: Nature's Elixir for Good Health*. Rochester, VT: Healing Arts, 1999.

Pierrakos, Eva. "The Language of the Subconscious." Palestra 124, Pathwork Center. http://pathwork.org/lectures/the-language-of-the-unconscious.

Randi, James. *The Faith Healers*. Amherst, NY: Prometheus, 1989.

Regardie, Israel. *Foundations of Practical Magic*. Wellingborough, Northamptonshire, Reino Unido: Aquarian, 1979. http://hermetics.org/pdf/TheArtofTrueHealing.pdf.

_____. *The Golden Dawn*. St. Paul, MN: Llewellyn, 1993.

_____. *The Romance of Metaphysics*. Chicago: Aries, 1946.

Reid, Daniel. *The Complete Book of Chinese Health and Healing*. Nova York: Barnes & Noble, 1994.

Rich, C. L. e F. N. Pitts, Jr. "Suicide by Psychiatrists: A Study of Medical Specialists among 18,730 Consecutive Physician Deaths during a Five-Year Period, 1967–72". *Journal of Clinical Psychiatry* 41, nº 8 (Agosto de 1980): 261–63. http://ncbi.nlm.nih.gov/pubmed/7400103.

Riley, Isaac Woodbridge. "The Faith, the Falsity, and the Failure of Christian Science". *Journal of the American Medical Association*, 1925, 85, nº 12: 924. http://jama.jamanetwork.com/article.aspx?art icleid=237520#qundefined.

Sahtouris, Elisabet. "A Scientist's Thoughts about Redefining Our Concept of God". http://ratical.org/LifeWeb/Articles/whatsgod.html.

Siegel-Itzkovich, Judy. "Freud's Theory of Repression Should Be Dropped". *Jerusalem Post*, 13 de abril de 2008. http://jpost.com/HealthAndSci-Tech/Health/Article.aspx?id=98064.

Simon, Robert I. "Great Paths Cross: Freud and James at Clark University, 1909". http://uky.edu/~eushe2/Pajares/JamesSimon1967.pdf.

Simonton Cancer Center. http://www.simontoncenter.com.

Sobottka, Stanley. *A Course on Consciousness*. http://faculty.virginia.edu:80/consciousness/home.html.

Springer, Fleta Cambell. *According to the Flesh: A Biography of Mary Baker Eddy*. Nova York: Coward-McCann, 1930.

Stone, Robert B. *The Silva Method*. Nightingale Conant, fita-cassetes.

Szasz, Thomas. *The Myth of Psychotherapy*. Syracuse, NY: Syracuse University Press, 1978.

Terr, Lenore. *Unchained Memories: True Stories of Traumatic Memories Lost and Found*. Nova York: Basic, 1995.

Thornton, E. M. *The Freudian Fallacy*. Nova York: Dial, 1984.

"Three Initiates". [William Walker Atkinson.] *The Kybalion: Hermetic Philosophy*. Chicago: Yogi Publication Society, 1940 [1908].

Touber, Tijn. "How I Lost Faith: How the End of Religion Can Be the Beginning of God". *ODE* (Janeiro-Fevereiro de 2005). http://odewire.com/52717/how-i-lost-faith-how-the-end-of-religion-can-be-the-beginning-of-god.html.

Troward, Thomas. *The Edinburgh and Dore Lectures on Mental Science*. Nova York: Dodd, Mead, 1909. http://thomastroward.wwwhubs.com/elomstitle.htm.

V. H. Frater T. S. O. "Jesus the Nazarene, The True Rose and Cross". http://esoteric-goldendawn.com/rosicrucian_jesusnazarene.htm.vom Scheidt, Jürgen. "Sigmund Freud and Cocaine." *Psyche* 27 (1973): 385–430. http://pep-web.org/document.php?id=paq.043.0693c.

Wilhelm, Richard e Cary F. Baynes, tradução. *The Secret of the Golden Flower: A Chinese Book of Life*. Nova York: Causeway, 1975.

Williamson, Marianne. *A Return to Love: Reflections on the Principles of a Course in Miracles*. Nova York: Harper Collins, 1996.

Young, James Harvey. "Why Quackery Persists". http://quackwatch.com/01Quackery RelatedTopics/persistance.html.

Zweig, Stefan: *Mental Healers*. Nova York: Frederick Ungar, 1932.